康复治疗师临床工作指南

——矫形器与假肢治疗技术

主　编　赵正全　武继祥

副主编　何建华　刘夕东

主　审　张晓玉　关雄熹

顾　问　喻洪流　何成奇　欧阳财金　方　新　贾　杰
　　　　徐　静　喻传兵　宋宗帅　张　锐　卞卫国

人民卫生出版社

图书在版编目（CIP）数据

康复治疗师临床工作指南.矫形器与假肢治疗技术/
赵正全,武继祥主编.—北京:人民卫生出版社,2019

ISBN 978-7-117-28604-6

Ⅰ.①康… Ⅱ.①赵…②武… Ⅲ.①矫形外科学-
医疗器械-康复训练②假肢-康复训练 Ⅳ.①R49
②R687.1③R318.17

中国版本图书馆 CIP 数据核字（2019）第 120302 号

人卫智网	www.ipmph.com	医学教育、学术、考试、健康,
		购书智慧智能综合服务平台
人卫官网	www.pmph.com	人卫官方资讯发布平台

康复治疗师临床工作指南——矫形器与假肢治疗技术

主　　编：赵正全　武继祥
出版发行：人民卫生出版社(中继线 010-59780011)
地　　址：北京市朝阳区潘家园南里 19 号
邮　　编：100021
E－mail：pmph @ pmph.com
购书热线：010-59787592　010-59787584　010-65264830
印　　刷：三河市宏达印刷有限公司（胜利）
经　　销：新华书店
开　　本：787×1092　1/16　印张：18
字　　数：449 千字
版　　次：2019 年 10 月第 1 版　2019 年 10 月第 1 版第 1 次印刷
标准书号：ISBN 978-7-117-28604-6
定　　价：118.00 元

打击盗版举报电话:010-59787491　E-mail:WQ @ pmph.com
（凡属印装质量问题请与本社市场营销中心联系退换）

编者（以姓氏笔画为序）

万裕萍　湖北省荆州市中医医院
王晓林　上海交通大学医学院附属新华医院
邓小倩　广东省工伤康复医院
刘　巍　昆明医科大学
刘夕东　四川省八一康复中心/四川省康复医院
刘劲松　中国康复研究中心
李　磊　陆军军医大学第一附属医院（重庆西南医院）
何建华　武汉科技大学附属天佑医院
汪　波　北京社会职业管理学院
张　威　华润武钢总医院
张　勇　华中科技大学同济医学院附属同济医院
武继祥　陆军军医大学第一附属医院（重庆西南医院）
林志伟　海南省人民医院
罗焕邦　昆明医科大学
赵正全　华中科技大学同济医学院附属同济医院
赵立伟　国家康复辅具研究中心
钟桂珍　湖南省人民医院
高　峰　湖北省十堰市太和医院
高铁成　奥托博克（中国）工业有限公司
解　益　郑州大学第五附属医院（郑州大学康复医院）

秘书

罗园园　奥托博克（中国）工业有限公司武汉分公司

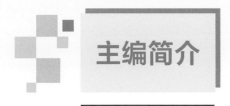

主编简介

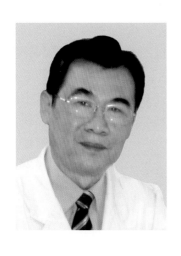

赵正全，华中科技大学同济医学院附属同济医院康复医学科副主任治疗师，原华中科技大学同济医学院附属同济医院康复医学教研室副主任、康复医学科副主任，现任华中科技大学同济医学院《中国康复》杂志副主编。

国家卫生计生委能力建设和继续教育康复医学专家委员会委员、中国康复医学会理事、中国康复辅助器具协会假肢矫形器专业委员会副主任委员、中国康复医学会康复治疗专业委员会康复辅助器具学组名誉主任委员兼辅助器具专家组组长、中国康复医学会康复医学工程专业委员会委员。

在神经电生理学检查、物理因子治疗、作业治疗、假肢矫形器治疗等方面有丰富的临床经验和较高的学术研究水平，获国家级科技成果奖1项，湖北省科技成果奖2项，国家实用专利3项。1989年始，在我国综合医院率先开展作业治疗、假肢矫形器医疗服务，同年，在医科大学率先开展作业疗法、假肢矫形器的教学，撰写专业论文80余篇，参与全国高等学校本科康复治疗专业、卫生部"十二五"规划教材《作业治疗》《临床康复工程》及卫生部《康复治疗技术操作规范》等20余部教材编写，主编专著《低温热塑矫形器实用技术》《假肢矫形器治疗技术》《假肢矫形器临床医学基础》等。现为《中国康复医学杂志》编委、《国际临床与康复医学》杂志编委。

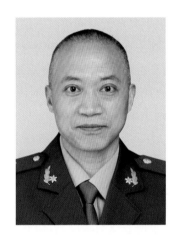

武继祥,医学博士、教授、主任医师、硕士研究生导师。现任陆军军医大学第一附属医院(重庆西南医院)康复科副主任、假肢矫形器中心主任。现为中国康复辅助器具协会常务理事、中国康复医学会理事、中国康复辅助器具协会足部辅具专业委员会主任委员、中国康复医学会康复治疗专业委员会康复辅助器具学组主任委员、中国残疾人康复协会康复工程与辅助技术专业委员会常务委员、民政部假肢和矫形器师执业资格考试技术委员会委员、重庆市残疾人康复协会副会长、重庆市残疾人康复工程与辅助技术专业委员会主任委员、重庆市康复医学会副理事长等。从事康复医学临床、教学和科研20多年,擅长脊髓损伤、骨关节病损的康复,以及假肢和矫形器的临床应用。主持国家自然科学基金面上项目1项。获国家发明专利1项,实用新型号专利2项。获华夏医学科技奖一等奖1项。主编专著《假肢与矫形器的临床应用》和《康复医学科临床速查掌中宝》,主编人民卫生出版社康复工程本科教材《矫形器学》,副主编、参编规划教材和专著20多部,发表论文30多篇。

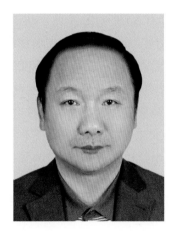

何建华,副教授、硕士生导师。现任武汉科技大学临床学院康复医学教研室主任、武汉科技大学附属天佑医院康复医学科主任。

中国康复医学会康复治疗专业委员会康复辅助器具学组副主任委员,中国康复医学会电诊断专业委员会常务委员,湖北省康复医学会常务理事、副秘书长,湖北省康复医学会康复治疗专业委员会副主任委员,湖北省体育科学学会运动医学专业委员会副主任委员,湖北省预防医学会预防保健与康复专业委员会副主任委员,《中华物理医学与康复杂志》《中国康复》特约审稿专家。

从事"康复医学""康复治疗学""康复护理学"教学和临床工作 30 余年。擅长骨科和神经系统损伤和疾患的康复评定与治疗、康复辅助器具的临床应用。参加过多部教材、专著的主编、副主编工作。

副主编简介

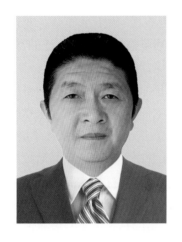

刘夕东,主任医师,四川省八一康复中心(四川省康复医院)辅具中心主任。担任成都中医药大学和成都医学院的客座教授,中国康复医学会康复治疗专业委员会康复辅助器具学组副主任委员,中国康复辅助器具协会足部辅具专业委员会委员,中国残疾人康复协会康复工程与辅助技术专业委员会副秘书长兼西南学组主任委员,中国残疾人辅助器具中心讲师团成员,四川省康复医学会康复治疗专业委员会委员,四川省康复治疗师协会假肢矫形师分会专家顾问。

全国高等中医药院校卫生部"十二五"规划教材《康复工程学》主编,全国高等医药教材建设研究会"十二五"规划教材《临床康复工程学》编委。中国康复医疗联盟、四川省科技厅、四川省卫健委等多个科研项目的项目负责人,发表国内外核心期刊论文数篇。

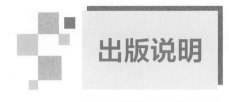

出版说明

2016 年 10 月发布的《"健康中国 2030"规划纲要》将"强化早诊断、早治疗、早康复"作为实现全面健康的路径,在康复相关领域提出了"加强康复医疗机构建设、健全治疗—康复—长期护理服务链"等一系列举措。

康复医疗水平的提升离不开高素质的康复团队,其中,康复治疗师在整个康复环节起着十分关键的作用,而我国康复治疗的专业化教育起步晚,从业人员普遍年轻、缺少经验,水平参差不齐。为了规范、提升康复治疗师的临床工作水平,进而助推康复医疗学科发展,人民卫生出版社与中国康复医学会康复治疗专业委员会及康复专科医院联盟的主要专家一起,在全面调研、深入论证的基础上,组织国内顶尖的康复治疗师、康复医师编写了这套康复治疗师临床工作指南。

该套丛书包括 16 个分册,在编写委员会的统一部署下,由相关领域的 300 多位国内权威康复治疗师与康复医师执笔完成,为了进一步保障内容的权威性,在编写过程中还特邀了一大批业界资深专家担任主审及顾问。

该套丛书强调理论与实践相结合,注重吸纳最新的康复实用技术,突出实践操作以解决临床实际问题。具体编写过程中以临床工作为核心,对操作要点、临床常见问题、治疗注意事项进行重点讲述,特别是对治疗中容易发生的错误进行了详细的阐述,同时通过案例分析,给出相应科学的、安全的治疗方案,以促进康复治疗师对康复治疗技术有更好的认识和临床运用的能力。

本套丛书有助于满足康复治疗师、康复医师的需求,对康复相关从业人员也有重要的指导意义。

康复治疗师临床工作指南编委会

主任委员

  燕铁斌　席家宁

委　　员（以姓氏笔画为序）

  万　勤　万桂芳　卫冬洁　王于领　公维军　朱　毅　朱利月　刘巧云
  刘晓丹　刘惠林　米立新　闫彦宁　江钟立　肖　农　沈　滢　张庆苏
  张志强　陈文华　武继祥　赵正全　胡昔权　姜志梅　贾　杰　候　梅
  徐　文　徐开寿　高晓平　席艳玲　黄　杰　黄昭鸣　黄俊民　梁　崎

编委会秘书

  吴　伟　郄淑燕

特邀审稿专家及顾问（以姓氏笔画为序）

  丁绍青　丁荣晶　于　萍　万　萍　马　明　马丙祥　王　刚　王　彤
  王　琳　王　磊　王人卫　王乐民　王宁华　王丽萍　王伯忠　王国祥
  王惠芳　卞卫国　亢世勇　方　新　叶红华　丘卫红　冯　珍　冯晓东
  朱　庆　朱登纳　任爱华　华桂茹　刘　浩　刘　慧　闫　燕　闫彦宁
  关雄熹　许光旭　孙启良　孙喜斌　麦坚凝　严　静　杜　青　杜晓新
  李　奎　李奎成　李胜利　李晓捷　杨亚丽　励建安　吴　毅　吴卫红
  何成奇　何兆邦　沈玉芹　宋为群　宋宗帅　张　通　张　婧　张　锐
  张长杰　张玉梅　张晓玉　陆　晓　陈　翔　陈丽霞　陈卓铭　陈艳妮
  陈福建　林　坚　林国徽　欧阳财金　岳寿伟　周　涛　周士枋　周贤丽
  周惠嫦　郑宏良　单春雷　赵　澍　赵振彪　郝会芳　胡大一　胡继红
  姜志梅　敖丽娟　贾　杰　贾子善　顾　新　徐　静　徐洁洁　高　颖
  郭　兰　郭凤宜　郭红生　郭险峰　唐久来　黄昭鸣　黄晓琳　黄锦文
  常冬梅　梁　兵　梁兆麟　韩在柱　韩丽艳　韩德民　喻传兵　喻洪流
  谢　青　谢欲晓　窦祖林　褚立希　蔡永裕　燕铁斌　魏　全　魏国荣

康复治疗师临床工作指南目录

1	运动治疗技术	主 编	黄 杰 公维军
		副主编	南海鸥 杨 霖 张志杰 常有军
2	手法治疗技术	主 编	王于领 高晓平
		副主编	万 里 叶祥明 马全胜
3	物理因子治疗技术	主 编	沈 滢 张志强
		副主编	刘朝晖 谭同才 张伟明
4	贴扎治疗技术	主 编	黄俊民 陈文华
		副主编	高 强 王 刚 卞 荣
5	矫形器与假肢治疗技术	主 编	赵正全 武继祥
		副主编	何建华 刘夕东
6	作业治疗技术	主 编	闫彦宁 贾 杰
		副主编	陈作兵 李奎成 尹 昱
7	神经疾患康复治疗技术	主 编	刘惠林 胡昔权
		副主编	朱玉连 姜永梅 陈慧娟
8	肌骨疾患康复治疗技术	主 编	朱 毅 米立新
		副主编	马 超 胡文清
9	心肺疾患康复治疗技术	主 编	朱利月 梁 崎
		副主编	王 俊 王 翔
10	构音障碍康复治疗技术	主 编	席艳玲 黄昭鸣
		副主编	尹 恒 万 萍
11	嗓音障碍康复治疗技术	主 编	万 勤 徐 文
12	吞咽障碍康复治疗技术	主 编	万桂芳 张庆苏
		副主编	张 健 杨海芳 周惠嫦
13	儿童疾患物理治疗技术	主 编	徐开寿 肖 农
		副主编	黄 真 范艳萍 林秋兰
14	儿童语言康复治疗技术	主 编	刘巧云 候 梅
		副主编	王丽燕 马冬梅
15	儿童发育障碍作业治疗技术	主 编	刘晓丹 姜志梅
		副主编	曹建国 许梦雅
16	失语症康复治疗技术	主 编	卫冬洁 江钟立
		副主编	董继革 常静玲

前 言

　　矫形器与假肢是康复工程中具有重要作用的治疗技术，临床应用日趋深入和广泛，尤其是矫形器在残疾预防、疾病治疗及功能代偿方面发挥着十分重要的作用，涉及许多临床学科。近年来，该项技术发展较快，在操作应用上需要有系统、规范的专业指南指导临床实践工作，从理论到实践解决临床上操作与应用的问题，因此，我们组织国内医学院校及相关单位从事康复工程的专家完成了该书的编写工作。

　　本书分为矫形器和假肢两大部分，从适用于矫形器、假肢的各种创伤、功能障碍到矫形器、假肢的配置和使用方法进行介绍，着重阐述了：①矫形器、假肢的种类、结构特点和功能作用等，让读者能清晰地了解各类器具的临床治疗特点和意义；②详细介绍了医师与矫形器师、假肢技师等各类人员的职责和相关的医学基础及评估技术，注重医工结合互相协调的工作模式；③按照安装制作流程的要求，提出了在医学理论指导下的矫形器、假肢的设计原则，强调临床装配工作应建立在对疾病认识基础上的理念；④较为详细地介绍了各类矫形器、假肢穿戴时的正确体位、适应证、禁忌证和注意事项等，使读者更清楚了解不同矫形器、假肢的性能并针对临床表现更准确地选择器具的类型；⑤矫形器、假肢佩戴后的使用和康复训练是重要环节，本书在操作步骤与方法等方面系统地介绍了器具的操作规范。我们特别制作或精选了360余幅插图，通过图片能让读者更清楚了解各章节内容并更加明了文字的意义。为了突出本书的实用性特点，所有章节均以实际医疗工作需要和专业技术要求进行论述，可操作性比较强。适用于康复医学科、矫形外科、创伤外科、神经外科、神经内科、烧伤科、儿科、肿瘤科等临床学科的专业人员。

　　本书特邀中国康复辅助器具协会前会长、国家康复辅具研究中心总工程师张晓玉教授，国际假肢及矫形学会常务理事、国际假肢及矫形学会香港分会前会长、香港伊丽莎白医院关雄熹先生为担任本书主审，他们对本书提出了许多宝贵意见和建议。人民卫生出版社编辑多次亲临编委会指导工作。在本书编写过程中，奥托博克公司武汉分公司熊伟先生对编写工作给予了大力支持、罗园园对文字和图片进行了整理和校正。在此,对以上各位专家和同仁的热情帮助及辛勤工作深表谢意!

本书编写过程中参考了部分国内外教材、内部文献、论文等资料,在此谨向有关参考文献的作者表示诚挚的感谢。

由于我们专业知识和能力有限,书中难免有不足或不当之处,敬请读者批评、指正。

赵正全　武继祥

2019 年 9 月

目　录

第一章　矫形器概论 …………………………………………………………… 1

第一节　矫形器的定义与命名 ………………………………………………… 1

第二节　矫形器的分类 ………………………………………………………… 2

第三节　矫形器的生物力学原理和治疗作用 ………………………………… 3

　　一、生物力学原理 …………………………………………………………… 3

　　二、治疗作用 ………………………………………………………………… 5

第四节　矫形器的临床应用 …………………………………………………… 6

　　一、临床应用的目的 ………………………………………………………… 6

　　二、临床应用的范围 ………………………………………………………… 7

　　三、临床应用的流程 ………………………………………………………… 7

第五节　各类医疗人员在矫形器临床应用中的职责 ………………………… 8

　　一、医师的职责 ……………………………………………………………… 8

　　二、康复治疗师的职责 ……………………………………………………… 9

　　三、矫形器师的职责 ………………………………………………………… 9

第六节　矫形器的使用和副作用 ……………………………………………… 9

　　一、矫形器装配前的康复治疗 ……………………………………………… 9

　　二、矫形器装配后的康复治疗 ……………………………………………… 10

　　三、矫形器的副作用 ………………………………………………………… 10

第二章　脊柱矫形器 …………………………………………………………… 12

第一节　概述 …………………………………………………………………… 12

　　一、定义 ……………………………………………………………………… 12

　　二、分类 ……………………………………………………………………… 12

　　三、基本作用 ………………………………………………………………… 13

第二节　头颈胸部矫形器 ……………………………………………………… 13

　　一、头颈部矫形器 …………………………………………………………… 13

二、颈胸矫形器 ……………………………………………………………………… 15
第三节　胸腰骶部矫形器 …………………………………………………………… 17
一、胸腰部矫形器 …………………………………………………………………… 17
二、腰骶矫形器 ……………………………………………………………………… 18
三、胸腰骶矫形器 …………………………………………………………………… 21
第四节　脊柱侧凸矫形器 …………………………………………………………… 24
一、脊柱侧凸概述 …………………………………………………………………… 24
二、脊柱侧凸矫形器的常见种类与结构 …………………………………………… 29
三、脊柱侧凸矫形器的治疗原理及原则 …………………………………………… 32
四、脊柱侧凸矫形器的临床应用 …………………………………………………… 32
五、脊柱侧凸矫形器的穿戴要求及注意事项 ……………………………………… 33
六、临床复查 ………………………………………………………………………… 33
七、穿戴矫形器的康复治疗与训练 ………………………………………………… 33
八、终止矫形器治疗的指征与步骤 ………………………………………………… 34
九、矫形器治疗的相对禁忌证 ……………………………………………………… 34

第三章　上肢矫形器 ………………………………………………………………… 36
第一节　手指矫形器 ………………………………………………………………… 36
一、静态式手指矫形器 ……………………………………………………………… 36
二、动态式手指矫形器 ……………………………………………………………… 38
第二节　手矫形器 …………………………………………………………………… 39
一、静态手矫形器 …………………………………………………………………… 39
二、动态手矫形器 …………………………………………………………………… 40
第三节　腕手矫形器 ………………………………………………………………… 42
一、静态腕手矫形器 ………………………………………………………………… 43
二、动态腕手矫形器 ………………………………………………………………… 47
第四节　肘矫形器 …………………………………………………………………… 50
一、静态肘矫形器 …………………………………………………………………… 50
二、动态肘矫形器 …………………………………………………………………… 52
第五节　肩矫形器 …………………………………………………………………… 55
一、静态肩矫形器 …………………………………………………………………… 55
二、动态肩矫形器 …………………………………………………………………… 57

第四章　下肢矫形器 ………………………………………………………………… 60
第一节　矫形鞋垫和矫形鞋 ………………………………………………………… 60
一、矫形鞋垫 ………………………………………………………………………… 60
二、矫形鞋 …………………………………………………………………………… 62
第二节　踝足矫形器 ………………………………………………………………… 67
一、静态踝足矫形器 ………………………………………………………………… 67
二、动态踝足矫形器 ………………………………………………………………… 68

三、免荷踝足矫形器 ……………………………………… 69

第三节　膝矫形器 …………………………………………… 71

一、软性膝矫形器 ………………………………………… 71

二、软性带关节支撑膝矫形器 …………………………… 73

三、硬性带关节支撑膝矫形器 …………………………… 75

第四节　膝踝足矫形器 …………………………………… 77

一、静态膝踝足矫形器 …………………………………… 77

二、带铰链膝踝足矫形器 ………………………………… 78

三、免荷性膝踝足矫形器 ………………………………… 79

第五节　髋矫形器 ………………………………………… 79

一、固定性髋矫形器 ……………………………………… 79

二、带铰链髋矫形器 ……………………………………… 80

三、下肢扭转矫形器 ……………………………………… 81

四、先天性髋关节脱位治疗矫形器 ……………………… 82

五、股骨头无菌性缺血性坏死治疗矫形器 ……………… 85

第六节　截瘫步行器 ……………………………………… 86

一、截瘫步行器的概念及意义 …………………………… 86

二、截瘫步行器的分类及特点 …………………………… 87

三、截瘫步行器的机械结构及原理分析 ………………… 88

四、截瘫步行器的设计 …………………………………… 89

五、截瘫患者装配截瘫步行器前后的训练 ……………… 90

第五章　矫形器制作设备与工具 ……………………… 92

第一节　制作设备 ………………………………………… 92

一、平板加热器 …………………………………………… 92

二、烘箱 …………………………………………………… 93

三、打磨机 ………………………………………………… 94

四、真空泵 ………………………………………………… 95

五、恒温水箱 ……………………………………………… 96

六、缝纫机 ………………………………………………… 97

七、计算机辅助设计/计算机辅助制造设备 …………… 98

第二节　评估设备 ………………………………………… 100

一、骨盆水平尺 …………………………………………… 100

二、体宽测量尺(短) ……………………………………… 100

三、激光假肢矫形器对线系统 …………………………… 101

四、量角器套装 …………………………………………… 102

五、足底压力测量系统 …………………………………… 102

六、三维脊柱及身体姿态测评系统 ……………………… 103

七、步态分析系统 ………………………………………… 104

第三节　常用工具 ………………………………………… 106

一、热风枪 ………………………………………………………………… 106

二、石膏振动锯 …………………………………………………………… 107

三、激光对线仪 …………………………………………………………… 107

四、金工工具 ……………………………………………………………… 107

五、剪刀类工具 …………………………………………………………… 111

六、绘图工具 ……………………………………………………………… 112

第六章　矫形器技术新进展 ………………………………………………… 115

第一节　外骨骼机器人 …………………………………………………… 115

一、概述 …………………………………………………………………… 115

二、外骨骼机器人的发展史 ……………………………………………… 116

第二节　截瘫步行机器人 ………………………………………………… 116

一、常用的截瘫步行机器人 ……………………………………………… 116

二、外骨骼机器人的临床应用 …………………………………………… 119

第三节　功能性电刺激智能矫形器 ……………………………………… 121

一、功能性电刺激踝足矫形器在偏瘫患者中的应用 …………………… 121

二、电磁膝关节矫形器 …………………………………………………… 122

第四节　3D 打印技术在矫形器中的应用 ………………………………… 124

一、3D 打印技术的概念 …………………………………………………… 124

二、3D 打印矫形器材料 …………………………………………………… 125

三、3D 打印矫形器工艺 …………………………………………………… 126

四、3D 打印矫形器的设计、制备及应用基本流程 ……………………… 127

第五节　移动互联网应用的矫形器技术 ………………………………… 128

一、矫形器实时监测 ……………………………………………………… 128

二、矫形器与互联网+ …………………………………………………… 130

第七章　假肢概论 …………………………………………………………… 132

第一节　假肢概述 ………………………………………………………… 132

一、假肢与假肢学 ………………………………………………………… 132

二、假肢的发展史 ………………………………………………………… 132

第二节　假肢分类 ………………………………………………………… 134

一、按截肢部位分类 ……………………………………………………… 134

二、按结构分类 …………………………………………………………… 137

三、按驱动假肢的动力来源分类 ………………………………………… 137

四、按假肢功能分类 ……………………………………………………… 138

第三节　制作假肢的材料 ………………………………………………… 138

一、金属材料 ……………………………………………………………… 138

二、常用热塑塑料 ………………………………………………………… 138

三、木材 …………………………………………………………………… 140

四、皮革 …………………………………………………………………… 140

五、弹性橡胶 ·· 140

六、各种织物 ·· 140

第四节　假肢的结构 ··· 140

一、假肢接受腔 ·· 140

二、功能部件 ·· 141

三、连接部件 ·· 146

四、悬吊装置 ·· 149

五、假肢外套 ·· 150

第五节　假肢的装配流程 ··· 151

一、假肢装配原则 ·· 151

二、假肢康复团队的组成与职责 ······································ 152

三、假肢装配的基本流程 ··· 153

第八章　截肢与截肢后的康复 ·· 157

第一节　截肢 ·· 157

一、截肢概述 ·· 157

二、术前评估和截肢平面的选择 ······································ 158

三、术中残肢处理 ·· 160

第二节　截肢后的康复评估与治疗 ································· 162

一、康复评估 ·· 162

二、康复治疗 ·· 166

三、残肢并发症的处理 ··· 171

第九章　上肢假肢 ··· 173

第一节　上肢假肢的结构 ··· 173

一、接受腔 ·· 173

二、腕关节及手部装置 ··· 177

三、肘关节 ·· 183

四、肩关节 ·· 186

五、电动假肢控制部件 ··· 187

第二节　上肢假肢的选配 ··· 188

一、部分手假肢的选配 ··· 188

二、腕离断假肢的选配 ··· 190

三、前臂假肢的选配 ··· 194

四、肘离断假肢的选配 ··· 195

五、上臂假肢的选配 ··· 196

六、肩离断假肢的选配 ··· 197

第三节　上肢假肢装配后的康复训练 ······························· 198

一、索控式假手的康复训练 ·· 198

二、肌电假手的康复训练 ·· 204

三、日常生活能力训练 ……………………………………………………………… 205
第四节　上肢假肢的康复评定 ………………………………………………… 206
一、上肢假肢的临床适配性检查 ………………………………………………… 206
二、上肢假肢的整体功能评定 …………………………………………………… 208
第五节　假肢使用注意事项 …………………………………………………… 210
一、接受腔的日常保护 …………………………………………………………… 210
二、手套 …………………………………………………………………………… 211
三、电池及充电器 ………………………………………………………………… 211
四、控制部件 ……………………………………………………………………… 212
五、机械部件 ……………………………………………………………………… 213

第十章　下肢假肢 …………………………………………………………………… 214
第一节　下肢假肢结构与功能 ………………………………………………… 214
一、接受腔结构与功能 …………………………………………………………… 214
二、假肢踝关节及假脚 …………………………………………………………… 215
三、假肢膝关节 …………………………………………………………………… 218
四、髋关节 ………………………………………………………………………… 221
第二节　下肢假肢的选配 ……………………………………………………… 222
一、足部假肢的选配 ……………………………………………………………… 222
二、踝离断(赛姆)假肢的选配 …………………………………………………… 224
三、小腿假肢的选配 ……………………………………………………………… 225
四、膝离断假肢的选配 …………………………………………………………… 231
五、大腿假肢的选配 ……………………………………………………………… 232
六、髋离断假肢的选配 …………………………………………………………… 235
第三节　下肢假肢的康复评定 ………………………………………………… 236
一、下肢假肢的临床适配性检查 ………………………………………………… 236
二、下肢假肢的整体功能评定 …………………………………………………… 237
第四节　下肢假肢装配后的康复训练 ………………………………………… 242
一、穿脱训练 ……………………………………………………………………… 243
二、站立训练 ……………………………………………………………………… 244
三、平行杠内步态训练 …………………………………………………………… 246
四、平行杠外步态训练 …………………………………………………………… 246
五、体位转移训练 ………………………………………………………………… 247
六、上、下楼梯训练 ……………………………………………………………… 247
七、上、下斜坡训练 ……………………………………………………………… 247
八、跨越障碍训练 ………………………………………………………………… 248
九、虚拟现实与实景训练 ………………………………………………………… 248

第十一章　儿童假肢 ………………………………………………………………… 250
第一节　儿童假肢概述 ………………………………………………………… 250

一、儿童上肢假肢 ……………………………………………………… 250

二、儿童下肢假肢 ……………………………………………………… 251

第二节　儿童假肢的选配 …………………………………………… 253

一、儿童假肢的选配原则 ……………………………………………… 253

二、上肢假肢的选配 …………………………………………………… 253

三、儿童下肢假肢的装配 ……………………………………………… 254

第三节　儿童假肢装配后的康复训练 ……………………………… 255

一、临时假肢应用 ……………………………………………………… 255

二、大腿假肢穿戴训练 ………………………………………………… 255

三、小腿假肢穿戴训练 ………………………………………………… 256

四、假肢的站立和行走训练 …………………………………………… 256

五、迈步训练 …………………………………………………………… 257

第十二章　假肢的计算机辅助设计 ………………………………… 260

第一节　假肢接受腔的计算机辅助设计/计算机辅助制造技术 …… 260

一、假肢接受腔计算机辅助设计/计算机辅助制造基本知识 ………… 260

二、计算机辅助设计/计算机辅助制造在假肢制作中的应用 ………… 260

第二节　3D 打印技术在假肢中的应用 …………………………… 263

一、3D 假肢打印原理与流程 ………………………………………… 263

二、3D 假肢打印材料 ………………………………………………… 264

三、3D 打印在假肢领域中的应用 …………………………………… 264

四、3D 打印技术在假肢领域中的发展趋势 ………………………… 265

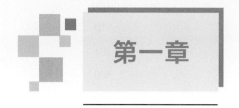

第一章

矫形器概论

第一节 矫形器的定义与命名

随着临床医学、康复医学的发展，人们对功能康复需要的增加，矫形器的临床应用越来越广，也越来越普及，已成为康复医学的重要组成部分。它与物理治疗（PT）、作业治疗（OT）、语言治疗（ST）构成了康复医学技术的四大基本治疗技术。在严重创伤、神经系统和骨关节病损、糖尿病、老年病等疾病的早中期，合理地选用适配的矫形器，能够有效预防、矫正或代偿这些病损可能造成的功能障碍、提高患者的独立生活能力，帮助患者回归社会。

1. 定义　矫形器（orthoses）是用于人体四肢、躯干等部位，通过力的作用以预防、矫正畸形，治疗骨骼、关节、肌肉和神经疾患并补偿其功能的体外支撑装置。

2. 命名　历史上矫形器名称很多，过去用于上肢的矫形器曾称为夹板，用于下肢的矫形器称为支具或支持物等。1960 年由美国矫形外科医师学会、美国科学院假肢矫形器教育委员会和美国假肢矫形器学会共同负责开发了系统的假肢矫形器术语，随后在美国及世界的一些地区进行了试用和修改，并形成了国际假肢矫形器技术术语的核心。1992 年国际标准化组织（ISO）公布的《残疾人辅助器具分类》（ISO 9999：1992）采用了系列化的矫形器术语。我国原国家质监局 1996 年公布了我国国家标准 GB/T 16432—1996（等同采用国际标准 ISO 9999：1992）。标准中也采用了系统的矫形器（orthoses）的统一命名方案。该方案规定按矫形器的安装部位英文字头的缩写命名（表 1-1-1）。

表 1-1-1　矫形器的命名

中文名称	英文名称	缩写
颈部矫形器	cervical orthoses	CO
颈胸矫形器	cervico-thoracic orthoses	CTO
胸部矫形器	thoraco orthoses	TO
胸腰骶矫形器	thoraco-lumbo-sacral orthoses	TLSO

中文名称	英文名称	缩写
腰骶矫形器	lumbo-sacral orthoses	LSO
骶髂矫形器	sacro-iliac orthoses	SIO
手矫形器	hand orthoses	HO
腕矫形器	wrist orthoses	WO
腕手矫形器	wrist-hand orthoses	WHO
肘矫形器	elbow orthoses	EO
肘腕矫形器	elbow-wrist orthoses	EWO
肩矫形器	shoulder orthoses	SO
肩肘矫形器	shoulder-elbow orthoses	SEO
肩肘腕矫形器	shoulder-elbow-wrist orthoses	SEWO
肩肘腕手矫形器	shoulder-elbow-wrist-hand orthoses	SEWHO
足矫形器	foot orthoses	FO
踝足矫形器	ankle-foot orthoses	AFO
膝矫形器	knee orthoses	KO
膝踝足矫形器	knee-ankle-foot orthoses	KAFO
髋矫形器	hip orthoses	HO

第二节 矫形器的分类

矫形器的种类很多,通常可以按照治疗部位、目的、制造材料、产品状态及所治疗的疾病进行分类,其中按治疗部位的分类是临床上最常采用的方法。

1. **按治疗部位分类** 按治疗部位,矫形器可分为:

(1) 上肢矫形器(upper extremity orthoses);

(2) 下肢矫形器(lower extremity orthoses);

(3) 脊柱矫形器(spinal orthoses)。

2. **按治疗目的** 按矫形器的治疗目的可分为:

(1) 临时用矫形器(quick made orthoses);

(2) 保护用矫形器(protective orthoses);

(3) 固定用矫形器(stabilization orthoses);

(4) 免负荷用矫形器(weight bearing orthoses);

(5) 功能用矫形器(functional orthoses);

(6) 站立用矫形器(standing orthoses);

(7) 步行用矫形器(walking orthoses);

(8) 夜间用矫形器(night orthoses);

（9）牵引用矫形器（traction orthoses）；

（10）功能性骨折治疗用矫形器（functional fracture orthoses）等。

3. 按主要制作材料 按主要制作材料,矫形器可分为:

（1）石膏矫形器；

（2）塑料矫形器；

（3）皮革矫形器；

（4）金属矫形器等。

4. 按产品状态 按产品状态,矫形器可分为:

（1）成品矫形器（prefabrication orthoses）:是一类预先按照肢体形状、尺寸制作好的成品矫形器,如各种限制颈部活动的围领、各种腰围、平足鞋垫等。成品矫形器不适合畸形明显、皮肤表面感觉丧失的患者。

（2）定制成品矫形器（custom-fitted prefabricated orthoses）:是一类高温塑料板模塑制成的矫形器。与成品矫形器的区别是这些制品可根据患者的肢体形状,在成品矫形器的局部加热、变形和修改边缘,比较适合患者的解剖特点。

（3）定制矫形器（custom-made orthoses）:是一类根据患者解剖特点、功能障碍情况等严格适配的矫形器,具有良好的生物力学控制能力。定制矫形器还可分为测量定制矫形器（custom made-to-measurement orthoses）和模塑定制矫形器（custom made-to-patient orthoses）两类。前者为一类依靠患者的肢体投影图和有关测量尺寸制作的矫形器;后者根据患者肢体的形状,通过石膏取模、修模等工艺模塑制成,是一类全接触型的矫形器,具有较好的生物力学控制能力。

第三节 矫形器的生物力学原理和治疗作用

一、生物力学原理

人体的运动基本上是通过骨关节的运动表现出来。在肌肉拉力作用下,骨骼围绕关节轴转动,并克服阻力做功,因而人的运动均遵循杠杆原理,人体各种复杂的运动均可以分解为一系列的杠杆运动,运用杠杆原理对运动进行分析是生物力学研究的重要途径之一。

1. 人体运动的杠杆分类 要了解杠杆运动,需要明确几个概念（图 1-3-1）。①支点:是指杠杆绕着转动的轴心点,在肢体杠杆上支点是关节的运动中心。②力点:动力作用点称为力点,在骨杠杆上力点是肌肉的附着点。③阻力点或称重力点:阻力在杠杆上的作用点称为阻力点。④力臂:是指从支点到动力作用线的垂直距离。⑤阻力臂:是指从支点到阻力作用线的垂直距离。⑥力矩（M）:表示力对物体转动作用的大小,是力和力臂的乘积,即 M＝E×

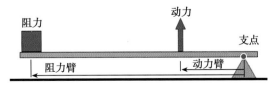

图 1-3-1 杠杆运动

d。⑦阻力矩（M_w）：阻力和阻力臂的乘积为阻力矩，即 $M_w = W \times d_w$。⑧力的作用方向：力矩和阻力矩的作用方向一律用"顺时针方向"和"逆时针方向"来表示。习惯上将顺时针方向的力矩规定为正力矩，逆时针方向的力矩为负力矩。规定正负之后，几个力矩的合成就可以用代数和来计算。

（1）平衡杠杆：支点在力的作用点和重力作用点之间。在人体中，这一类杠杆较少。如头颅进行的仰头和俯首运动（图 1-3-2）。此类杠杆的主要作用是传递动力和保持平衡，支点靠近力点时有增大速度和幅度的作用，支点靠近阻力点时有省力的作用。

（2）省力杠杆：重力作用点在支点和力的作用点之间。如行走时提起足跟的动作，这种杠杆可以克服较大的体重（图 1-3-3）。这类杠杆的力臂始终大于阻力臂，可以用较小的力来克服较大的阻力。

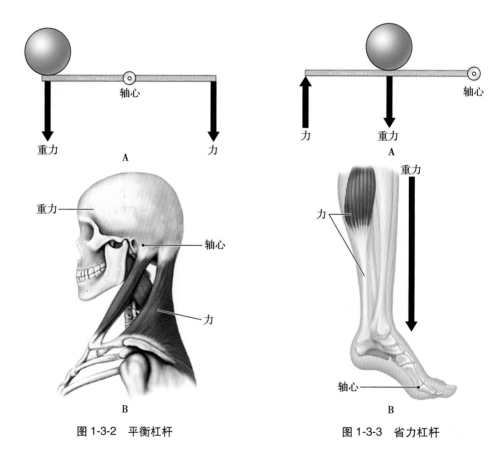

图 1-3-2　平衡杠杆　　　　　图 1-3-3　省力杠杆

（3）费力杠杆：力的作用点在重力作用点和支点之间。如肘关节的活动，此类杠杆因为力臂始终小于阻力臂，力必须大于阻力才能引起运动，所以不能省力，但可以使阻力点获得较大的运动速度和幅度（图 1-3-4）。

2. 人体运动的关节类型

（1）单轴关节：此类关节能绕一个运动轴而在一个平面上运动，即只有单自由度。如指间关节、肱尺关节等。

（2）双轴关节：此类关节可围绕两个互为垂直的运动轴并在两个平面上运动，即有双自由度。如桡腕关节、拇指腕掌关节等。

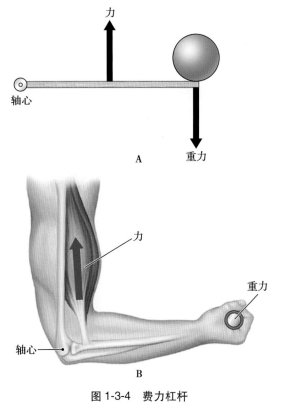

图 1-3-4 费力杠杆

（3）三轴关节：此类关节在每三个互相垂直的运动轴上，可做屈伸、收展及旋转等。如肩关节、髋关节等。其中肩关节为球窝关节，是体内关节活动范围最大的关节。髋关节为典型的杵臼关节。

3. 参与运动的肌肉　肌肉由许多肌纤维组成。一个运动神经元及其轴突所支配的所有肌纤维，总称为运动单位。运动单位是肌肉活动的最小单位。在肌肉收缩中，影响肌力收缩的因素包括肌肉的生理横切面、肌肉的初始长度、肌肉的募集、肌纤维走向与肌腱长轴的关系。肢体的运动需要多组肌肉的参与才能完成。根据参与肌肉的作用，可分为：

（1）原动肌：直接完成动作的肌群为原动肌。其中起主要作用者为主动肌，协助完成动作或仅在某一阶段起作用者为副动肌。

（2）拮抗肌：与原动肌作用相反的肌群为拮抗肌。

（3）固定肌：在原动肌收缩时，将肌肉相对固定在一端的肌群。

（4）中和肌：为抵消原动肌收缩时所产生的一部分不需要的动作的肌群。

（5）协同副动肌：固定肌和中和肌通常统称为协同肌。

4. 三点力原理　三点力是指处于同一平面但不在同一直线的三点受力，其中一点的受力方向与另外两点受力方向相反。根据作用力与反作用力、力的分解定律及杠杆平衡原理，三点力相互作用产生矫正作用。

矫形器设计中，为保持关节的稳定多采用在某一平面的三点力控制系统，为了增加稳定力矩，在可能的情况下尽量将矫形器边缘向上下延长，增加固定范围，增加稳定力臂的长度。当然还可以增加作用力的总面积，增加作用力，减少局部压强。

5. 地面反作用力　当人体在地面上运动时，人体作用于地面，地面就给人体一个大小相等、方向相反的作用力，叫地面反作用力。当一个人静止站在地面上时，地面反作用力的垂直分量等于他的体重，这叫静支撑反作用力。当身体的一部分或整个身体在支撑面上作加速运动时，地面的支撑反作用力叫动支撑反作用力。

地面反作用力只涉及下肢矫形器的设计装配问题。因此在矫形器的设计中，应该了解步行周期中不同时期地面反作用力对髋膝踝关节运动的影响。例如穿戴硬踝 AFO 的患者足跟触地和足平时能向前推动小腿，促使膝关节屈曲；而穿戴跖屈位硬踝 AFO 的患者，足平放时能向后推动小腿，促使膝关节伸直。

二、治疗作用

1. 稳定和支持　通过限制肢体或躯干的异常活动，维持脊柱、骨和关节的稳定性，减轻疼痛或恢复其承重功能。如腰椎间盘突出症患者急性期使用腰围,脊髓损伤后截瘫用的膝踝足矫形器等。

2. 固定和保护   通过对病变肢体或关节的固定和保护以促进病变的愈合,如用于骨折后固定的矫形器。

3. 支撑和免荷   通过减少肢体轴向承重,可以减轻或免除肢体或躯干的长轴承重,从而促进病变愈合。如胸腰骶脊柱过伸矫形器用于治疗胸腰椎压缩性骨折、坐骨承重的膝踝足矫形器用于治疗股骨头无菌性坏死。轴向免除承重可分为两类:部分免荷,一般为足跟悬空,前足着地;完全免荷,一般为全足悬空。其原理是在需免荷部位的上部对肢体进行支撑,达到免荷的目的。支撑部位的承重应准确有效,在克服外力对骨、关节产生负荷作用的同时,一定要避免内力(肌肉收缩)对骨关节的负荷作用。这类矫形器多用于下肢,统称为免荷性矫形器,多应用于骨折、假关节、骨结核、股骨头无菌性坏死等。

4. 预防和矫正   通过固定病变部位来矫正肢体已出现的畸形,预防畸形的发生和发展,多用于儿童。儿童生长阶段,由于肌力不平衡,骨发育异常或外力作用,导致肢体生物力线异常,常引起肢体的畸形,应以预防为主。由于儿童骨、关节生长发育存在着生物可塑性,通过矫正异常的生物力线,可以有效预防肢体发生畸形或防止畸形快速发展。如用于儿童脑瘫后马蹄内翻足的踝足矫形器。

5. 代偿和助动   通过矫形器的外力源装置(如橡皮筋、弹簧等)代偿已瘫痪肌肉的功能,对肌力较弱者予以助力,使其维持正常运动。如手指肌腱损伤后的矫形器。

6. 补偿肢体不等长   双下肢不等长是临床常见问题。下肢不等长的主要原因包括先天性或后天性发育障碍、创伤后短缩畸形愈合、关节畸形、关节功能障碍等。对双下肢不等长进行长度补偿的基本原则是站立位达到骨盆水平。补偿方法是鞋内补高与鞋外补高相结合;要求补高后的肢体承重应符合生理对线要求;补高后的鞋后跟适当地往前移有助于步行中减轻踝关节背屈肌的疲劳,有助于足跟着地时膝关节的稳定性,将补高后的鞋后跟适当地往外移,有助于步行中外侧的稳定。

第四节   矫形器的临床应用

现代医学的发展,使得许多疾病的临床救治率有了显著提高。但这些疾患常留下不同程度的功能障碍,如骨关节损伤后关节活动范围受限、脑卒中患者的足下垂、内翻畸形;脊髓损伤患者的站立、行走功能丧失等都严重影响患者的正常生活。矫形器的应用能恢复或改善患者的功能活动,提高患者的生活自理能力。

一、临床应用的目的

矫形器是康复医学的重要治疗技术,常常与其他的治疗方法配合,以提高、改善患者的功能。要使矫形发挥应有的治疗作用,首先要明确矫形器在不同疾病及疾病不同阶段的治疗目的和作用,才能有的放矢地选好矫形器。

1. 保护组织、预防损伤和缓解疼痛   通过固定和保护,限制肢体的活动,预防损伤、缓解疼痛,促进修复。如软组织、韧带损伤后选用的矫形器。

2. 处理畸形   包括预防畸形、矫正畸形、适应畸形。如脑瘫患儿选用的踝足矫形器。

3. 限制骨关节的异常活动　通过固定、限制骨关节的异常活动。如用于骨折后固定的矫形器,用于限制膝关节过伸的膝矫形器等

4. 补偿肢体长度和形状的缺损　肢体不等长时选用的鞋垫、矫形鞋等。

5. 处理神经、肌肉病变引起的功能异常　中枢神经系统病变常引起肌张力增高、痉挛和关节挛缩,可选用抗痉挛矫形器;相反外周神经损伤后出现肌肉张力低,松弛性无力,关节不稳,可选用相应矫形器固定松弛关节于功能位。

6. 其他　包括安慰、保温、提示和姿势反馈等。

二、临床应用的范围

随着新材料、新工艺、新技术的问世,矫形器种类越来越多,矫形器的功能作用更加明确,矫形器的临床应用范围越来越广,也越来越普及。涉及的临床科室涵盖骨科、创伤科、神经内科、神经外科、整形外科、康复科、儿科、老年科和内分泌科等多个临床学科,使用对象几乎囊括了所有年龄段的患者。在严重创伤、神经系统和骨关节病损、糖尿病、儿童疾病和老年病等疾病的早中期,合理地选用矫形器,能够有效预防、矫正或代偿这些病损可能造成的功能障碍,提高患者的独立生活能力,帮助患者回归社会。

1. 在骨关节系统病损中的应用　骨关节系统病损后的功能障碍是矫形器应用的主要范围,许多矫形器都是由于骨关节病损后预防和改善功能障碍的需要而发展起来的。如四肢、躯干骨折后用于固定的矫形器,在关节损伤、脱位后用来固定、预防和矫正畸形的矫形器。用于预防和治疗骨关节退行性疾病、类风湿病后关节病变的矫形器。在肌肉、韧带和软组织损伤后用来制动、保护、促进功能恢复的矫形器等。

2. 在神经系统病损中的应用　许多中枢神经系统的疾病,如脑卒中、脑外伤、脊髓损伤、外周神经损伤等都会带来严重的运动功能障碍,包括肌张力的异常、肌力的减退或丧失、运动的协调和平衡能力异常等。在这些疾病的不同阶段都需要使用矫形器,以改善患者的功能、预防和治疗可能出现的畸形。如脑卒中偏瘫后用于抗痉挛的上肢矫形器,防治足下垂内翻的踝足矫形器。截瘫后帮助患者站立和行走的截瘫步行器,外周神经损伤后固定关节于功能位,防治关节挛缩的矫形器等。

3. 在儿童疾病中的应用　儿童疾病,尤其是儿童常见残疾性疾病是矫形器应用的又一重要领域。由于儿童处于生长发育期,如果肢体异常的生物力线、肌肉发育的不平衡得不到矫正,常常引起肢体畸形,因此矫形器在儿童疾病中的应用更强调预防作用。通过矫正异常的生物力线,可以有效预防肢体发生畸形或降低畸形的程度。如儿童脑瘫的马蹄内翻足,如果早期康复治疗和穿戴矫形器能将踝关节矫正到中立位,使下肢异常的生物力线得到矫正,就可能避免出现足部畸形。

另外,在矫形器的应用中还需要尽可能不影响儿童的生长发育,在满足矫形器装配要求的情况下,尽可能减少矫形器的固定范围,不需要固定的关节一定不要去固定,要尽可能不限制儿童正常的生理活动。

三、临床应用的流程

1. 处方前检查　最好以康复协助组的形式进行,检查内容包括患者的一般情况、病史、体格检查、拟制作或穿戴矫形器的部位、关节活动范围和肌力情况、是否使用过矫形器和使用情况等。

2. 矫形器处方 矫形器处方是依照医学和生物力学的原则,医生对患者装配矫形器治疗的医嘱,像医疗药品一样是临床医疗的一种方法,是总体治疗方案或康复计划中的一部分,是医生向矫形器师表达完整的矫形器医疗要求的责任性文件,是临床医生与矫形器师联系的主要形式,是医学和工程技术结合的重要环节。矫形器处方应以患者的残疾特点、功能状况和个体差异为依据,以代偿功能、治疗疾病和矫治畸形为目的,对矫形器的装配及其有关的服务工作做出明确的、详细的描述和要求,根据所掌握的情况在许多可用的矫形器中选择最适合于患者使用的品种。

医生在书写处方时应深入了解病情,并能从生物力学角度去考虑肢体存在的缺陷和解决办法。同时还应注意患者的一般身体状况和心理因素。然后,综合各种条件和因素,选出一种最为合适的品种。处方书写要明确无误,切实可行,写清目的、要求、固定范围、体位及作用力的分布。遇到复杂病例或特殊要求,应与矫形器师共同商定处方细节。在我国矫形器处方书写方法目前尚未统一,通常采用国际上常用的书写矫形器处方的方法,具体方法参见各章节。

3. 矫形器装配前的治疗 应根据患者检查评定情况,制定康复治疗方案,主要进行增强肌力、关节活动范围和肌肉协调能力的训练,以消除肢体水肿,为穿戴矫形器创造条件。

4. 矫形器制作 由矫形器制作技师按矫形器处方进行设计、测量、绘图、制取石膏阴模、阳模,制成半成品后试穿。

5. 初检 初检是指矫形器在正式使用前,要进行试穿,以了解矫形器是否达到处方要求、对线是否正确、动力装置是否可靠、穿戴是否舒适,并进行相应的调整。初检由矫形器师负责完成。初检合格的矫形器交付治疗师对患者进行适应性使用训练,训练时间的长短、训练的方法和强度取决于患者的情况。

6. 终检 终检是指矫形器正式交付患者前,应对矫形器的质量及患者功能代偿情况,矫形器功能训练所达到的熟练程度以及患者身体和心理状况进行一次综合性的检查和评定。终检由处方医生、矫形器师和治疗师共同参加。由原处方医生负责检查矫形器装配是否符合原处方的各项要求和是否符合该矫形器装配的常规要求,对不符合要求的项目有权要求矫形器师即时修改、反复修改,直至医生满意,签字,才能交付患者使用。

7. 注意事项 矫形器制成交付使用时,应认真向患者讲明矫形器的使用方法和穿用时间(白天用、夜间用、昼夜用等),指导患者在穿戴矫形器期间发生副作用(皮肤发红、疼痛、压疮等)时的临时处置方法和出现故障时的对策。此阶段的指导工作是有效地使用矫形器的关键一环,绝不可忽视。长时间使用矫形器,更应当定期检验评定矫形器的使用效果。

第五节 各类医疗人员在矫形器临床应用中的职责

矫形器的临床应用需要医学和工程学的良好结合,涉及多学科的交流与合作,组成康复协助组,包括医师、康复治疗师、矫形器师等人员。

一、医师的职责

1. 负责疾病的诊断 包括病史、体检、影像学检查和临床检验等内容。
2. 负责病情的评估和治疗 包括疾病的分析、功能障碍的评估、制定治疗方案等。
3. 负责制定矫形器处方 在开具矫形器处方时应深入了解病情,并从生物力学角度考虑肢体存在的缺陷和解决办法,同时也要注意患者的一般身体状况、目前的心理状态。然后,根据所掌握的各种情况,在许多可用的矫形器当中选择一种最适合患者的品种,处方要求明确、不含糊其辞,同时也要切实可行。应将使用矫形器的目的、要求、固定范围、体位和作用力的分布等一一写明。如遇复杂、疑难病例或有特殊要求时,应由处方医生和矫形器师共同商定处方细则。

二、康复治疗师的职责

1. 参与患者、残疾人的评价,特别是参与功能性能力的评价,如:转移能力,步行能力,上、下楼能力,使用辅助器具的能力,如坐轮椅、如厕等。

2. 实施矫形器使用前后的康复治疗训练,包括肌力、关节活动范围、步行训练,轮椅使用训练、矫形器使用训练等。

3. 参与矫形器治疗处方的制定。

三、矫形器师的职责

1. 参与患者功能障碍评估,矫形器处方的制定。

2. 按照处方要求设计、制作矫形器,交付矫形器,进行适配性能和功能性能检查。

3. 进行矫形器使用复查、随访。根据病情变化,改进和维修矫形器。

第六节　矫形器的使用和副作用

康复治疗的目的在于患者功能活动的恢复,因此治疗应以功能训练为核心。正确的训练可以改善肌力、心肺的适应性和步行效率,甚至可以增加患者的舒适性。训练的强度要合理,否则容易增加运动中、运动后关节和肌肉的疼痛及疲劳。

一、矫形器装配前的康复治疗

1. 心理治疗　无论什么原因造成的功能障碍,装配矫形器对患者都是极大的心理创伤,患者常常表现出焦虑、紧张、恐惧、烦躁、感觉过敏或夸大伤痛等情绪。针对这些不良情绪,需要进行心理治疗。心理治疗师、物理治疗师和矫形器师等应通过心理疏导,关心安慰患者,耐心解释,让患者充分了解和认识矫形器治疗的原理、意义和功能,主动服从并积极配合治疗。

2. 肌力训练　肌力训练是矫形器使用前的重要训练内容。需要对健侧和未受损部位的肌肉进行训练,改善肌肉力量,为矫形器使用创造更有利的条件。如穿戴踝足矫形器前,应加强髋部、躯干、膝等部位健存肌群的力量训练。截瘫患者应加强双上肢、腰背部肌肉训练,以提高患者的转移能力和使用好截瘫步行器的能力

肌力训练时,需根据患者的具体情况,制定个性化的训练方案,包括运动的方法、强度、频率、速度和患者采取的姿势等。训练中要做到循序渐进,逐渐增加阻力和运动量,并根据治疗情况及时调整治疗方案。运动过程应避免患者出现疼痛、运动过度和损伤。

3. 牵伸训练　中枢神经系统损伤后,常出现患肢肌张力高、痉挛、关节挛缩。装配矫形器前,可应用神经肌肉促通技术,通过反复牵伸肌肉,收缩-放松,或保持收缩-放松等方法,降低肌张力、增加关节活动范围,有利于矫形器的装配和使用。

4. 维持和改善关节活动范围训练　骨关节病损后容易出现关节的僵直、挛缩。因此应尽早开展关节的被动活动或关节松动，以维持关节活动范围，预防和治疗关节僵直、挛缩。在进行关节活动训练时，动作要缓慢柔和，每次尽量做到全关节活动范围。每天至少 2 次的全关节活动范围训练。治疗师行关节松动术时，要缓慢加力，逐渐增大活动范围，避免动作粗暴，引起关节及软组织的损伤。

5. 平衡训练　许多疾病都会导致平衡功能障碍，最常见的是中枢神经系统的疾病，如脑卒中、脑外伤、小儿脑瘫、脊髓损伤等，有些骨科疾病、外周神经系统疾病等也会影响平衡功能。如截瘫和偏瘫患者都会出现平衡功能障碍，在装配下肢矫形器和截瘫步行器前，需要进行平衡功能训练。

平衡训练的原则是从最稳定的体位，逐渐过渡到最不稳定的体位。一般先从卧位（最稳定体位：如前臂支撑下的俯卧位）开始，逐渐过渡到站立位（最不稳定体位）。截瘫患者平衡训练顺序是从前臂支撑下的俯卧位→肘膝跪位→双膝跪位→半跪位→坐位→站立位。偏瘫患者平衡训练顺序则从仰卧位→坐位→站立位。

二、矫形器装配后的康复治疗

1. 矫形器使用训练　矫形器交付患者使用后，要向患者介绍矫形器的作用、功能特点。让患者学会如何穿上和脱下矫形器、如何穿上矫形器进行功能活动。

2. 矫形器使用的适应性训练　患者使用矫形器有一个适应过程，治疗师应指导患者进行矫形器的适应性训练。如脊柱侧凸矫形器的适应性训练，从第 1 天每次穿戴 0.5～1h，每天穿戴分 3～4 次开始，逐渐增加穿戴时间，到 2 周后完全适应，每天需穿戴 23h。

3. 矫形器使用后的功能训练　矫形器治疗是康复治疗的一部分，对于需长期使用矫形器的患者功能训练很重要。良好的功能训练可以提高矫形器的治疗结果，更好地改善患者的功能，并有效避免矫形器可能引起的副作用。①需长期固定用的矫形器：在有效固定 3～4 周后，应由治疗师每天取下矫形器，进行固定关节的被动活动，维持关节活动范围，以防止关节僵硬。治疗师应指导患者进行固定部位肌肉的等长收缩、未固定肢体的主动运动，以防止肌肉萎缩。②功能性矫形器：应由治疗师指导患者在矫形器固定的范围内，进行功能训练。并根据患者病情的变化，及时调整矫形器的固定范围、运动的时间和频率。对于改善上肢功能的功能性矫形器，治疗师应教会患者掌握正确使用方法，进行日常生活活动训练。③用于改善站立和行走的下肢矫形器：治疗师应指导患者进行腰腹部、下肢的肌力训练，训练平衡和协调能力，学会安全使用矫形器，利于好手杖及拐杖等辅助步行的辅助器具，以适宜的步行速度，进行安全的步行。

三、矫形器的副作用

三点力学系统是矫形器治疗中最常见的治疗方式之一。但矫形器在矫正肢体畸形、纠正异常体位、保持关节正常对线、纠正异常步态等作用的同时，往往会带来两种主要负面效应，一是导致躯干或肢体长期处于静止状态，即制动状态；二是使躯干或肢体长时间受压，即局部机体组织持续受到压力作用。康复治疗的目的在于恢复患者自主活动能力的恢复，因此矫形器的副作用成为康复治疗过程中不可忽视的环节。

1. 失用性肌萎缩与肌无力　由于制动限制了机体肌肉活动，引起肌力、肌耐力与肌容积的进行性下降。有研究报道，当肌肉完全休息时，肌力每日下降 1%～3%，每周下降 10%～

15%。为了预防肌肉萎缩,固定部位肌肉做等长收缩、未固定部位做主动运动。

2. 关节僵硬挛缩 长时间固定制动容易引起关节僵硬挛缩,相关研究表明,关节在任何位置的长时间制动均会造成肌肉纤维和胶原纤维缩短,而且肢体的位置、制动的时间、关节活动范围以及原发病因素等均会直接影响挛缩发生的速度。为预防关节僵硬挛缩,在穿戴矫形器的过程中,每天需要在治疗师帮助下做2~3次全关节范围的被动运动,达到关节最大的活动度。此外,除骨折明显移位,确需将邻近关节固定外,应尽量矫形器对关节活动的限制,以防止正常关节因制动出现僵硬挛缩。

3. 骨质疏松 机体全身或某个肢体完全制动可诱发全身性或局部性骨质疏松,这种情况常见于骨折后、四肢瘫、截瘫、脊髓灰质炎或脑血管意外等患者。有学者研究发现,由于制动而引发弥漫性骨质疏松的患者,可在比较短的时间内丢失全部骨量的30%~40%。为此,应指导患者做一些主动运动和被动运动,尽早站立和行走,增强骨代谢、加大骨能负载、强化骨密度、增加骨矿含量。

4. 肌痉挛程度加重 痉挛是一种运动性功能障碍,是上运动神经元损伤的基本表现之一。其病理机制是由于患者牵张反射兴奋性增高,导致速度依赖性的张力性牵张反射亢进,同时伴随腱反射亢进。有学者从痉挛角度分析认为,轻度痉挛患者通过联合应用关节活动度训练、穿戴矫形器及口服药物等可以获得满意疗效,而对于重度痉挛患者采用上述保守治疗则见效不大,应尽早选择矫形手术改善其功能状况。如果在短时间内频繁地穿脱矫形器或穿脱动作粗暴等常会刺激肌张力增高,需要在穿戴矫形器前,采用轻柔、缓慢的牵伸手法使患者高张力肌肉放松,然后再穿戴矫形器并持续牵伸2h以上,则有助于放松肌张力过高的肌肉。

5. 压疮 压疮可发生于身体软组织任何部位,引起压疮的原因很多,最重要的是压力作用,其主要影响因素包括3个方面,分别是压力强度、压力持续时间及组织对压力的耐受能力。矫形器对机体长时间、持续性的机械压力作用可造成压疮。有研究发现,短时间的高强度压力作用与长时间的低强度压力作用其损害程度类似,而且机体组织耐受间歇性压力的能力远大于耐受持续性压力的能力。定期取下矫形器进行检查是预防压疮的重要方法,一旦发现局部皮肤有发红、疼痛,就应暂停矫形器使用或减少矫形器使用时间,同时修理矫形器。

6. 心理依赖性 长时间使用矫形器后,有些患者可能出现心理依赖。矫形器使用中的一个重要原则是将其视为暂时的工具,一旦患者功能恢复、症状改善,就应及早放弃矫形器治疗。对于无需继续使用矫形器而又对矫形器存在依赖心理的患者,矫形器师应耐心向患者解释,并同时对其进行试验性训练以消除患者对矫形器的心理依赖性。

(武继祥)

参 考 文 献

[1] 赵辉三.假肢与矫形器学[M].北京:华夏出版社,2005.

[2] 陆廷仁.骨科康复学[M].北京:人民卫生出版社,2007.

[3] 于长隆.骨科康复学[M].北京:人民卫生出版社,2010.

[4] 黄晓林、燕铁斌.康复医学[M].5版.北京:人民卫生出版社,2015.

[5] 武继祥.假肢与矫形器的临床应用[M].北京:人民卫生出版社,2010.

[6] May BJ,Lockard MA. Prosthetics & Orthotics in clinical practice[M]. Philadelphia:F. A. Davis Company,2010.

[7] Lusardi MM. Orthotics and Prosthetics in Rehabilitation[M]. St Louis:Missouri,2013.

[8] Hsu JD, Michael JW, Fisk JR. AAOS Atlas of Orthoses and Assistive Devices[M]. Philadelphia:Elsevier, 2008.

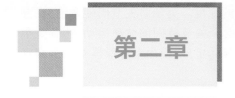

第二章

脊柱矫形器

第一节 概　述

一、定义

脊柱矫形器(spinalorthoses,SO)又称脊柱背心、脊柱外固定、躯干矫形器,是指作用于头、颈、胸、腰、骶等部位,对脊柱产生固定、矫正、免荷作用的矫形器。

二、分类

1. 按部位分类(图 2-1-1)　按部位分类是目前主流分类法,也是脊柱矫形器的国际标准分类方法,根据作用部位命名,如颈部矫形器(CO)、颈胸矫形器(CTO)、胸腰骶矫形器(TLSO)、腰骶矫形器(LSO)、骶髂矫形器(SIO)、颈胸腰骶矫形器(CTLSO)。

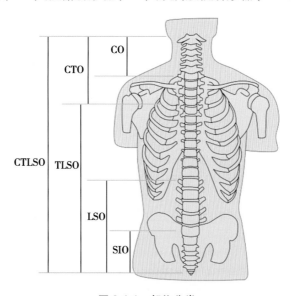

图 2-1-1　部位分类

2. 按功能分类 按功能分类分为两大类

（1）矫正式脊柱矫形器：维持脊柱对线，常用于矫正矢状面上的生理曲度改变和冠状面上的侧凸畸形。

（2）固定式脊柱矫形器：限制脊柱运动，常用于脊柱损伤术前术后。

3. 按人名或地名分类 如色努（Cheneau）矫形器、波士顿（Boston）矫形器、大阪医大矫形器。

4. 按疾病名称分类 如斜颈矫形器、侧凸矫形器、脊柱过伸矫形器。

5. 按结构和材料分类 如腰围或围腰、骶髂带、背架等。

三、基本作用

1. 固定作用 制动脊柱损伤节段，用于脊柱损伤术前术后，使损伤部位安全有效愈合，减少并发症。

2. 支持作用 对脊柱提供稳定和支持，常用于脊柱肌肉麻痹和高位的脊髓损伤，能提高患者的功能性活动。

3. 矫正畸形 矫正矢状面上的生理曲度改变和冠状面上的侧凸畸形，如驼背、特发性脊柱侧凸等。

4. 免荷作用 通过腹部或胸部的压力及人体的呼吸运动达到对椎体的轴向牵拉，改变椎体间的应力分布，使局部免荷，常用于一些力线改变和疼痛。

第二节 头颈胸部矫形器

一、头颈部矫形器

作用于头、颈部。通过固定、保护、牵引等力的作用来治疗头颈部疾患或损伤。适应证有：颅骨损伤、颈椎骨折、颈椎脱位、颈部肌肉损伤、退行性颈椎病等。

（一）头部矫形器

1. 颅骨保护盖（图 2-2-1）

（1）结构：高温聚乙烯模塑成型或低温热塑板热塑成型，内层加衬垫或硅胶制成，用固定带或帽子固定在头上。

（2）作用：覆盖颅骨缺损部位或畸形部位，保护颅脑部避免出现继发性损伤或引导头颅正常发育。

（3）适应证：常用于面积较小的颅骨损伤术前、术后或 3~13 个月头颅畸形的婴幼儿。

（4）注意事项：保护盖做好后应覆盖颅骨损伤或畸形边缘 1.5~2cm 以上。

2. 颅骨保护头盔（图 2-2-2）

（1）结构：由高温聚乙烯或树脂成型，内加泡沫内衬板。

（2）作用：覆盖颅骨缺损部位，保护颅脑部出现继

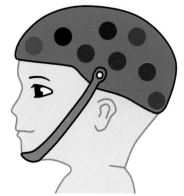

图 2-2-1 颅骨保护盖

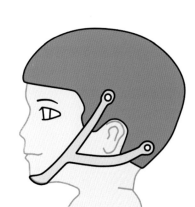

图 2-2-2　颅骨保护头盔

发性损伤或引导头颅正常发育。

（3）适应证

1）适用于颅骨大面积缺失,颅脑损伤术前、术后;

2）软瘫患儿的颅骨保护;

3）先天性婴幼儿头颅畸形。

（4）注意事项:用于脑瘫患儿时应根据孩子易摔部位选择需要覆盖的部位。

（二）颈部矫形器

1. 围领

（1）普通围领(图 2-2-3)

1）结构:用聚氨酯泡沫塑料制成,接口处用尼龙搭扣固定,高度不一,上端为曲线形状,支撑下颌骨和枕骨,下端支撑肩部和胸骨。具有重量轻、舒适性好的特点。

2）作用:轻度限制颈部屈伸运动,更多时候起提醒支撑作用。

3）适应证:常用于预防颈部肌肉损伤、颈部肌肉轻度扭伤、颈部异常姿势调整等。

4）注意事项:根据患者的颈部围长和高度选择合适的尺寸,穿戴时松紧适度。

（2）充气围领(图 2-2-4)

1）结构:预制品,自带充气装置,布制品,舒适性好,不充气时可折叠携带。

2）作用:充气后持续固定和牵引颈部。

3）适应证:常用于颈椎病及颈部轻度损伤。

4）注意事项:充气量适度,保持适度支撑及牵引颈部即可。

2. 费城颈托(图 2-2-5)

（1）结构:用聚乙烯泡沫塑料板制成,分为前后两片,前后两片各有一根支撑板加强,两侧用尼龙搭扣固定,围长可调节,大部分前片有开口,利于气管插管患者。

（2）作用:轻度控制颈部屈伸,轻度抗旋。

（3）适应证:常用于颈椎轻度损伤、韧带损伤、颈椎不稳、退行性颈椎病等。

（4）注意事项:根据患者的颈部围长和高度选择合适的尺寸,穿戴时松紧适度。

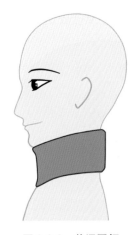

图 2-2-3　普通围领

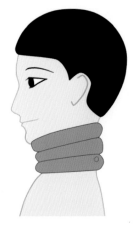

图 2-2-4　充气围领

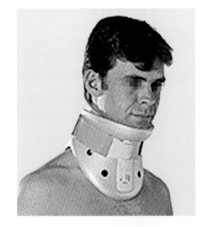

图 2-2-5　费城颈托

3. 硬性颈部矫形器

（1）固定式（图 2-2-6）

1）结构：通常分为两层，里面一层采用泡沫海绵内衬，外层采用聚乙烯板材或铝合金条固定，后面或侧面用尼龙搭扣固定。

2）作用：轻度限制颈部运动，提供颈椎保护与支撑。

3）适应证：常用于颈部软组织损伤、颈椎病、颈部瘢痕组织挛缩等。

4）注意事项：根据患者的颈部围长和高度选择合适的尺寸，穿戴时松紧适度。注意在骨突等部位免压处理。

（2）可调式（图 2-2-7）

1）结构：通常分为内、外两层和上、下两层，内、外两层里面一层采用泡沫海绵内衬，外层采用聚乙烯板材或铝合金条加固。上、下两层可调节矫形器高度。

2）作用：限制颈部运动，提供颈椎保护、支撑、牵引。

3）适应证：常用于颈椎轻度损伤、颈椎病、颈部瘢痕组织挛缩等。

4）注意事项：根据患者的颈部围长和高度选择合适的尺寸，穿戴时松紧适度。可根据病情变化适度调节颈部固定位。

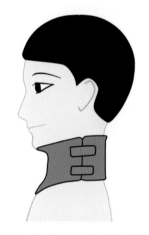

图 2-2-6 固定式颈部矫形器

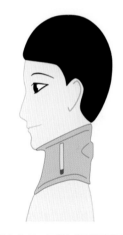

图 2-2-7 可调式颈部矫形器

二、颈胸矫形器

作用于颈部及上胸段。通过固定、保护、牵引等力的作用来治疗颈部、上胸段损伤及疾患（表 2-2-1）。适应证有：颈椎骨折、颈椎脱位、下颈段及上胸段椎体骨折、先天性斜颈等。

表 2-2-1 各种颈椎矫形器的固定效果比较

测试范围	测试对象数量	平均年龄/岁	屈伸范围/°	旋转范围/°	侧屈范围/°
正常，无限制	44	25.8	100	100	100
软海绵围领	20	26.2	74.2	82.6	92.3
费城颈托	17	25.8	28.9	43.7	66.4
四支条式颈椎矫形器	27	25.9	20.6	27.1	45.9
模塑式颈胸矫形器	27	25.9	12.8	18.2	50.5
头环式颈胸矫形器	7	40.0	4	1	4

（一）带金属支条或连杆式颈胸矫形器

用金属板或塑料板制成,其下颌托、胸托、枕托与后背托之间用金属杆连接,根据连接杆的数量分为二杆结构(图2-2-8)、三杆结构(图2-2-9)、四杆结构(图2-2-10)。其中具有代表性的有索米矫形器(sternal occipital mandibular immobilizer,SOMI)和哈罗(Halo)颈托。

1. 索米矫形器(SOMI)(图2-2-11)　又称为胸枕颌矫形器。通过连杆结构将胸托、枕骨托、下颌连接起来,可以随意调节下颌托与枕骨托的高度。因为没有后背托,在卧位时使用也很方便。

（1）结构:由胸托、枕骨托、下颌连接部组成。

（2）作用:选择性控制头部位置,能很好地控制头部屈伸,轻度控制旋转运动。

（3）适应证:常用于治疗颈椎关节炎、颈椎融合术后和颈椎的稳定性骨折,颈椎不稳定者禁用。

（4）注意事项:根据患者的颈部围长和高度选择合适的尺寸,穿戴时松紧适度。可根据病情变化适度调节颈部固定位。

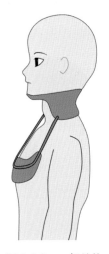
图 2-2-8　二杆结构

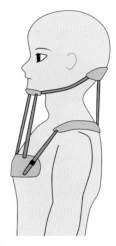
图 2-2-9　三杆结构

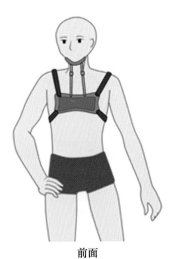
前面　　　　　　后面
图 2-2-10　四杆结构

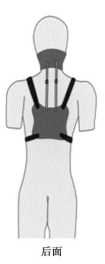
图 2-2-11　索米矫形器

2. 哈罗颈托（图 2-2-12）　由颅骨环、胸托板、背托板通过四根立杆连接，立杆长度可调，分为上、下两部分，上部用定位钉固定在颅骨环上，下部通过四根可调的带螺杆的立杆连接颈胸矫形器。

（1）结构：由颅骨环、胸托板、背托板通过四根立杆连接。

（2）作用：对头颈部的屈伸、侧屈、旋转都有较强控制，是所有颈部矫形器中固定效果最好的。

（3）适应证：适用于不稳定的颈椎骨折、滑脱及术后固定。

（4）注意事项：禁用于合并颅骨骨折患者。

（二）模塑式颈胸矫形器（图 2-2-13、图 2-2-14）

1. 结构　用高温热塑板取型模塑而成或低温热塑板在患者身上模塑成型，分为前后两片，用尼龙搭扣固定。

2. 作用　能较强地控制头颈部的屈曲、侧屈和旋转运动。

3. 适应证　适用于颈椎骨折、脱位、韧带损伤及颈椎术后等。

4. 注意事项　注意在骨突等部位免压处理。

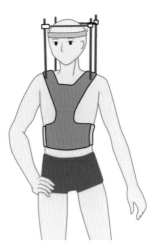

图 2-2-12　哈罗颈托

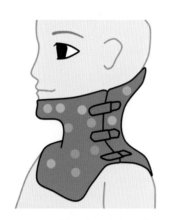

图 2-2-13　模塑式颈胸矫形器（1）

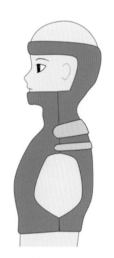

图 2-2-14　模塑式颈胸矫形器（2）

第三节　胸腰骶部矫形器

一、胸腰部矫形器

以各种织物（棉布、帆布或其他不同的弹性布）为主要材料，或内加不同强度和弹性的支条，作用于脊柱不同节段，减轻脊柱的承重或轻度限制脊柱运动的制品。

（一）胸带（图 2-3-1）

又称肋骨带，用弹性布料或帆布加弹性布料制成，其原理是呼吸时胸廓活动范围较大，肋骨骨折时会因呼吸运动而致骨折移位，胸带可限制胸廓运动，其弹性又可适应呼吸运动。

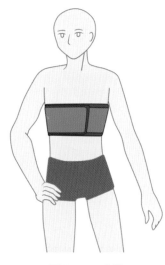

图 2-3-1 胸带

1. 结构　弹性布料或帆布加弹性布料制成。
2. 作用　固定、保护肋骨,促进骨折愈合。
3. 适应证　常用于肋骨损伤。
4. 注意事项　呼吸肌麻痹患者禁用。

（二）腰围（图 2-3-2）

又称围腰,比骶髂带宽,环绕骨盆及腰部,为弹性布料或帆布、皮革加弹性布料内置不同强度和塑性支条制成。其原理是利用有支条增强的弹性布带束紧腰部,给骨和软组织及腹部施加压力,让脊柱固定并免荷。

1. 结构　弹性布料或帆布、皮革加弹性布料内置不同强度和塑性支条。
2. 作用　轻度限制骶髂关节及腰部运动,通过腹压减轻脊柱承重并通过应力转移缓解腰痛。
3. 适应证　适用于骶髂关节、耻骨联合不稳定、椎间盘突出症、腰肌劳损、下腰部疼痛和软组织损伤等。

4. 注意事项　穿戴时注意松紧适度,如病情好转应适度减少穿戴时间,避免腰部肌肉失用性萎缩。

（三）骶髂带（图 2-3-3）

又称骨盆带。软性带子,用帆布或弹性布料制成,佩戴于髂棘和大转子中间,有时会增加两条会阴带增加稳定。

1. 结构　帆布或弹性布料制成。
2. 作用　稳定骨盆和骶髂关节。
3. 适应证　常用于外伤及产后引起的骶髂关节或耻骨联合分离。
4. 注意事项　穿戴松紧适度,避免对会阴部的摩擦。

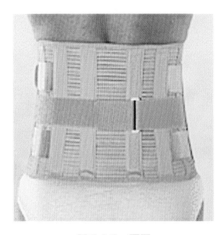

图 2-3-2 腰围

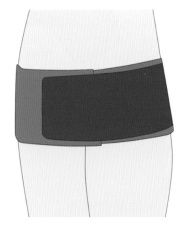

图 2-3-3 骶髂带

二、腰骶矫形器

传统硬性脊柱矫形器多用金属铝条、皮革制成,现代硬性脊柱矫形器多用高温热塑板或低温热塑板加固定带制成(表 2-3-1)。

表 2-3-1　几种常用硬性腰骶矫形器对比

脊柱矫形器名称	简写	结构特点	限制运动方向	临床应用
屈伸控制腰骶矫形器（椅背式）	LSO（F-E）	骨盆带、胸带、腹托、后背支条	限制屈、伸	腰痛，腰部损伤，腰椎滑脱、不稳定
屈伸侧屈控制腰骶矫形器（奈特式）	LSO（F-E-L）	骨盆带、胸带、腹托、后背支条、侧方支条	限制屈、伸、侧屈	腰痛，腰椎骨性关节炎、腰部损伤，腰椎滑脱、不稳定
后伸侧屈控制腰骶矫形器（威廉姆斯式）	LSO（E-L）	骨盆带、胸带、腹托、侧方支条	限制后伸、侧屈	腰椎前凸、腰痛
模塑式腰骶矫形器	LSO	模塑成型	限制屈、伸、侧屈、旋转	腰骶椎骨折、疼痛、腰椎滑脱，腰椎术前术后固定

（一）屈伸控制腰骶矫形器（LSO flexion-extension）

简写成 LSO（F-E），又称为椅背式支具（chair back brace）（图 2-3-4）。

（1）结构：传统 LSO（F-E）由骨盆带、胸带、两条后背支条和腹托构成。

（2）作用：在矢状面上有两个三点力系统（图 2-3-5）：第一个力系统限制脊柱后伸，减少腰椎前突，通过腹压减轻腰椎承重；第二个力系统限制腰椎前屈。

（3）适应证：用于腰痛，腰部损伤，腰椎滑脱、不稳定等。

（4）注意事项：因力臂作用短，禁用于腰段损伤。

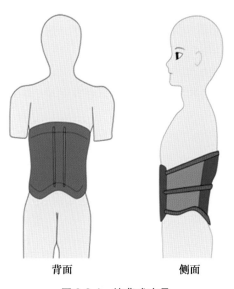

背面　　　　　　　　侧面

图 2-3-4　椅背式支具

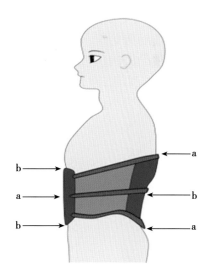

图 2-3-5　两个三点力系统

（二）屈伸侧屈控制腰骶矫形器（LSO flexion-extension-lateral）

简写成 LSO（F-E-L），又称为奈特（Knight）式腰骶矫形器（图 2-3-6）。与椅背式腰骶矫形器类似，但加了侧方支条，前面采用软性材料（多用帆布），侧面和后面采用金属材料或硬性塑料做成框架结构，1884 年 James Knight 报道了当时这种矫形器主要用于治疗腰椎结核病。

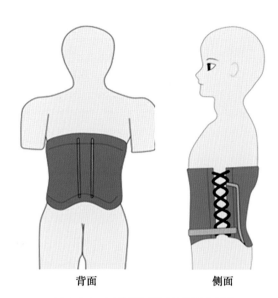

背面　　　　　　　　　侧面

图 2-3-6　屈伸侧屈控制腰骶矫形器

（1）结构：传统 LSO（F-E-L）由骨盆带、胸带、侧方支条、后背支条和腹托构成。

（2）作用：同屈伸控制腰骶矫形器，由于增加了侧方支条，所以抗侧屈功能更好。

（3）适应证：用于腰痛、腰椎骨性关节炎、腰部损伤，腰椎滑脱、不稳定等。

（4）注意事项：穿戴松紧适度。

（三）后伸侧屈控制腰骶矫形器（LSO extension-lateral）

简写成 LSO（E-L），又称威廉姆斯（Williams）式腰骶矫形器（图 2-3-7）。1937 年 Paul Williams 在《骨与关节杂志》上首次报道了这种矫形器应用于治疗腰骶损伤。这种矫形器的特点为是没有后背支条。

（1）结构：由骨盆带、胸带、侧方支条和腹托构成。

（2）作用：利用三点力系统控制腰部的后伸和侧屈活动，允许腰部屈曲活动（图 2-3-8）。

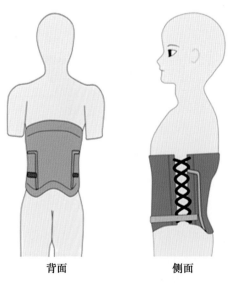

背面　　　　　　　　侧面

图 2-3-7　威廉姆斯式腰骶矫形器

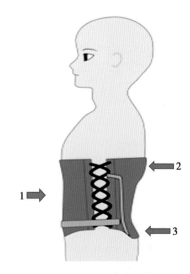

图 2-3-8　三点力系统

（3）适应证:用于腰椎前凸、腰痛等。

（4）注意事项:禁用于压缩性骨折、腰椎间盘脱出。

（四）模塑式腰骶矫形器（图2-3-9）

（1）结构:用高温热塑板取型模塑而成或低温热塑板在患者身上模塑成型,分为前后两片或前开口及后开口,用固定带或尼龙搭扣固。为定制矫形器,服帖性好,固定效果好。

（2）作用:对脊柱起固定、支撑作用。

（3）适应证:适用于腰骶椎骨折、疼痛、腰椎滑脱,腰椎术前、术后固定。

（4）注意事项:穿戴松紧适度,注意对骨突部位免压。

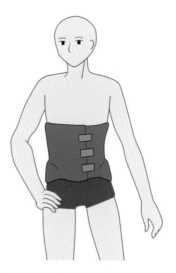

图2-3-9 模塑式腰骶矫形器

三、胸腰骶矫形器

（一）屈伸控制胸腰骶矫形器（TLSO flexion-extension）

简写成TLSO(F-E),也称为泰勒(Taylor brace)支具(图2-3-10)。特点是躯干后的两根支撑条一直到上胸椎,与肩胛带的支条或带子连在一起,通过调整带子的长度来控制躯干的活动。

（1）结构:与屈伸控制腰骶矫形器相似,只是上缘较高并设有肩带。

（2）作用:在矢状面上有两个三点力系统控制胸腰椎的活动,使胸腰椎保持伸展的位置。

（3）适应证:适用于脊柱压缩性骨折、驼背畸形,腰骶椎骨折、滑脱等。

（4）注意事项:注意腋下高度,避免对腋窝的挤压。

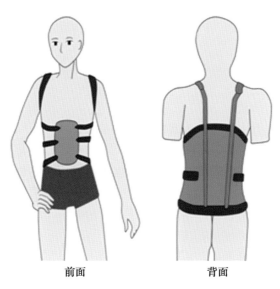

前面　　　　　　　　背面

图2-3-10 泰勒支具

（二）屈曲控制胸腰骶矫形器（TLSO）

也称脊柱过伸TLSO,以朱厄特(Jewett)和贝勒尔(Baehler)三点力矫形器为代表。

1. 朱厄特TLSO(Jewett type thoraco-lumbo-sacral orthoses,Jewett TLSO) 也称框架式脊柱过伸矫形器(图2-3-11),可以是预制品,根据尺寸调整宽度和高度,多用金属板或铝板制成。

（1）结构：由胸部压力垫、耻骨压力垫和背部压力垫组成的典型三点固定式矫形器。

（2）作用：限制胸腰椎前屈，促进后伸，对侧屈和旋转有部分限制作用。

（3）适应证：适用于胸腰椎压缩性骨折、驼背畸形等。

（4）注意事项：穿戴松紧适度。

2. 贝勒尔（Baehler）TLSO   也称十字式脊柱过伸矫形器（图 2-3-12）。典型的三点压力矫形器，与朱厄特 TLSO 的区别是缺少了侧向支撑条。

（1）结构：由胸部压力垫、耻骨压力垫和背部压力垫组成的典型三点固定式矫形器。

（2）作用：限制胸腰椎前屈，促进后伸。

（3）适应证与禁忌证：轻度胸腰椎压缩性骨折。

（4）注意事项：穿戴松紧适度。

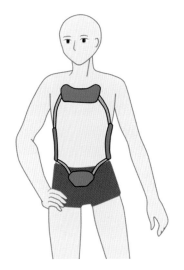 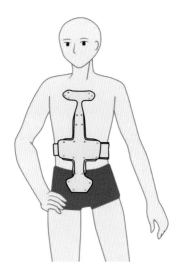

图 2-3-11   朱厄特 TLSO   图 2-3-12   贝勒尔 TLSO

（三）屈曲侧屈旋转控制 TLSO（TLSO flexion-lateral-rotary）

可简写为 TLSO（F-L-R），这类矫形器以斯坦德勒（Steindler）为代表，斯坦德勒 TLSO 是一种传统的胸腰骶矫形器（图 2-3-13）。

（1）结构：传统做法是按石膏模型制作金属框架结构，包括：骨盆支条、后背支条、侧方支条、前面支条、两个胸托和一个耻骨托，现代做法是用热塑板模塑成型。

（2）作用：对矢状面和冠状面都能限制脊柱运动。

（3）适应证：适用于胸腰椎骨折、结核等。

（4）注意事项：穿戴松紧适度。

（四）模塑式胸腰骶矫形器（图 2-3-14）

又称脊柱背心，定制矫形器，通过取型、修型以后聚乙烯成型，这类矫形器服帖性好，全面接触，可以前开口、后开口或侧面开口。

（1）结构：取石膏模型用高温热塑板模塑而成或低温热塑板在患者身上热塑成型。

（2）作用：对胸、腰、骶有良好固定、对线和支撑，可以控制脊柱的屈伸、侧屈、旋转。

（3）适应证：适用于脊柱损伤术前、术后，脊柱前凸、后凸、侧凸等。

（4）注意事项：穿戴松紧适度，注意对骨突部位免压。

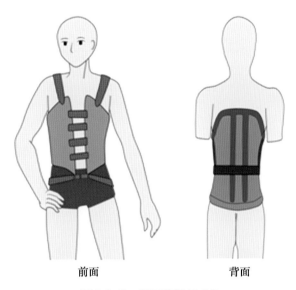

前面　　　　　　　　　　背面

图 2-3-13　斯坦德勒 TLSO

（五）颈胸腰骶矫形器（图 2-3-15）

在胸腰骶的基础上加上颈部装置,常用于 T_8 以上的各种脊柱疾病:如颈椎病、颈胸段的椎体损伤、脊柱侧凸及生理曲度改变

（1）结构:采用热塑板模塑或用金属支条和热塑板制成。

（2）作用:固定和限制整个躯干运动。

（3）适应证:适用于颈胸段脊柱损伤、颈胸段的脊柱侧凸、脊柱的生理曲度改变等。

（4）注意事项:患者需卧床位穿戴。

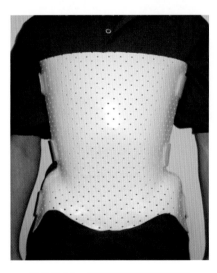

图 2-3-14　模塑式胸腰骶矫形器

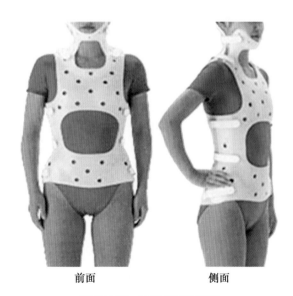

前面　　　　　　侧面

图 2-3-15　颈胸腰骶矫形器

（罗焕邦）

第四节　脊柱侧凸矫形器

一、脊柱侧凸概述

（一）定义

脊柱侧凸又称脊柱侧弯,是指脊柱在冠状面内偏离枕骨中点至骶骨棘连线的弯曲畸形,常伴有椎体旋转、生理弯曲改变或胸廓变形等畸形。

脊椎是人体的中轴,从后面观察它是一直线,两侧的肌肉组织均匀发展,它支撑起全身,保持直立的姿势,让两侧的肋骨在呼吸时能平均扩开,并保护中枢神经不被压迫（图2-4-1）。

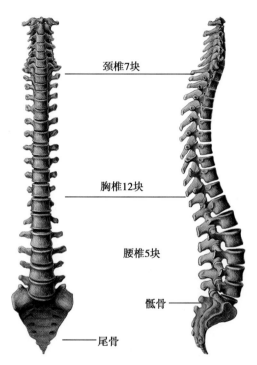

颈椎7块

胸椎12块

腰椎5块

骶骨

尾骨

图 2-4-1　人体脊柱

如果脊柱的某一段在额状面上偏离中线凸向一侧,则称为脊柱侧凸（侧弯）。轻度的脊柱侧凸,会使脊柱失去原有的平衡能力,容易产生疲劳及背痛,重者还可导致呼吸循环障碍,甚至影响到脊髓导致截瘫,是腰背痛常见病因之一。

（二）分类

根据其病因可以分为:肌性侧凸、神经性侧凸、骨骼发育不良、姿势性侧凸、先天性侧凸和特发性侧凸等。其中特发性脊柱侧凸最常见,约占全部脊柱侧凸的80%,病因不明（图2-4-2）。

特发性脊柱侧凸（idiopathic scoliosis, IS）是最常见的结构性脊柱侧凸,指脊柱有侧凸及旋转畸形,而无任何先天性脊柱结构异常或合并有神经肌肉或骨骼疾病。一般情况下生长发育期间原因不明的脊柱侧凸称为青少年特发性脊柱侧凸（adolescent idiopathic scoliosis, AIS）。

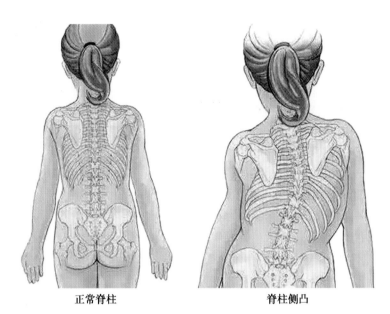

正常脊柱　　　　　　　　　脊柱侧凸

图 2-4-2　正常脊柱与脊柱侧凸

　　特发性脊柱侧凸好发于青少年,女性多于男性。此病常见青春发育前期发病,快速发展至青春发育结束。多数患者成年期后发展缓慢,部分进展停止。根据发病年龄一般将特发性脊柱侧凸分为三种类型:婴儿型(0~3 岁)、少儿型(3~10 岁)、青少年型(10 岁后)。按脊柱侧凸顶椎所在的解剖位置又分为:①颈弯:顶椎在 C_1~C_6 之间;②颈胸弯:顶椎在 C_7~T_1 之间;③胸弯:顶椎在 T_2~T_{11} 之间;④胸腰弯:顶椎在 T_{12}~L_1 之间;⑤腰弯:顶椎在 L_2~L_4 之间;⑥腰骶弯:顶椎在 L_5 或 S_1。

　　X 线片显示脊柱的某一段,在冠状面上持久地偏离身体中线,向侧方凸出呈 C 形或 S 形为主要表现。侧凸的出现在脊柱一侧,呈 C 形;在双侧出现,呈 S 形。通常还伴有脊柱的旋转和矢状面上后突或前突的增加或减少(图 2-4-3)。

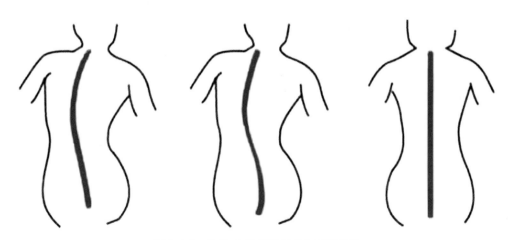

图 2-4-3　C 形、S 形脊柱侧凸与正常脊柱

　　脊柱侧凸导致的不平衡会带来一系列继发的身体形态变化。如减小胸腔、腹腔和盆腔的容积量,还会降低身高,双肩和肋骨左右高低不等。同时,还有骨盆的旋转倾斜畸形,以及

椎旁的韧带和肌肉的异常。

侧凸严重时,因胸廓变形,还会限制呼吸,出现肺功能障碍,进而影响心脏功能,出现心力衰竭。侧凸接近100°后易压迫脊髓神经,部分患者还可出现神经症状,如下肢麻木、肌肉萎缩,重者可能出现截瘫(图2-4-4)。

（三）脊柱侧凸的诊断

特发性脊柱侧凸是一种发病机制尚未明确的脊柱畸形,诊断依靠病史、症状、体征和必要的影像学检查。

1. 病史　详细询问患者的健康状况、智力水平、年龄、既往史、手术外伤史和家族史。特发性脊柱侧凸具有一定的遗传倾向,家族史应注意其他人员骨骼畸形的情况。脊柱侧凸的患者的发病年龄、女性患者的月经史对评估侧凸进展和治疗非常重要。

2. 症状　初诊时以家长或同学无意中发现患儿背部畸形为主诉,表现为站立位双肩不等高、一侧肩肩胛向后突

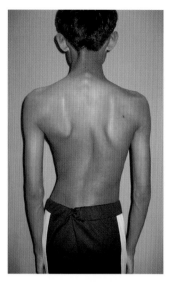

图 2-4-4　脊柱侧凸

出,前胸高低不对称,双侧肋弓不对称等。严重者可导致胸廓旋转畸形,躯干倾斜,胸廓下沉,躯干缩短以及由于胸廓容积下降导致的活动耐力下降、气促、心悸等;少数患者可出现腰腿痛、下肢瘫痪。

3. 体格检查

（1）一般情况:测量患者身高、体重、双臂间距、双下肢长度。观察患者营养、生长发育状况,语音、语态、第二性征、皮肤状况,是否有关节的松弛或僵硬。需要注意皮肤的色素改变,有无咖啡斑及皮下组织肿物,背部有无毛发过长及囊性物,乳房发育情况,胸廓是否对称,有无漏斗胸、鸡胸、肋骨隆起及手术瘢痕等。检查者应从前方、侧方和背面去仔细观察。

（2）专科检查:患者面向检查者,站立位测量双肩是否水平对称,双胸前区是否等高,腹部有无异常隆起,双侧髂嵴是否等高,双下肢是否等长,测定两侧季肋角与髂嵴间的距离。

从患者背面观察腰部是否对称,检查腰椎是否旋转畸形。从 C_7 棘突放铅锤线或用激光对线仪做垂线,测量臀部裂缝至垂线的距离以表明畸形的程度。向前弯曲观察背部是否对称:一侧隆起说明肋骨及椎体旋转畸形。患者双足与肩同宽前屈做弯腰试验时,可见胸廓旋转畸形加重,伴有肩胛骨不等高,即多为"剃刀背"畸形。观察躯干在前、后、左、右方向上的倾斜,观察患者侧屈及体重悬吊下侧凸角度的变化,判断脊柱的柔软性(图2-4-5)。

侧面观察胸椎生理性后凸的改变,腰椎的生理性前凸是否变平,是否有交界性后凸的存在。检查脊柱屈曲、过伸及侧方弯曲的活动范围。检查各个关节的可曲性有无异常等。

最后从各个方向观察患者的步态是否协调,行走时双脚步幅是否相同,有无上身的异常摆动等。

4. 影像学检查　X线平片是脊柱侧凸诊断的最主要手段,可以确定侧凸的类型、部位、严重程度和柔软性;有助于判断病因;还可以通过 X 线片确定顶椎,进行矫形器的设计(图2-4-6)。

（1）X 线阅片的要点:①端椎:脊柱侧凸的弯曲中最头端和尾端的椎体。②顶椎:弯曲中畸形最严重,偏离垂线最远的椎体。③主侧凸即原发侧凸:是最早出现的弯曲,也是最大的结构性弯曲,柔软性和可矫正性差。④次侧凸:即代偿性侧凸或继发性侧凸,是最小的弯

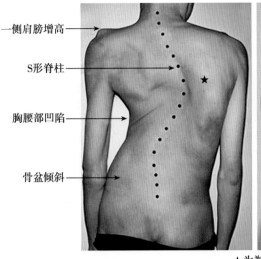
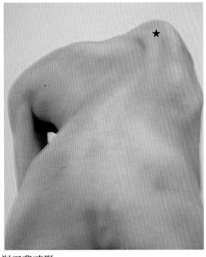

一侧肩膀增高

S形脊柱

胸腰部凹陷

骨盆倾斜

★为剃刀背畸形

图 2-4-5 脊柱侧凸典型体征

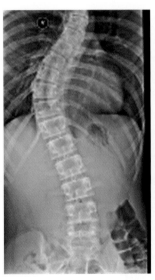
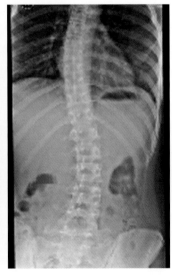

图 2-4-6 脊柱侧凸的 X 线片

曲,弹性较主侧凸好,可以是结构性也可以是非结构性。位于主侧凸上方或下方,作用是维持身体的正常力线,椎体通常无旋转。

当有三个弯曲时,中间的弯曲常是主侧凸,有四个弯曲时,中间两个为双主侧凸。

(2)侧凸角度测定:常用 Cobb 角测量法。头侧端椎上缘的垂线与尾侧端椎下缘垂线的交角即为 Cobb 角。若端椎上、下缘不清,可取其椎弓根上、下缘的连线,然后取其垂线的交角即为 Cobb 角(图 2-4-7)。

(3)椎体旋转度测定常用的 Nash-Moe 评估法:根据正位 X 像上椎弓根的位置,将其分为 5 度。0 度:椎弓根对称;Ⅰ度:凸侧椎弓根移向中线,但未超出第一格,凹侧椎弓根变小;Ⅱ度:凸侧椎弓根已移至第二格,凹侧椎弓根消失;Ⅲ度:凸侧椎弓根移至中央,凹侧椎弓根消失;Ⅳ度:凸侧椎弓根越过中央,靠近凹侧(图 2-4-8)。

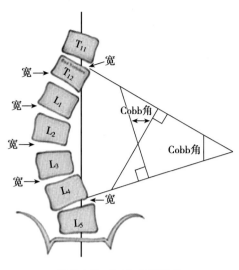

图 2-4-7　Cobb 角测量法

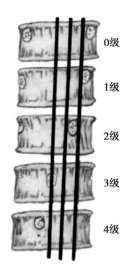

图 2-4-8　Nash-Moe 评估法

（四）治疗目的

大多数病例显示：早期发现的脊柱侧凸通常易于治疗，在侧凸出现的中前期可采取保守治疗，但晚期发现的病例往往需进行手术治疗。脊柱侧凸保守治疗的目的是阻止弯曲进展、预防呼吸功能障碍、预防或治疗背部疼痛并改善外观，可使用的方法包括牵引、按摩、矫形器治疗、体操、电刺激疗法等。其中，矫形器治疗是国际上公认的有确定疗效和持续效果的治疗手段（图 2-4-9）。

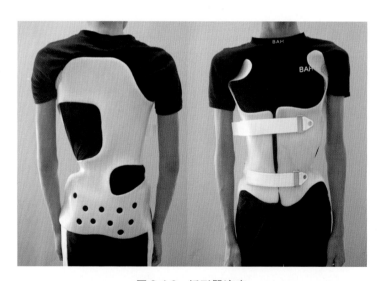

图 2-4-9　矫形器治疗

（五）治疗要点

矫形器治疗是一个复杂且漫长的治疗过程，患者的配合与坚持至关重要，矫形器治疗中，教育、心理治疗、治疗结果的系统监测、患者的配合与依从是治疗成功的关键因素。通常将患者 Cobb 角进展不超过 5°定义为渐进式特发性脊柱侧凸矫形器治疗成功。

现阶段提倡在早期进行矫形器治疗，因为这是脊柱侧凸非手术治疗中唯一具有长效性且能持续提供矫正力的一种重要手段,因此,矫形器治疗一直被视作最重要和必需的非手术治疗方式。矫形器治疗的主要目的是在脊柱处于生长发育阶段时,通过被动限制或施加矫形力,矫正或阻止侧凸的进展,使侧凸在经历生长发育期后处于可接受的度数范围内,并减少后期相关并发症。

（六）适应证

国际脊柱侧凸研究会（SRS）于 2005 年制定了针对矫形器治疗研究的统一规范的患者入选标准,包括:年龄≥10 岁,Risser 征 0～2 级,初诊度数 25°～40°,未接受过治疗,女性月经未至或初潮未满 1 年。需注意有明显心肺功能障碍的患者慎用矫形器治疗。

二、脊柱侧凸矫形器的常见种类与结构

脊柱侧凸矫形器发展至今已出现多种不同的类型,根据矫正位置的高低,矫形器大体可分为两类:一类是带有颈环或上部金属结构的矫形器,通常统称为颈胸腰骶矫形器（cervico-thoraco-lumbo-sacral orthoses,CTLSO）,如 Milwaukee 矫形器,这类矫形器矫正脊柱侧凸范围可至颈椎。另一类则是不带颈部结构,高度只达到腋下的矫形器,统称胸腰骶矫形器（thora-co-lumbo-sacral orthoses,TLSO）,又称为腋下矫形器,如 Boston 矫形器,这类矫形器一般只限于弯曲中心在 T_7 以下的脊柱侧凸的治疗。

（一）Milwaukee 矫形器

Milwaukee 矫形器（国内通称密尔沃基矫形器）是 1945 年由美国密尔沃基市的 Blown 和 Moe 开发的矫形器形式。初期是一种具有脊柱牵引功能的矫形器形式,用于矫正脊柱后凸畸形或术后固定。后来,在制作材料和工艺以及结构上进行了改进,增加了压力垫等结构,逐渐应用于中度脊柱侧凸的保守治疗（图 2-4-10）。

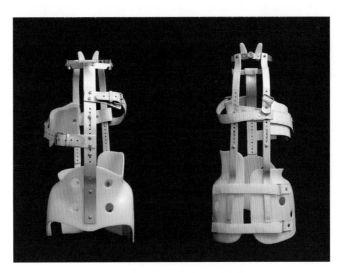

图 2-4-10　Milwaukee 矫形器

1. 结构　Milwaukee 矫形器由模塑成型的骨盆包容部分,一根前支条和两根后支条、压力垫等组成,以及带有枕骨托和下颌托（或喉部托）的颈环等结构,属于 CTLSO,一般需定制装配。

2. 作用　Milwaukee 矫形器属于 CTLSO 类矫形器,适用于顶椎高于 T_7 以上的侧凸,常

用于胸弯及双弯的患者,对胸部,尤其是高位的胸椎脊柱侧凸有较好的疗效。

3. 适应证　原则上 Milwaukee 矫形器适应于中度以下的侧凸患者,即 25°~45°。由于 Milwaukee 矫形器可以安装肩部及腋下的压垫,控制颈椎的侧向偏移,适用于高胸段(T$_6$ 以上)、颈胸段的侧向弯曲的矫正,以及较严重的颈椎侧凸的术前治疗,其支条结构由于包容身体部位比较少,相对更适用于湿热的气候条件。还因为其可调节的性能,可以适应生长期儿童的高度调节。

该矫形器的最大缺点是因颈部金属圈导致的舒适度下降、活动受限以及自我形象不佳,使得矫形器治疗的顺应性降低;同时给大部分处于青春发育期的患者带来一定的心理障碍。

(二)Boston 矫形器

Boston 矫形器(国内通称波士顿矫形器)是 1972 年,由比尔·米勒和约翰·海尔在美国波士顿市发明的。属于 TLSO 类矫形器,是一种腋下型脊柱侧凸矫形器。一般来说 Boston 矫形器是在不同尺寸的模具上制作,依据患者身体尺寸装配。它的最大优点是不需要像 Milwaukee 矫形器一样有那么多的金属支条来支撑,相对轻便舒适(图 2-4-11)。

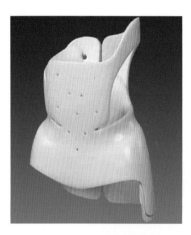

1. 结构　Boston 矫形器通常采用预先制好的多个尺寸塑料标准件组装而成,可根据患者的躯体尺寸和侧凸状况选择型号并裁剪修整,然后根据需要粘贴压力垫,一般采用后侧开口,如有特殊需求可根据实际情况增加支条、颈环等部件。

2. 作用　Boston 矫形器的原理是在额状面上利用三点力系统进行矫正,依靠腰椎垫、胸椎垫的使用修正椎体扭转。同时利用压力垫减少水平面上的扭转,借助腹部压力减少腰椎前凸并提高腹腔内压,借此产生对脊椎的纵向牵引力。

3. 适应证　标准的 Boston 矫形器多用于 T$_{10}$ 以下,Cobb 角 25°~45° 的脊柱侧凸患者,对于高位侧凸畸形则需在矫形器上方增加附件。因为其对胸腰部上端的限

图 2-4-11　Boston 矫形器

制较少,患者舒适度较佳,方便活动与日常锻炼。

(三)Cheneau 矫形器(色努矫形器)

由法国医生 Cheneau 创造,属于 TLSO 类矫形器,是目前在我国使用和普及最多的一类矫形器。适用于矫正侧凸顶椎 T$_6$ 以下 Cobb 角小于 50° 的特发性脊柱侧凸患者和其他脊柱侧凸患者的保守治疗(图 2-4-12)。

1. 结构　该 Cheneau 矫形器是用石膏绷带取型后灌注石膏,通过修整石膏阳型至需要的形状,再利用高温热塑板在阳模上整体热塑成型的,前端与侧部等处根据需要开口,整体结构较为简洁,易清理。为获得较强的矫正力,阳模的修整较多,技术的关键在于修型。

2. 作用　Cheneau 矫形器的显著特点是具有针对脊柱侧凸弯曲和扭转的三维压力垫,以及较大的释放空间。其作用除了像 Boston 矫形器那样,利用压力垫减少水平面上的扭转、利用腹托提高腹腔内压以产生对脊柱的牵引力之外,还增加了腋下向上的支撑力,并能通过躯干产生更大的去旋转力。在穿戴过程中通过压力垫与释放窗口,引导患者在脊柱运动与

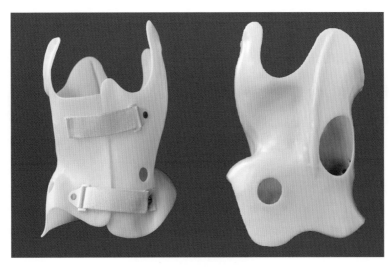

图 2-4-12　Cheneau 矫形器

呼吸过程中起到调整胸廓、脊柱形状的主动矫正作用。

3. 适应证　Cheneau 矫形器主要用于侧凸顶椎 T_6 以下 Cobb 角小于 50°的特发性脊柱侧凸患者。同时由于该类型矫形器在修整制作时自由度高，因此临床上还将其用作其他各类原因的脊柱侧凸的治疗与保护。

（四）CBW 矫形器

它是一种在 Cheneau 矫形器的基础上，同时又吸取了 Boston 矫形器的优点并加以改良的一种脊柱侧凸矫形器，在临床上使用也很广泛。CBW 矫形器和 Cheneau 矫形器的主要区别：Cheneau 矫形器为前开口，CBW 式为后开口。较适用于 T_6 以下、Cobb 角小于 50°的特发性脊柱侧凸患者。

1. 结构　CBW 矫形器与 Cheneau 矫形器的制作过程基本一致，都是用石膏绷带取型后灌注石膏，通过修整石膏阳型至需要的形状，再利用高温热塑板在阳模上整体热塑成型的，根据需要开口与加压，整体结构较为简洁，易清理。其与 Cheneau 矫形器最明显的区别在于 CBW 矫形器是在后侧开口，且前侧腹压较大。

2. 作用　具有针对脊柱侧凸弯曲和扭转的压力垫，以及较大的释放空间。利用压力垫矫正侧凸，并减少水平面上的扭转，利用较大的腹压提高腹腔内压以产生对脊柱的牵引力。

3. 适应证　CBW 矫形器主要用于侧凸顶椎 T_6 以下 Cobb 角小于 50°的特发性脊柱侧凸患者。

（五）Charleston 矫形器

Charleston 矫形器（国内通称查尔斯顿矫形器）是一种通过侧屈力使患者保持过矫正状态的定制矫形器。为最常见的一种夜用型矫形器。

1. 结构　与 Cheneau 矫形器等现代矫形器的制作工艺基本一致，都是用石膏绷带取型后灌注石膏，通过修整石膏阳型至需要的形状，再利用高温热塑板在阳模上整体热塑成型的，整体结构较为简洁，易清理。但其设计结构与其余矫形器明显不同，具有较大幅度的反向侧屈结构。

2. 作用　借助于患者每天 8h 睡眠时间对侧凸部分进行过矫正。患者需在仰卧位下佩戴矫形器，并保持向侧凸相反方向的侧屈姿势，同时于顶椎区使用压力垫施加矫正力。该种矫形器仅在夜间佩戴,属于夜间矫形器。

3. 适应证 适用于19岁以下,侧凸顶椎 T_{10} 以下 Cobb 角小于50°特发性脊柱侧凸的矫正,以及各种疾病引起的脊柱侧凸的固定和矫正。

三、脊柱侧凸矫形器的治疗原理及原则

1. 治疗原理 研究认为,侧凸两侧负荷或压力不对称是引起椎体楔形改变,并持续加重的根本原因,进而导致脊柱侧凸的不断进展。而脊柱侧凸矫形器治疗的原理是根据生物力学三点或四点矫正原理所产生的压力,使脊柱受到水平方向的推力及纵向的拉伸力,将脊柱推向正常的位置,重建椎体结构,从而达到对侧凸矫正的目的。三点压力用于单纯胸腰段侧凸,压力置于凸侧,对抗力产生于对侧腋下及骨盆处;对于胸段侧凸,压力置于顶椎相连的肋骨上,力通过肋骨传导至脊柱;对于腰椎侧凸,压力经由椎旁肌直接作用于脊柱。四点压力用于双侧凸,其中两力作用于双弯各自顶椎区,对抗力施加于对侧腋下及相应的骨盆外侧;同时,矫形器内相应位置应加以压力对抗旋转,当矫形器内一侧加上压力后,对侧需留出空间以允许脊柱的移动。

设计脊柱侧凸矫形器的关键是结合侧凸程度找准侧凸部位,给患者选择设计恰当的矫形器。要根据侧凸顶锥的部位不同,采用不同的设计类型,其压力点不可高于顶锥的位置,才能有效施力形成正向矫正力。矫形器内部压力设计的大小根据侧凸程度、类型、角度大小、椎体旋转程度、脊柱的柔韧性、皮下脂肪的厚度等多个数据进行综合测量分析。通过矫形器内部压力,在脊柱侧凸的突出部位施加三点力或四点力,脊柱侧凸面相对面凹陷部位进行压力释放,在胸廓进行三维力学矫正,将脊柱推向正常的位置,重建椎体结构,从而有效控制脊柱侧凸畸形加重和矫正侧凸程度,改善或停止进展。

2. 治疗原则 关于特发性脊柱侧凸矫形器的治疗使用原则,一般认为对于 Cobb 角在10°~20°的患者,可做矫正体操治疗、游泳训练等,但必须密切随访,3~6个月复查一次,如发现 Cobb 角增加明显,就必须进行矫形器治疗。对 Cobb 角在20°~45°、Risser 征4级以下的患者则应进行矫形器治疗,配合按摩及牵引治疗、矫正体操等,而对于 Cobb 角大于45°,且 Risser 征4~5级的脊柱侧凸患者往往需进行手术治疗。对于年龄较小的患者可以借助体操疗法、按摩及牵引疗法和矫形器治疗延缓手术时间,选择最佳手术年龄。

而结束矫形器治疗的时机,一般认为 Risser 征大于4级且1年内 Cobb 角未见明显变化的患者,可逐渐缩减矫形器的穿戴时间直至完全脱离,其间仍需密切观察。

四、脊柱侧凸矫形器的临床应用

脊柱侧凸的矫形器治疗是一个漫长且缓慢的过程,而患者身体发育、体格改变、体重变化、侧凸角度改变等因素都将对矫形器治疗的效果产生影响,因此患者需严格按照矫形器师的要求进行治疗,并按时复查。

脊柱矫形器的使用从几个世纪前就有文献记载。近50年来,随着对脊柱侧凸的不断认识以及材料学及制作工艺、电脑3D技术等条件的进步和改善,脊柱矫形器的临床应用方面取得了较大的进展。近年已出现利用多重影像学技术将脊柱及肋骨等参数引入3D模型,进行三维矫形力的模拟施加,再由相应软件辅助设计出更为有效、符合三维矫正生物力学行为的个性化矫形器。

五、脊柱侧凸矫形器的穿戴要求及注意事项

1. 矫形器应穿戴在一件较紧身的薄棉质或者柔软、吸水性强材质的内衣外：内衣比矫形器长；内衣侧方应没有接缝，或者将接缝朝外穿着，防止皮肤损伤；女孩尽可能不要同时穿戴硬边胸罩。

2. 将矫形器稍拉开，患者站立位略抬起双臂，侧身穿进。应尽量将内衣拉平，使内衣在矫形器内的压力部位不发生皱褶。

3. 拉紧搭扣固定后，在腰间将矫形器向下轻压，努力使脊柱伸展后再做进一步调整。

4. 矫形器搭扣带一般要保持矫形器师所交代的位置，以保证矫正效果；进餐时可以适当松开矫形器。如果穿戴矫形器引起较严重的饭后胃肠不适，应找矫形器师修改或更换矫形器。

5. 每天洗澡注意皮肤清洁卫生。

6. 压力大的部分会出现皮肤局部发红，应常用温水清洁并注意干燥，切勿使用油膏或创可贴、敷料等；超过 2 周的皮肤严重发红或变色是由于矫形器结构不良导致，应请矫形器师及时调整矫形器的压力。

7. 穿戴的早期需经常检查皮肤，防止皮肤破损。若皮肤出现破损与水疱等情况，应停止穿戴矫形器，待皮肤痊愈后再穿戴矫形器；反复出现皮肤破损时应请矫形器师及时修改矫形器。

8. 在最初 1~2 周的适应期内，应鼓励患者逐渐增加每天穿戴矫形器的时间（每天增加 1~4h），直至全天佩戴（20~22h）。在矫形器的适应期过后，均要求全天佩戴矫形器。

六、临床复查

1. 医师为患者定制并试穿矫形器后，患者需佩戴矫形器拍摄站立正侧位 X 线片，观察即时效果并做出调整。

2. 在完成适应性穿戴 1 个月后拍摄 X 线片（检查矫形器适应性、治疗效果、压力大小及皮肤状况等）。

3. 初诊后每 3 个月复查一次，每次复查时根据患者耐受度和脊柱的可矫正性调整，增强矫形器的矫正压力。

4. 正常情况下，医生会要求患者每 3~6 个月门诊摄片并复查矫形器使用情况，一方面根据 X 线片表现评价侧凸的进展情况，另一方面也防止患者因身高增长、体态改变等原因而出现矫形失败的情况，必要时需调整及更换矫形器。

七、穿戴矫形器的康复治疗与训练

在穿戴矫形器的过程中可能会出现的不良反应包括：疼痛（局部压痛或背痛），胸、腹部受压导致的腰椎生理弯曲改变，呼吸容积受限及消化功能不良，皮肤受损、压疮或溃疡，侧凸类型及躯干平衡的改变，肌肉萎缩和脊柱僵硬等。可以采取其他治疗方法，如体操训练、牵引、按摩、理疗等，有助于矫形器治疗的效果提升。其作用包括：通过增加脊柱活动度和使软组织松动为矫形器治疗提供准备；增加正确身姿的稳定性，以减少矫形器治疗结束后的矫正丧失；提高患者对矫形器治疗的依从性；避免患者因为长期穿戴矫形器引起的肌肉力量缺失等。

另外，积极的体育锻炼会给患者带来一系列对治疗极有帮助的条件，如：可增强体质、使

身体外观改善、增强自尊和生活质量、增强患者信心等。

八、终止矫形器治疗的指征与步骤

特发性脊柱侧凸的矫形器治疗多要求一直持续到生长发育完成。判断这一终点的指标包括:6 个月内身高无增长,Risser 征 4 级(女性)及 4 级以上(男性)或者骨龄测定结果为骨骼已发育成熟。

停止使用矫形器的步骤:①在确定患者 Risser 征达到标准且矫正效果基本稳定后,增加每天脱去矫形器的时间,并增强体育锻炼与肌肉力量的练习。②采用间隔穿戴、循序渐进的方式逐步减少白天穿戴矫形器的时间,3 个月后拍摄 X 线片检查。③如效果稳定则改为仅晚上穿戴矫形器,持续半年至一年时间。④经过以上过程后,脊柱侧凸程度仍稳定的患者,可以完全停止矫形器的治疗,但仍需每半年定期复查。

需要强调的是,矫形器的治疗方案因人而异,穿戴时间常需根据侧凸进展情况和发育状态而随时调整。

绝大多数青少年患者在矫形器治疗过程中都会出现诸如"压力""抗拒""害怕""生气""羞愧"等不同的心理感受。需考虑到许多影响因素,如家庭与学校环境、生活饮食习惯、父母失职与否、精神病家族史,患者智力认知水平等。由于大多数患者都是在心智尚未健全的少年时期发病,相较成人更容易受到心理伤害,导致过度的自卑并由此引发一系列的心理问题,如拒绝治疗、消极、孤僻,甚至厌世等极端情绪。

因此,无论是临床医师、矫形器师,还是患者家长乃至社会各界人士,均应重视采取矫形器治疗的青少年患者的心理健康。现代的矫形器治疗尤其强调患者生活质量、外观、心理幸福感的重要性。因此,青少年特发性脊柱侧凸的心理健康方面同样不能低估。这也符合"生物-心理-社会"这一新的医学模式的要求。

九、矫形器治疗的相对禁忌证

由病理原因引起的矫形器治疗禁忌证比较少见,大多情况下是其他原因导致的治疗终止,矫形器治疗的相对禁忌证如下。

1. 皮肤   如有炎症、过敏反应等情况,导致躯干皮肤或软组织无法耐受压力时,无法使用矫形器治疗。

2. 侧凸情况   脊柱弯曲节段长度较短且幅度大,弯曲僵硬,侧凸发展迅速等导致治疗效果不理想的,也可视为矫形器禁忌证。

3. 体型   患者体型过胖,压力传导分散难以正确施加压力,治疗效果差。

4. 心理因素   患者在心理上抵触矫形器,不愿意接受治疗。

5. 其他   脊柱结核、肿瘤等病理原因导致的骨质破坏引起的侧凸,一般不能按常规方式矫正治疗。

(林志伟)

参 考 文 献

[1] 加仓井周一(日).矫形器学[M].孙国凤,译.北京:华夏出版社,1996.

[2] 赵辉三.假肢与矫形器学[M].北京:华夏出版社,2005.

［3］肖晓红.康复工程技术［M］.北京:人民卫生出版社,2014.

［4］舒彬.临床康复工程学［M］.北京:人民卫生出版社,2014.

［5］李明,王岩,邱勇.脊柱侧凸外科学［M］.北京:第二军医大学出版社,2013.

［6］Zhang H,Sucato DJ,Richards BS Ⅲ.青少年特发性脊柱侧凸手术计划方略［M］.北京:人民卫生出版社,2015.

［7］武继祥,刘青山,林永辉,等.色努矫形器结合运动疗法治疗青少年特发性脊柱侧突疗效分析［J］.中华物理医学与康复杂志,2007,29(1):49-51.

［8］范亚蓓,王彤,王红星,等.矫形支具配合矫正体操对特发性脊柱侧弯的作用［J］.中国康复,2007,22(5):334-335.

［9］李向东.脊柱侧弯矫形器的终检与医嘱［J］.中国矫形外科杂志,2001,8(2):184-185.

［10］王伟.先天性脊柱侧弯测量的精确度［J］.医学信息,2001,14(8):514.

［11］黄忍,王星,李志军,等.青少年特发性脊柱侧弯的诊治进展［J］.中国临床解剖学杂志,2016,34(4):472-475.

［12］朱泽章,邱勇,王斌,等.青少年特发性脊柱侧凸的支具治疗［J］.中华骨科杂志,2004,24(5):276-280.

［13］胡文清,许琼芳,岳军,等.矫形器用于治疗青少年特发性脊柱侧弯的疗效观察［J］.中国康复医学杂志,2010,25(2):177-178.

［14］李佳佳,刘彬,周纪平.青少年特发性脊柱侧弯的手术治疗［J］.创伤与急诊电子杂志,2016,4(2):117-120.

［15］Kotwicki T,Pietrzak S,Szulc A. Three-dimensional action of Cheneau brace on thoracolumbar scoliosis［J］. Stud Health Technol Inform,2002,88:226-229.

［16］Weinstein SL,Dolan LA,Cheng JC,et al. Adolescent idiopathic scoliosis［J］. Lancet,2008,371(9623):1527-1537.

［17］Heary RF,Bono CM,Kumar S. Bracing for scoliosis［J］. Neurosurgery,2008,63(3 Suppl):125-130.

［18］Everett CR,Patel RK. A systematic literature review of nonsurgicaltreatment in adult scoliosis［J］. Spine(Phila Pa 1976),2007,32(19 Suppl):S130-S134.

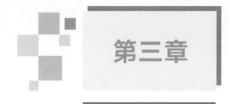

第三章

上肢矫形器

第一节　手指矫形器

一、静态式手指矫形器

静态式手指矫形器(static finger orthoses)又称手指固定矫形器,是手指受损后经常采用的固定方法之一,其目的是固定第 2~5 指,使其保持屈曲或伸直从而促进组织修复。此类矫形器通过利用三点力作用的原理,对远侧指间关节(distal interphalangeal point,DIP)、近侧指间关节(proximal interphalangeal point,PIP)过伸或过屈的手指进行矫正,对手指畸形如槌状指、鹅颈畸形等具有一定作用。

（一）指伸直位矫形器

1. 结构　指伸直位矫形器比较简单,俗称"指箍",先根据手指大小和制作类型选择低温热塑材料,再开始进行塑型。制作时,取一片或两片约 4cm×8cm 低温热塑材料,若采用一片低温热塑材料,可在患指上塑成 U 型(图 3-1-1)或管型(图 3-1-2);若选用两片低温热塑材料,则可将两片材料置于指腹和指背(图 3-1-3),并采用带有横向联系的环形杠杆系统尼龙搭扣固定,两片固定较单片固定强度更大;还可将指尖封口的管型指箍经修剪后成为 DIP 伸直位矫形器(图 3-1-4);将未封口的管型指箍经修剪后成为 PIP 伸直位矫形器(图 3-1-5)。

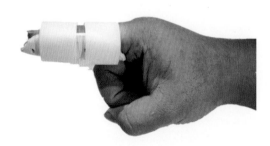

图 3-1-1　U 型

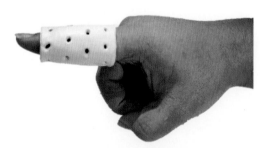

图 3-1-2　管型

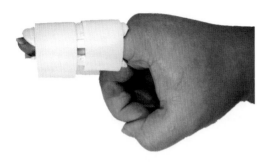

图 3-1-3　两片固定

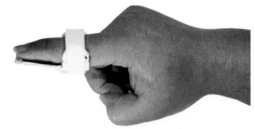

图 3-1-4　DIP 伸直位矫形器

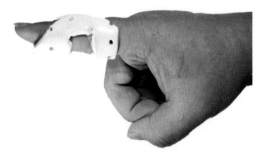

图 3-1-5　PIP 伸直位矫形器

2. 治疗作用　通过固定或限制指间关节的运动,促进病变组织的愈合。

3. 适应证　适用于指骨骨折,主要针对远端指骨和中节指骨,在特殊情况下,也可用于近端指骨。远节指骨骨折无明显移位的闭合性甲粗隆骨折和骨干骨折,复位后用 DIP 伸直位矫形器固定;中节指骨骨折如发生于指浅肌腱止点的近侧,近端骨折片因指背腱膜中间腱的牵拉移向背侧,向背侧成角,远端骨折片因有指浅屈肌的附着可不移动,复位后用 PIP 伸直位矫形器固定。此外,还可用于运动功能尚未恢复的脑卒中后痉挛期,以及臂丛神经损伤、正中神经损伤、尺神经损伤等引起的手指畸形如手指关节挛缩、指关节屈曲挛缩、指关节炎等。

4. 注意事项　穿戴松紧适度,注意观察手指末端血液循环状况。

（二）指屈曲位矫形器

1. 结构　取一片约 4cm×8cm 低温热塑材料做成指尖封口的管型指箍,将其修剪后在手指固定,将指间关节置于屈曲位(图 3-1-6)。对于指骨骨折,远节指骨骨折如基底掌侧骨折,可将远侧指间关节屈曲 45°固定(图 3-1-7),基底背侧骨折则将远侧指间关节置于过伸位,近侧指间关节屈曲位;中节指骨骨折如近、远端骨折片均移向掌侧,向掌侧成角,可将两指间关节固定于屈曲位;近节指骨骨折如近节指骨向掌侧成角,可将掌指关节屈曲 45°,近侧指间关节屈曲 90°。此外,还针对槌状指、鹅颈畸形采用特定矫形器,用带有横向环形杠杆系统的管型指箍经修剪后固定远侧指间关节和近侧指间关节,槌状指畸形将患指 DIP 固定为轻度过伸位,PIP 固定为轻度屈曲位,鹅颈畸形将患指固定在 PIP 轻度屈曲位,DIP 允许完全屈曲。

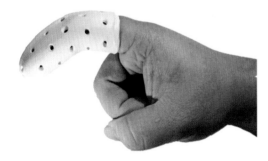

图 3-1-6　屈曲位

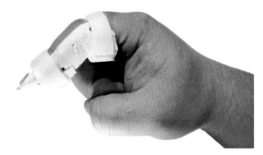

图 3-1-7　屈曲 45°固定

2. 治疗作用   利用三点力作用原理,对 DIP、PIP 屈曲受限、过伸或过屈的手指进行矫正。

3. 适应证   ①可用于指骨骨折,远节指骨骨折如基底掌侧骨折、基底背侧骨折,以及中节指骨骨折和近节指骨骨折,多于骨折复位后采用矫正器固定。②可用于槌状指畸形,槌状指是由 DIP 的伸指肌腱损伤引起,表现为指的尖端下垂、DIP 不能伸展。③可用于鹅颈畸形,即指掌指关节(metacarpophalangeal joint,MP)屈曲、PIP 过伸、DIP 屈曲的手指畸形,多由于手内肌挛缩、过度紧张、掌指关节屈曲挛缩、PIP 不稳造成,常见于类风湿关节炎、脑瘫或臂丛神经损伤和外伤引起的 PIP 脱位。④此外,还可用于需保持手指位于屈曲位的手指关节屈曲受限、手指伸展肌挛缩、手指关节挛缩等。

4. 注意事项   穿戴松紧适度,注意观察手指末端血液循环状况。

二、动态式手指矫形器

(一)PIP 伸展动态矫形器

1. 结构   采用低温热塑材料在指背侧关节处挖一圆形留空,在矫形器下方中段剪开 1 个三角形开口,加热后在指关节背侧塑成 1 个指箍,将矫形器前、后端反复折叠,利用材料的韧性,使狭窄部成为 1 个活动关节,然后,安装上弹力筋和尼龙搭扣,利用弹性拉力,增加 PIP 的活动度。还可以采用 PIP 伸展辅助矫形,用钢丝预制好背侧钢丝架,取 3 小片低温热塑材料软化后粘连在钢丝架上,作为指托分别缚在近指关节上部及指关节掌侧近、远端,在弹力筋的作用下辅助 IP 伸展。

2. 治疗作用   代偿伸指功能,伸指肌腱或低位桡神经损伤后早期不及时活动,肌腱容易出现粘连挛缩、关节活动受限等,而早期活动不当又容易导致肌腱的再次断裂和损伤,通过该动态矫形器能限制 PIP 异常伸直活动,并允许指间关节在一定范围内活动。此外,还能减轻肌痉挛,辅助和控制运动,抑制异常的运动模式,从而矫正挛缩和畸形、预防肌痉挛和挛缩加重。

3. 适应证   适用于伸指肌腱损伤及低位桡神经损伤。此外,还可用于运动功能部分恢复的脑卒中后遗症、指关节屈曲畸形、屈指肌腱挛缩、手指纽扣样畸形等。

4. 注意事项   根据病情调节弹力大小,避免造成二次伤害。

(二)PIP 屈曲辅助动态矫形器

1. 结构   根据手指的大小,采用钢丝预制好钢丝架,取 3 小片低温热塑材料软化后粘连在钢丝架上,作为指托分别缚着在指关节下部及指关节背侧近、远端,借助弹力筋在掌侧的牵拉,使近指关节屈曲。

2. 治疗作用   代偿曲指功能,屈指肌腱、低位正中神经、低位尺神经损伤后,如果长时间制动容易出现瘢痕、粘连、挛缩、关节活动受限等,而早期活动不当又容易导致屈指肌腱的再次断裂和损伤,通过该动态矫形器可以限制 PIP 异常屈曲活动,并允许指间关节在一定范围内活动,从而促进病变组织的愈合。

3. 适应证   适用于屈指肌腱损伤、低位正中神经损伤、低位尺神经损伤。此外,还可用于手指鹅颈畸形、指关节伸肌挛缩等。

4. 注意事项   根据病情调节弹力大小,避免造成二次伤害。

(万裕萍)

第二节 手矫形器

手矫形器（hand orthoses，HO）分为静态手矫形器（static hand orthoses）和动态手矫形器（dynamic hand orthoses）。

一、静态手矫形器

（一）掌指屈曲固定矫形器（volar or circumferential hand-based D2-5 MCP-stabilizing flexion orthoses）

1. 掌指关节屈曲固定矫形器

（1）结构：采用低温热塑板为主材，按患者手型裁剪纸样和板材，将掌指关节摆放于掌屈位，待板材软化后从手背侧塑型。该矫形器远端覆盖至2~4指的近侧指间关节，近端覆盖至腕关节处，掌指关节背侧镂空，最后用尼龙搭扣固定（图3-2-1A）。也可采用条状低温热塑板环绕手掌和近节指骨，做成简易型掌指关节屈曲固定矫形器（图3-2-1B）。

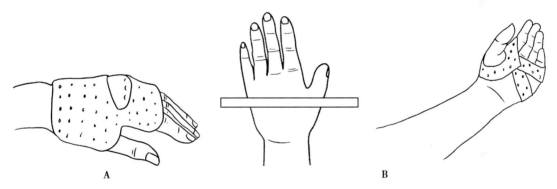

A   B

图 3-2-1 掌指关节屈曲固定矫形器

（2）作用：该矫形器将掌指关节固定在掌屈位，因此能持续牵伸处于痉挛或挛缩的指伸肌，维持掌指关节的屈曲，使手能够发挥最大功能。

（3）适应证：适用于掌指关节伸展挛缩。

（4）注意事项：矫形器掌指关节骨突部位应空出，避免压迫；不能限制近侧指间关节和腕关节的活动范围。

2. 尺神经麻痹矫形器

（1）结构：将低温热塑板裁剪成长条状，第4、5掌指关节摆放于屈曲位，待板材软化后围绕手掌和4、5近节指骨分别塑型成两个环形箍（图3-2-2）。

（2）作用：矫形器将4、5掌指关节固定在屈曲约90°，指间关节可做伸展运动。

（3）适应证：适用于尺神经损伤引起的爪状指畸形。

（4）注意事项：避免因矫形器过长而影响第4、5指的指间关节活动，当掌指关节屈曲固定时指间关节仍可做屈伸运动。

（二）掌指伸展固定矫形器（flat paddle）

（1）结构：用低温热塑板按手型裁剪成一块手掌大小的平板，在掌指关节和指间关节处

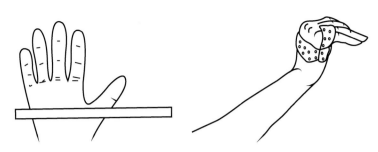

图 3-2-2　尺神经麻痹矫形器

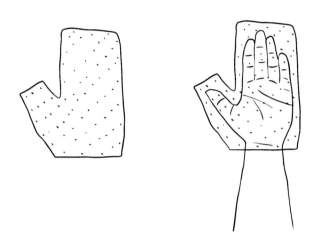

图 3-2-3　掌指伸展固定矫形器

分别装上尼龙搭扣固定(图 3-2-3)。

(2)作用:该矫形器能有效固定手的掌指关节和指间关节,维持掌指关节和指间关节于伸展位。

(3)适应证:适用于脑外伤、脑卒中等疾病引起的患者手部屈肌痉挛或挛缩等。

(4)注意事项:佩戴前需先进行手部牵伸放和松训练,佩戴时注意观察手部的血液循环。

(三)对掌矫形器(opponents orthoses)

(1)结构:采用低温热塑板或金属板为主材,制作时根据患者是否能控制腕关节分为短对掌矫形器和长对掌矫形器(图 3-2-4A、B)。长对掌矫形器包含前臂托和指托,短对掌矫形器则不需要固定腕关节,只保留手部支撑。

(2)作用:保持拇指与其他四指尤其是与示指、中指的对掌功能,预防手部畸形的发生。

(3)适应证:适用于正中神经损伤、鱼际肌损伤、拇内收肌痉挛、拇指挫伤、腱鞘炎等。

(4)注意事项:神经损伤患者使用时需检查其皮肤感觉,避免不合适的压力区。

二、动态手矫形器

(一)掌指关节伸展辅助矫形器(circumferential hand-based dynamic MCP assistive extension orthoses)

(1)结构:采用低温热塑板、钢丝和为主材,先用低温热塑板制作出基础支撑包绕手掌,再利用钢丝或者橡皮筋在手指和掌背基座上构成连接,利用钢丝和橡皮筋的弹力往背伸方向牵引手指(图 3-2-5A、B)。

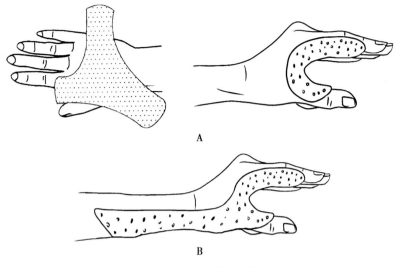

图 3-2-4 长对掌矫形器

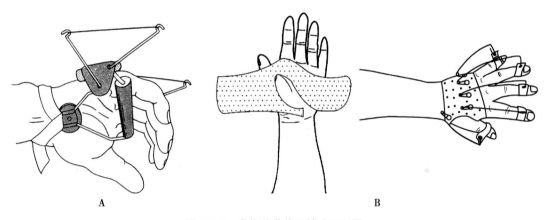

图 3-2-5 掌指关节伸展辅助矫形器

（2）作用：利用弹簧或橡皮筋的拉力，辅助掌指关节做伸展运动，即患者可主动屈曲，被动伸展。

（3）适应证：适用于各种原因引起的掌指关节屈曲挛缩、桡神经损伤、伸指肌腱损伤等。

（4）注意事项：手指部位的牵引力点应放在近节指骨掌面，牵伸期间应随时观察手部循环，定时取下矫形器休息。

（二）掌指关节屈曲辅助矫形器（circumferential hand-based dynamic MCP assistive flexion orthoses）

（1）结构：具有和掌指关节相同的结构，依靠手掌背侧和手指背侧的压力板以掌指关节为支点，利用钢丝和橡皮筋的弹力屈曲掌指关节（图 3-2-6A）。另一种简易掌指关节屈曲矫形器为尺神经麻痹专用，采用橡皮筋牵引 4、5 指，保持 4、5 指掌指关节屈曲（图 3-2-6B）。

（2）作用：利用弹簧钢丝或橡皮筋的拉力，辅助掌指关节屈曲运动，即患者可主动伸展、被动屈曲。

（3）适应证：适用于各种原因引起的掌指关节伸展挛缩，尺神经、正中神经损伤造成的手内在肌麻痹等。

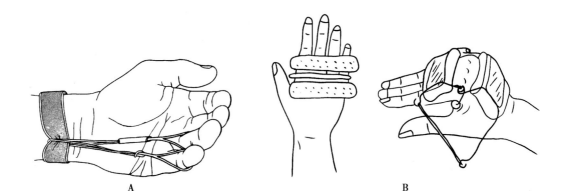

图 3-2-6　掌指关节屈曲辅助矫形器

（4）注意事项：佩戴期间严格观察手部血液循环，防止局部压力过大。

（三）动态对掌矫形器（circumferential hand-based dynamic arching spring-wire thumb assistive opposition orthoses）

（1）结构：基本结构与静态对掌矫形器相似，也分为短动态对掌矫形器和长动态对掌矫形器。该矫形器在掌指关节处通过钢丝、橡皮筋等材料设置可活动的关节，使拇指保持在对掌位（图 3-2-7A、B）。

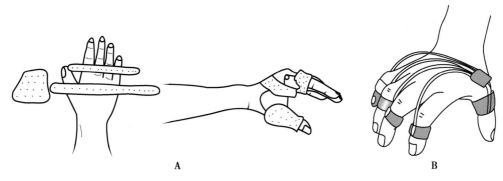

图 3-2-7　动态对掌矫形器

（2）作用：利用弹簧钢丝或橡皮筋的弹性，辅助拇指与其他手指做对掌运动，也可作为手部肌力训练使用。

（3）适应证：短对掌矫形器适用于低位正中神经麻痹，长对掌矫形器适用于高位型正中神经麻痹、C_7 脊髓损伤、臂丛神经麻痹等病症。

（4）注意事项：对于设计有掌弓支撑的对掌矫形器其横弓支撑部分不可影响掌指关节的活动范围。

第三节　腕手矫形器

腕手矫形器（wrist-hand orthoses，WHO）按其功能分为固定性（静态）和功能性（动态）两种矫形器。

一、静态腕手矫形器

静态腕手矫形器(staticwrist-hand orthoses)多采用低温热塑板将手腕部位固定在治疗或训练的特定体位。常见类型有腕背伸矫形器(如手功能位矫形器、手休息位矫形器、手安全位矫形器、背侧腕伸展矫形器、掌侧腕伸展矫形器和长手套式矫形器)、腕屈曲矫形器、腕掌屈矫形器、抗痉挛腕手矫形器。

(一)腕背伸矫形器(wrist extension orthoses)

1. 手功能位矫形器

(1)结构:依据手型将软化后的低温热塑板覆盖在手和前臂的掌面,保持腕关节背伸30°,掌指关节屈曲45°,近侧指间关节屈曲45°,远侧指间关节屈曲10°~15°,拇指置于对掌位(图3-3-1)。

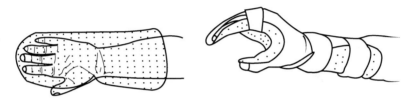

图3-3-1　手功能位矫形器

(2)作用:将手指各关节和腕部保持在手的功能位,即当手的各关节正常活动范围因伤病受限制时,最容易发挥手的功能的肢位。

(3)适应证:该类矫形器临床应用广泛,如腕关节轻微骨折、腕关节失稳、肌腱损伤、腕关节轻度挛缩、轻度手部痉挛性或弛缓性瘫痪、周围神经麻痹等病症。

(4)注意事项:注意避免对尺骨茎突和桡骨小头的压迫。

2. 手休息位矫形器

(1)结构:该矫形器与手功能位矫形器结构类似,但腕、手保持角度区别较大,保持腕关节背伸10°~15°并伴有轻度的尺侧倾斜,拇指轻度外展,拇指指尖接近示指远侧指间关节的桡侧,由示指到小指都呈半屈伸位,示指屈曲较少,小指屈曲较多,示指轻度向尺侧倾斜,小指轻度向桡侧倾斜(图3-3-2)。

(2)作用:将手指各关节和腕部保持在手的休息位,即人在睡眠时或全身麻醉时,手处

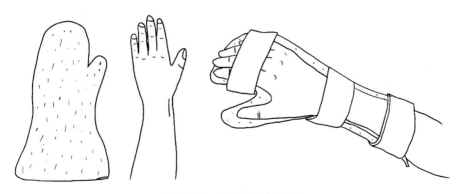

图3-3-2　手休息位矫形器

于的一种自然半握拳状态,此时屈伸肌腱都处于一个平衡状态。

(3) 适应证:用于手部损伤及各种原因所致手部疼痛。

(4) 注意事项:注意避免对尺骨茎突和桡骨小头的压迫。

3. 手安全位矫形器

(1) 结构:该矫形器与手休息位矫形器结构基本类似,最大的区别在于手指的固定位置不同。采用低温热塑板塑型时需将腕关节保持在背伸20°,大拇指伸直对掌,掌指关节屈曲70°,手指的指间关节完全伸直位(图3-3-3)。

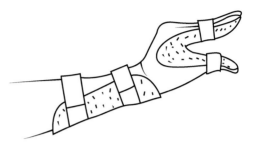

(2) 作用:将手指各关节维持在安全位,此种体位在手部损伤需要固定时能最大限度地确保手部韧带的长度,减少挛缩的发生。

(3) 适应证:适用于臂丛神经损伤、桡神经损伤、肌腱损伤、多发性肌炎等病症,亦可用于中枢神经损伤所致的手部痉挛。

图 3-3-3 手安全位矫形器

(4) 注意事项:要注意矫形器穿戴时不能影响掌指关节及手指的正常活动范围。

4. 背侧腕伸展矫形器

(1) 结构:该矫形器是一种开口朝向掌侧的腕关节功能位矫形器,它通过前臂背侧部分和手掌掌侧的手托将腕关节固定在功能位(图3-3-4)。

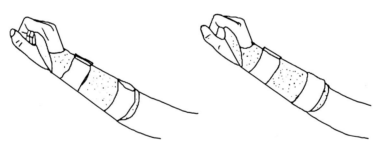

图 3-3-4 背侧腕伸展矫形器

(2) 作用:将腕关节固定在功能位,用于手部在功能活动时对腕关节进行支撑,尤其适合前臂掌侧有伤口的患者装配。

(3) 适应证:适用于伸腕肌麻痹、腕关节损伤、桡骨茎突炎等病症。

(4) 注意事项:矫形器穿戴时不能影响掌指关节及手指的正常活动范围。

5. 掌侧腕伸展矫形器

(1) 结构:该矫形器也是一种腕关节功能位矫形器,但其开口朝向背侧,它通过前臂掌侧和手掌掌侧的手托将腕关节固定在功能位(图3-3-5)。

(2) 作用:将腕关节固定在功能位,用于手部在功能活动时对腕关节进行支撑,以便手指在固定的情况下尽可能地处理日常生活活动。

(3) 适应证:适用于伸腕肌麻痹、腕关节损伤、桡骨茎突炎等病症。

(4) 注意事项:矫形器穿戴时不能影响掌指关节及手指的正常活动范围。

6. 长手套式矫形器

(1) 结构:该矫形器采用手套式结构,用软化后低温热塑板从手掌一直固定到前臂中上

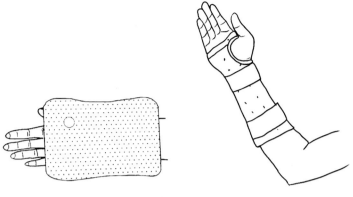

图 3-3-5　掌侧腕伸展矫形器

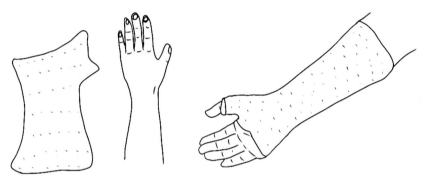

图 3-3-6　长手套式矫形器

段（图 3-3-6）。

（2）作用：该矫形器具有较好的稳定性，固定患手拇指的掌指关节、腕关节，并保持在功能位，能严格限制拇指掌指关节和腕关节的活动。

（3）适应证：适用于腕部损伤，桡、尺骨远端骨折，腕骨骨折，急性腕关节炎等病症。

（4）注意事项：一般使用此矫形器的患者被要求全天持续佩戴，因此要避免矫形器覆盖区域骨突部位的压迫。

（二）腕掌屈矫形器（palmar flexion orthoses）

（1）结构：采用低温热塑板从手背和前臂背侧将手腕固定在掌屈位（图 3-3-7）。

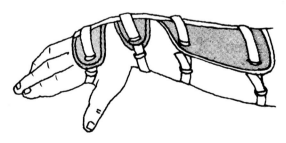

图 3-3-7　腕掌屈矫形器

（2）作用：保持腕关节于屈曲位，避免牵伸手和腕部的屈肌腱和神经，以利于损伤组织安全的生长。

（3）适应证：适用于屈肌腱损伤、末梢神经缝合术后，有时也可用于中枢性手痉挛。

（4）注意事项：注意佩戴期间的功能锻炼和佩戴疗程，避免因长时间固定导致软组织粘连、肌肉和肌腱挛缩。

（三）抗痉挛腕手矫形器（anti-spasticity hand orthoses）

1. 锥状握抗痉挛矫形器

（1）结构：采用低温热塑板，在前臂掌侧呈 U 型支撑，在手掌部塑型为一个锥筒状手托，腕关节背伸 30° 左右，手部锥筒的直径可根据患者痉挛程度设计不同大小（图 3-3-8）。

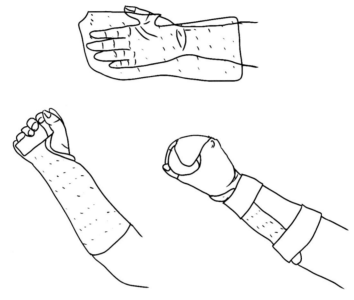

图 3-3-8　锥状握抗痉挛矫形器

（2）作用：痉挛或挛缩严重的患者往往很难将手打开到伸展位，该矫形器对痉挛或挛缩的软组织牵伸强度较小，能将手维持在抓握状态，牵伸手部痉挛或挛缩的肌肉，避免畸形加重。

（3）适应证：适用于脑卒中、脑瘫、颅脑外伤等所致的手部痉挛和挛缩严重的患者。

（4）注意事项：因该矫形器牵伸力度较小，应根据患者手部痉挛程度及时更换其他类型矫形器。

2. 球状握抗痉挛矫形器

（1）结构：该矫形器采用低温热塑板从手指一直固定到前臂中上 2/3 处，开口朝上，手托部分采用加大指蹼支持面积的皱褶将五指分别外展、微屈，手掌呈拱形支撑，腕关节中立位（图 3-3-9）。

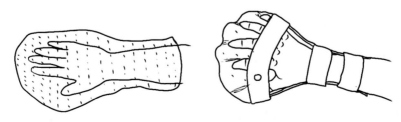

图 3-3-9　球状握抗痉挛矫形器

（2）作用：该矫形器将患者手指一直维持在微屈状态,能有效抵抗手的屈肌痉挛,降低手的屈肌张力、防止屈肌挛缩。

（3）适应证：适用于脑卒中、脑瘫、颅脑外伤等所致的手部痉挛和挛缩的患者。

（4）注意事项：穿戴前需要将手腕及手指做徒手牵伸,使痉挛的肌肉放松后再固定,切忌暴力按压,长时间佩戴且张力较高患者应嘱患者或家属留意各手指指尖部位是否会过度压迫。

3. 手伸展位抗痉挛矫形器

（1）结构：先用低温热塑板或高温聚乙烯板做成开口朝向背侧的 U 型手托,再采用金属支架做外在加强支撑。矫形器将腕关节固定在背伸 70°左右,掌指关节和各指间关节均为完全伸直状态（图 3-3-10）。

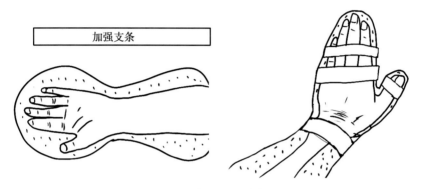

加强支条

图 3-3-10　手伸展位抗痉挛矫形器

（2）作用：该矫形器将患者手部固定在腕关节伸展、手指完全伸直状态,能提供较强的牵伸力阻止手指屈曲,因此能有效牵伸手部痉挛或挛缩的肌肉,降低手的屈肌张力。

（3）适应证：适用于脑卒中、脑瘫、颅脑外伤等所致的手部痉挛和挛缩的患者。

（4）注意事项：该矫形器对痉挛或挛缩的软组织牵伸强度较大,佩戴前需先进行徒手牵伸,将手部屈肌张力降低后再将手及前臂放置于矫形器内固定,不可强行牵伸,在佩戴期间嘱患者或家属密切观察手部循环,若出现疼痛不适、皮温及皮色改变时应立即取下矫形器。

二、动态腕手矫形器

动态腕手矫形器（dynamic wrist-hand orthoses）是在静态腕手矫形器的基础上增加弹簧、钢丝、橡皮筋等动力装置组成的动态矫形器,借助动力装置,这类矫形器可以提供腕、手关节运动的助力或阻力,以满足治疗和训练的需要。

1. 屈肌肌腱术后矫形器（flexor tendon repair orthoses,dorsal forearm-based dynamic MCPIP protective-flexion and MCP extension blocking orthoses）

（1）结构：采用低温热塑板设计的开口朝向掌侧的动力矫形器,手掌背部的支撑挡板从手指尖一直延伸到前臂背侧中上 2/3 部位,腕关节屈曲 30°,掌指关节屈曲 70°。辅材多采用弹力橡皮筋作为动力将手指向掌心舟骨处屈曲牵引,弹力橡皮筋起点在手指甲处固定,通过掌心舟骨处的滑道,止于前臂掌侧下 1/3 处（图 3-3-11）。

（2）作用：该矫形器将手指伸展限制在特定范围,使屈肌腱处于较松弛状态,再加上橡

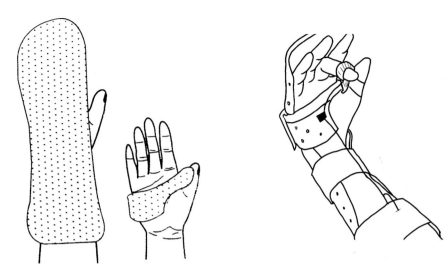

图 3-3-11　屈肌肌腱术后矫形器

皮筋等活动部分,运用"保护式被动活动"方法,使肌腱在受保护的情况下滑动,从而减少粘连的发生。

（3）适应证:适用于屈肌腱术后早期康复。

（4）注意事项:佩戴此矫形器后患者只要在支架内主动伸直手指,然后放松伸肌腱,橡皮筋便会将手指带回屈曲位置,过程中应禁止屈肌的主动收缩,以免肌腱因主动收缩再次断离。

2. 动态腕手伸展矫形器（dynamic wrist-hand extension orthoses）

（1）结构:该类矫形器是在腕手伸展矫形器基础上增加了弹簧、橡皮筋或者钢丝等动力装置。根据动力装置的安装部位可设计多种样式的矫形器（图 3-3-12）。图 3-3-12A 是将弹簧的轴心放在腕关节尺桡骨两侧,支点位于手掌内和前臂两侧。图 3-3-12B 是利用金属支架固定在腕伸展矫形器掌背侧,通过橡皮筋牵拉指套产生动力。图 3-3-12C 是通过安装在手掌背侧基座上的弹簧钢丝牵伸指套,而腕关节两侧则用弹簧关节进行连接。

（2）作用:辅助腕关节和手指伸展运动,预防腕关节变形、手部软组织挛缩。图 3-3-12A 矫形器主要通过腕关节的弹簧提供背伸辅助力,帮助伸展腕关节。图 3-3-12B 矫形器腕关节被固定在伸展位,通过橡皮筋拉力,可辅助手指伸展。图 3-3-12C 矫形器借助弹簧和钢丝的动力,可辅助腕关节和手指进行伸展运动。

（3）适应证:适用于桡神经损伤所致的伸腕和伸指功能障碍、腕屈肌和指屈肌肌力低下等病症。

（4）注意事项:根据病情调节弹力大小,避免造成二次伤害。

3. 动态腕手屈曲矫形器（volar forearm-based progressive wrist-hand flexion orthoses）

（1）结构:该矫形器分为前臂托和动力支架两部分,先用低温热塑板在前臂掌侧制作臂托,然后将钢丝制作的动力支架固定在臂托掌侧,通过弹力橡皮筋向掌侧牵拉手指（图3-3-13）。

（2）作用:辅助屈腕和掌指关节,也可为伸腕和伸掌指关节肌力训练提供阻力。

（3）适应证:适用于屈腕、屈掌指关节运动障碍,伸肌挛缩、肌力下降等病症。

（4）注意事项:注意指套的应力分布,牵引力需与指骨保持90°夹角。

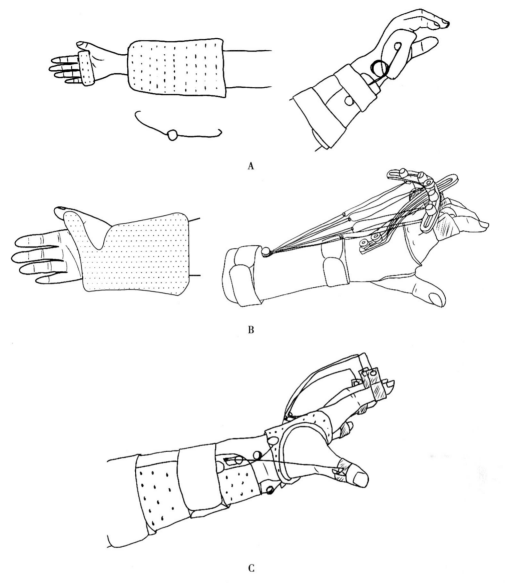

A

B

C

图 3-3-12　动态腕手伸展矫形器

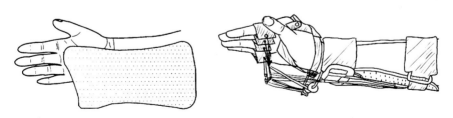

图 3-3-13　动态腕手屈曲矫形器

（高　峰）

第四节 肘 矫 形 器

肘矫形器（elbow orthoses，EO）是用于预防、矫正肘关节的畸形，保持、固定肘关节于功能位的上肢矫形器。

肘腕手矫形器（elbow-wrist-hand orthoses，EWHO）是在肘矫形器的基础上增加了控制腕关节及手部的装置。EWHO 多用于肘关节不稳定或上臂、前臂骨不连的患者；不带肘铰链的EWHO，可固定肘关节于 90°功能位，主要适用于辅助治疗肘关节结核、慢性关节炎等疾病。

一、静态肘矫形器

静态肘矫形器（static elbow orthoses），也称固定式肘矫形器，是用于固定或限制肘关节运动促使病变组织痊愈。适用于肱骨内外上髁炎、腕管综合征、尺神经松解、前移术后、肘关节成形术后、肘部烧伤等。

（一）结构

临床上多用低温热塑板量身制作而成，用魔术贴制成的环带固定于前臂和上臂。对于合并有腕关节、手指功能障碍的患者，可制成肘矫形器或肘腕手矫形器（图 3-4-1、图 3-4-2）。

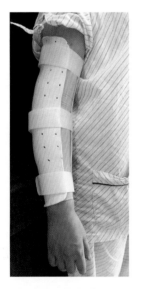

图 3-4-1 静态肘矫形器

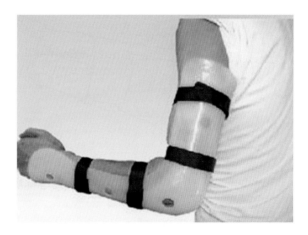

图 3-4-2 静态肘腕手矫形器

（二）作用

通过固定或限制肘关节的运动，促进病变组织的愈合。

（三）适应证与禁忌证

1. 屈肘位静态肘矫形器 适用于肘关节手术后的固定、保护和功能位的保持。肘部损伤后可出现肱骨内髁、外髁和肱骨髁上、髁间的骨折；尺骨鹰嘴骨折术后容易出现肘关节的屈曲或伸展功能障碍和畸形，前臂的旋前或旋后功能障碍等。术后早期可选用屈肘位静态肘矫形器，将肘关节固定于屈曲 60°~90°的功能位（具体角度由手术医师决定），以保护和限制肘关节活动;损伤修复的中、后期可选用动态肘矫形器,以维持和恢复肘关节的活动范围(图 3-4-3)。

2. 伸肘位静态肘矫形器 肘部烧伤早期需将肘关节固定在对抗可能发生挛缩的位置。如肘伸侧烧伤应将肘关节固定于屈曲位,肘屈侧烧伤则将肘关节固定在伸展位(图 3-4-4)。对于烧伤早期康复使用的矫形器通常使用低温热塑板制作,将肘关节固定在最大伸展位;如已存在肘关节屈曲位挛缩,可在肘关节牵伸治疗结束后制作矫形器。若肘关节伸展角度有改善,可将低温热塑板再次软

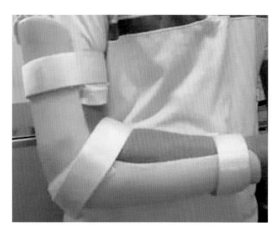

图 3-4-3　屈肘位静态肘矫形器

化,重新塑型,将肘关节固定于最大伸展位。还有一种用内置加强条的帆布、固定带制成的肘夹板,也可固定肘关节于伸直位。通常用于伸肘力量弱的患者进行肘部支撑或翻身训练(图 3-4-5)。

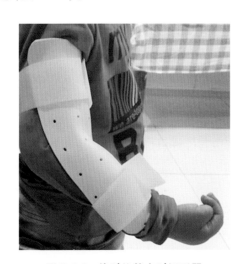

图 3-4-4　伸肘位静态肘矫形器

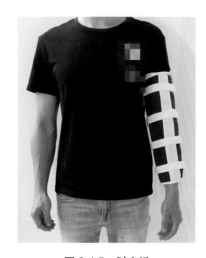

图 3-4-5　肘夹板

3. 软性肘矫形器 由弹力织物制成,用于固定和保持肘关节的功能位,限制肘关节的异常活动,可预防治疗肘关节软组织损伤和关节炎。

护肘

1) 髁上护围型:肘部附带的髁上护围,具有支撑和免荷的作用。适用于桡骨及尺骨上髁部位屈肌群及伸肌群压痛,尺骨桡骨髁上炎、肘关节炎等(图 3-4-6A)。

2) 侧向弹性支条型:缝在两侧夹层中的弹性支条,可以对肘关节起稳固和加强作用及防止过度运动。适用于肘关节软组织损伤、肌腱炎、滑囊炎和关节炎(图 3-4-6B)。

3) 交叉加固带型:交叉在肘关节屈曲面的加固带,可以对肘关节起稳固作用及防止过伸、外展。适用于肘关节的肌腱炎、滑囊炎和关节炎(图 3-4-6C)。

4) 网球肘和高尔夫球肘带:作用原理为利用肘带压迫肘关节的伸展肌群,引起肌群紧

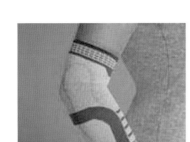
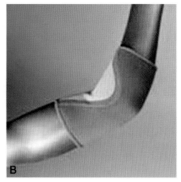
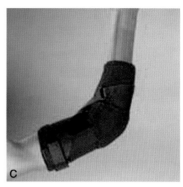

图 3-4-6　护肘
A.髁上护围；B.侧向弹性支条；C.交叉加固带

张，从而减弱该肌群对外侧上髁部位的牵引。一般采用内置的垫片对肘臂肌肉产生加压效

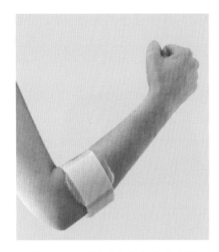

图 3-4-7　网球肘和高尔夫球肘带

果，适度的压力可以舒缓肌肉在剧烈运动时所承受的压力，预防网球肘及高尔夫球肘等肌腱炎的发生；受伤时，垫片能减轻肘臂肌肉的负担.避免再因承受作用力而受伤的可能(图 3-4-7)。

二、动态肘矫形器

动态肘矫形器(dynamic elbow orthoses)，也称可动式肘矫形器，它是一类带肘铰链的肘矫形器。传统可动式肘矫形器一般采用金属支条、皮革制作而成；现代可动式肘矫形器多为热塑板与肘铰链制作而成，具有包容性好、悬吊性能好、重量轻、易清洁等优点。

（一）结构

在固定式肘矫形器上增加上臂支条、前臂支条和肘铰链组成。目前临床上应用的肘铰链种类繁多，需根据临床功能要求来选择(图 3-4-8)。

1. 肘铰链的形式

（1）按关节的结构形式分类

1）自由式肘铰链：能够自由屈伸，提供肘关节内外侧的稳定性。

2）棘轮式肘铰链：可以在各种屈曲角度锁定，全屈时开锁，提供内外侧的稳定性和可调性。

3）带锁肘铰链：可以在各种屈曲角度锁定，拉一下控制锁就可以锁定关节，再拉一下控制锁就松开关节，提供肘关节内外侧稳定性。

4）助屈式肘铰链：肘铰链上有一个可以辅助前臂屈曲的弹簧，帮助肘关节屈

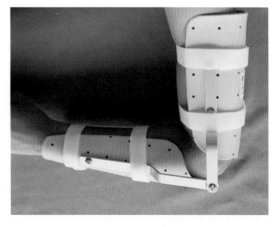

图 3-4-8　动态肘矫形器

曲运动。提供内外侧稳定性和屈曲助动。

5）定位盘锁定式肘铰链：可以将肘关节在不同的屈曲角度锁定。为了矫正肘关节屈曲或伸展挛缩，可采用只能在改善挛缩方向可动、反方向限制的定位盘锁定式肘铰链。

（2）按关节铰链的轴的多少分类

1）单轴肘铰链：其铰链轴心的位置应与人体肘关节的转动中心一致，即轴线与肱骨内外髁的连线一致。适用于矫正肘关节的屈曲或伸展挛缩的矫正。

2）双轴肘铰链：需较大的肘关节运动范围时，可以采用双轴肘铰链，以提高肘关节的活动度（图3-4-9）。

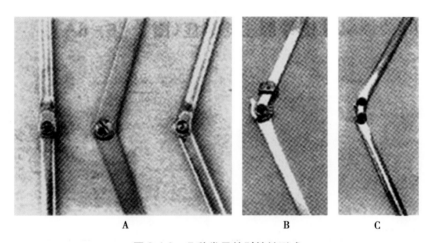

A　　　　　　　　　　　B　　　　　　　　　　　C

图3-4-9　几种常见的肘铰链形式

（二）作用

利用位于前臂到上臂两侧的两根支条、环带和肘铰链对肘关节进行固定和保护，限制异常活动，并允许肘关节在一定范围内活动，从而促进病变组织的愈合。

（三）适应证与禁忌证

1. 双侧支条式肘矫形器　用于固定和保持肘关节于功能位及稳定。由两侧支条、半月箍、内软衬垫和固定带组成。肘铰链可选用固定式或角度可调式的单轴铰链，用于关节挛缩、肌力低下、肘关节不稳定以及保持肘关节于功能位等。用于肱骨下1/3骨折时，肘铰链所容许的活动范围视骨折处的稳定性及X线检查的结果而定（图3-4-10）。

2. 组件式动态肘矫形器　用于肘关节脱位的保守治疗，肱骨内髁、上臂，前臂骨折的术后固定。通常采用塑料板材、肘铰链和尼龙搭扣等材料，按照不同的型号组合制作而成的各种成品肘矫形器（图3-4-11），可根据病情需要直接选配。

3. 肘关节拉力矫形器　对于肘关节挛缩或关节僵硬的患者，可在双侧支条式肘矫形器基础上增加不同的组件，改造成为肘关节拉力矫形器，用以提供交替屈曲、伸展被动拉力。这种矫形器可以提供持久的牵引力，并可以通过调节拉力带的松紧来调节牵引力的大小，根据患者肘关节活动度的改善情况循序渐进地增加矫正力度。整个治疗效果取决于牵引力度及角度上的准确性。临床经验显示，改善挛缩的有效方法是对挛缩处施加长期性、温和的拉力；而对非挛缩处施加短期和过度的拉力。如患者骨折部位影响到肘关节内部结构时，此矫形器的疗效会受影响（图3-4-12）。

4. 肘腕手矫形器　用于桡骨或尺骨中段或近端1/3骨折的患者。矫形器全臂筒的包裹

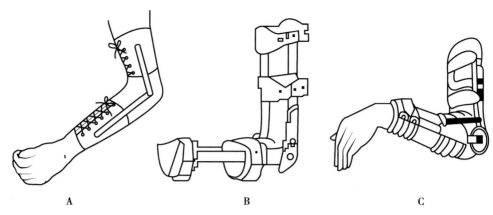

A B C

图 3-4-10   不同关节的支条式肘矫形器

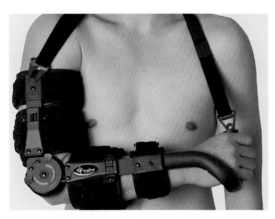

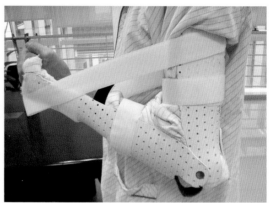

图 3-4-11   组件式动态肘矫形器　　图 3-4-12   肘关节拉力矫形器

可对骨折部位提供保护,并允许手肘和手腕做早期、有节制的运动。若肘关节要固定在 90°
屈曲位时,需佩戴肩吊带配合使用。前臂筒部分的长度视骨折位置而定。近端 1/3 可将前
臂固定于后中立位,中段的骨折应将前臂固定于旋前位。

　　该矫形器金属肘铰链的位置应准确放置在肘横纹下 1cm;腕关节金属铰链轴心的位置
应放置于尺骨小头下;两个铰链的位置应相互平行,且在一个平面上。若手肘的提携角很大
时,矫形器师应确保手肘进行屈曲、伸展运动时,矫形器的上、下两个部分能在肘关节处互相
协调(图 3-4-13)。

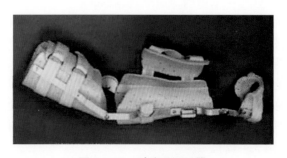

图 3-4-13   肘腕手矫形器

第五节　肩矫形器

肩矫形器(shoulder orthoses,SO),是用于预防、矫正肩关节的畸形,保持、固定肩关节于功能位的上肢矫形器。

一、静态肩矫形器

静态肩矫形器(static shoulder orthoses)用于预防肩部变形和肩关节功能位的保持、固定等目的。结构相对简单,不安装关节铰链。

(一)静态肩外展矫形器

1. 结构　由固定躯干的肩带、腹托、腋下支撑块、手臂固定带组成(图3-5-1)。

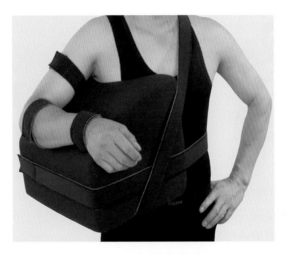

图 3-5-1　静态肩外展矫形器

2. 作用　通过固定,限制肩关节的异常活动,促进病变组织愈合。

3. 适应证　适用于肩关节骨折、脱臼及肱骨骨折,肩部软组织撕脱伤等,为肩关节的修复提供稳定的支撑。

(二)肩关节脱位矫形器

1. 结构　通常由弹力织物制成的上臂套、肘套及固定带组成。常用的有肘屈曲式与伸展式两种,肘屈曲式使肩关节保持在内收、内旋位,而伸展式对肩关节的运动没有限制。

2. 作用　通过上臂套或肘套的牵引使肩关节免荷,使脱位的关节复位。

3. 适应证　预防和治疗肩关节脱位或半脱位,同时也适用于臂丛损伤、肩部损伤性疼痛、脊髓损伤、脊髓炎、脑卒中偏瘫等。

(1)三角巾吊带;一种最常见的肩关节脱位矫形器的形式,由透气性三角形织物和尼龙搭扣组成。可以根据手臂和肩膀来调节吊带的长短,对上肢的局部起固定和支撑作用。适用于上肢创伤、上肢骨折、脱位、锁骨骨折、手术后固定及石膏期使用。其方法简单易行,且经济适用(图3-5-2)。

(2)霍曼(Hohmann)型矫形器:采用胸廓带将肩部的前压力垫、后压力垫和上臂环带连

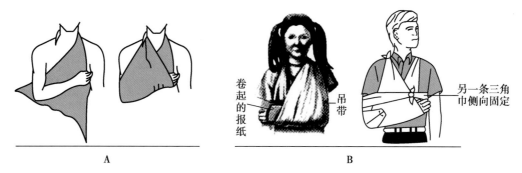

图 3-5-2   三角巾吊带

接而成。适用于习惯性肩脱位。习惯性肩脱位的患者几乎都是向前脱位,容易发生在肩外展、外旋运动。因此,此矫形器主要是限制肩外展、外旋运动(图 3-5-3)。

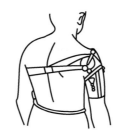

图 3-5-3   霍曼型矫形器

(3)单条吊带:其作用为承担上肢和前臂的重量;抬高手的位置,减少手的水肿;维持和保护上肢的功能位。其结构一般为袖套支持肘关节、前臂、腕和手,吊带经健侧肩跨过背部,使患侧肩关节处于内收内旋位(图 3-5-4)。

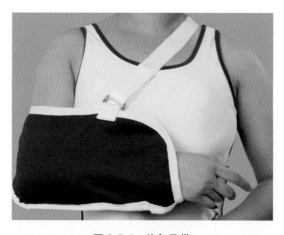

图 3-5-4   单条吊带

(4)"8"字形吊带:由一个"8"字形的带子与一个肱骨远端袖套和一个腕部袖套组成,其作用为:对肱骨的垂直方向和旋转方向都可起调节作用;调整吊带可使肩关节处于最佳支持体位(图 3-5-5A)。

（5）多条吊带：由两条或两条以上的吊带组成。其作用为：提供单条吊带的所有作用；为肩关节提供一个垂直向上的牵引力（图3-5-5B）。

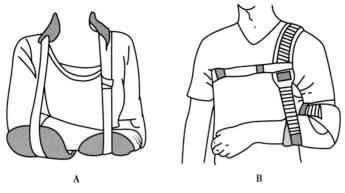

图 3-5-5 "8"字形吊带和多条吊带

（6）上肢垂直吊带：即肘伸展式吊带。其作用为：当肘伸展时提供一个垂直向上的托肩力量；当肘屈曲时，吊带放松，不再有向上的托肩力量；患者坐位时，上肢多放在椅子或轮椅的扶手上，也可以使肩部得到一个向上的力量（图3-5-6）。

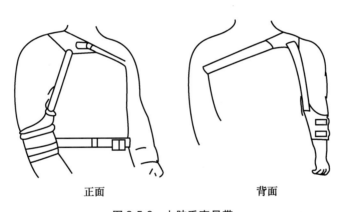

正面　　　　　　　　　　　背面

图 3-5-6 上肢垂直吊带

（7）其他形式的上肢吊带：适用于脑卒中偏瘫、肩部损伤性疼痛和肩周围肌肉麻痹时的保护，也可预防肩关节半脱位。常用的有肘屈曲式与伸展式两种，肘屈曲式使肩关节保持在内收、内旋位，而伸展式对肩关节的运动没有限制（图3-5-7）。

二、动态肩矫形器

动态肩矫形器（dynamic shoulder orthoses）多为塑料板模塑成型的臂部壳体与肘关节金属铰链构成的矫形器。

（一）可调式肩外展矫形器（arm abduction orthoses）

又称作肩外展支架或肩外展支具，俗称飞机架、托肩架。

1. 结构　由固定躯干的胸廓带、髂骨带、上臂、前臂托，腋下支撑杆、固定带组成（图3-5-8）。

2. 作用　可调整患侧肩、肘、腕关节的控制角度，保持肩关节功能位，改善损伤愈合环

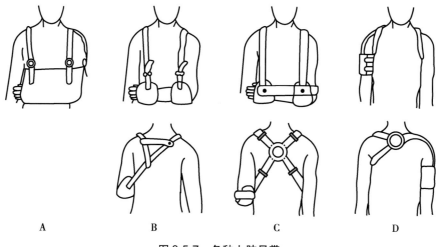

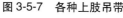

图 3-5-7   各种上肢吊带

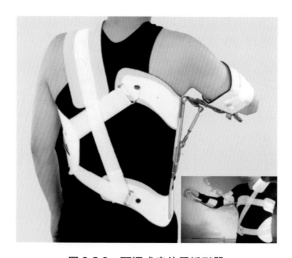

图 3-5-8   可调式肩外展矫形器

境。在康复初期,使患肢处于需要的位置,达到促进消肿、消炎、止痛等目的;在康复期,可根据功能进展情况,逐渐调整各个关节的活动度,促进功能恢复。

3. 适应证   适用于肩关节手术后固定、肱骨骨折合并桡神经损伤、三角肌瘫痪、棘上肌腱断裂、肩关节骨折、脱位整复后、臂丛神经损伤,也可用于急性肩周炎、肩关节化脓性关节炎、肩关节结核等。

（二）平衡式前臂矫形器（balanced forearm orthoses，BFO）

亦称为轴承式前臂矫形器,还可称为可动的臂托。

1. 结构   由两个滚珠轴承和轴、连杆、前臂托组成(图 3-5-9)。

2. 作用   利用两个滚珠轴承和前臂托,使上臂、前臂处于减重状态,促进上肢残余功能的发挥。安装在轮椅上使用,辅助用餐及取物。

3. 适应证   适用于肩、肘关节肌肉重度无力,或麻痹而同时使用轮椅的患者。如:颈椎损伤、C_4 神经节残存的四肢麻痹、臂丛神神经损伤、肌肉萎缩、上运动元损伤。使用该矫形

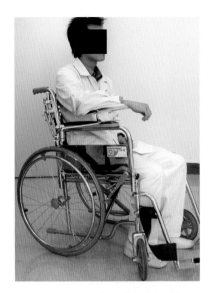

图 3-5-9 平衡式前臂矫形器

器需肩屈曲、肘伸展肌的肌力在 1~2 级。

（邓小倩）

参 考 文 献

［1］ 赵正全. 低温热塑矫形器实用技术［M］. 北京：人民卫生出版社，2016.

［2］ 武继祥. 假肢与矫形器的临床应用［M］. 北京：人民卫生出版社，2012：450-490.

［3］ 肖晓鸿. 康复工程技术［M］. 北京：人民卫生出版社，2014.

［4］ 张超，刘璇，何斌. 前臂掌侧腕手矫形器应用于脑卒中急性期的康复疗效［J］. 中国康复，2016，31（2）：156-157.

［5］ 翁浩，郭雪梅，刘旸，等. 伸肘伸腕位矫形器在治疗脑卒中后期偏瘫患者上肢痉挛中的应用［J］. 中国康复医学杂志，2007，22（1）：78-79.

［6］ 黄锦文. 手上肢康复支架的设计与应用［J］. 中国康复医学杂志，2011，26（2）：102-106.

［7］ 吴军，唐丹，李曾慧萍. 烧伤康复治疗学［M］. 北京：人民卫生出版社，2015：158-164.

［8］ 杜靖远. 矫形器的应用［M］. 北京：华夏出版社，1997：81-91.

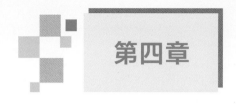

第四章

下肢矫形器

第一节 矫形鞋垫和矫形鞋

步行是所有人的基本移动功能,步行的功能基础是足。鞋是人类保护足部的特有用具,要求鞋具有好的功能性、耐用性和外观。不同的人在不同的时间对鞋有不同的需求。从残疾人康复的角度看,对鞋的主要要求是具有良好的运动功能,包括:适合行走、跑、跳等不同的下肢运动的生物力学要求;散热、散湿、保护皮肤,防止摩擦伤、感染,保温,防止冻伤。改善残疾人站立、步行功能,特别是改善足踝患者的功能,预防畸形、功能障碍和防止畸形、功能障碍加重是所有肢体残疾康复工作者的基本责任。

矫形鞋(orthopedic shoe)是治疗下肢及足部疾病的鞋、靴的总称,俗称病理鞋。

一、矫形鞋垫

矫形鞋垫是以足印、足模等为依据,运用人体生物力学原理,采用软性弹性材料或硬性(PP/PE 板)材料制作而成的鞋垫。

（一）种类

按功能分为:矫正鞋垫、增高鞋垫、保健护理鞋垫等。

1. 矫正鞋垫

（1）扁平足鞋垫:用于扁平足或运动损伤引起的足弓塌陷。

（2）扁平外翻足垫:用于足部先天性或创伤引起的扁平外翻足。

（3）3/4 长度矫形鞋垫:用于足弓发育不良、高弓足、扁平足、内纵弓、横弓部位需要支撑者及韧带损伤、长时间运动所致的足跟部不适等。

（4）扭转鞋垫:将鞋垫下面有一些斜向外(内)侧的导向纹路,且内(外)加高,放入鞋内使用,主要用于抗痉挛性足内(外)旋或变形性膝关节炎引起的 X(O)形腿等。

（5）横弓垫:用于横弓受力过大引起的疼痛,分散横弓应力,解决受力不均,从而改变横弓受力分布,解除疼痛。

（6）纵弓鞋垫:多用于足纵弓的损伤引起的足部不适,或足纵弓塌陷。

（7）跖骨垫：多用于缓解或减轻尖足引起的跖骨处疼痛。

（8）跟垫：用于减轻足部疼痛和减少足跟受力状况，起到快速减轻足部疼痛和减震作用，对慢性腰背疼痛、疲劳性和退行性足跟病变也有一定作用。

2. 增高鞋垫　放入鞋内使用的鞋垫，其目的是弥补下肢不等长。在足跟部用硬质的海绵增高，一般采用软木或硬质海绵和皮革制作。增高鞋垫一般可增高 1~3cm。

3. 保健护理鞋垫

（1）硅胶足掌垫：用于足趾鸡眼、锤状趾、爪形趾所致胼胝软化脚垫。

（2）普通护理鞋垫：按人体足部的生物力学原理进行设计与制作，具有基本的足弓支撑，并能有效地缓冲人体对足部的压力，用于足底的骨性病变、肌腱韧带及软组织损伤所致的疼痛及不适。

（3）缓冲鞋垫：采用高弹性柔软材料，使足部压力均匀分布，从而减少各种原因引起的足部疼痛，进而缓解踝、膝、髋关节及腰背部的疼痛，按其材质不同，缓冲鞋垫可分为充气、充水、硅胶、橡胶、海绵等。

（4）组合式鞋垫：按照足部的生物力学原理和其受力分布特点分别采用软硬不同的材质组合设计制作而成的矫形鞋垫，它既能很好地保护足部，避免损伤，又能使足部受力更加均匀、舒适，具有减震的功能。

（5）硅胶袜（垫）：在足掌部采用双层棉纤维，中间夹有 2~6mm 硅胶，有助于减少足底摩擦，减少足底压力，防止足部溃疡，为足部血管性、神经性疾病患者提供最适宜的保护。

（6）跟刺垫：它对足跟部的软组织有很好的防护作用，用以减轻足跟、跟刺疼痛和减少足跟受力状况，起到快速减轻足部疼痛和减震作用，对足部韧带损伤、退行性和疲劳性足跟病变有一定疗效。

按使用的材料分为：塑料式、皮革式、聚氨酯（PU）式、泡沫海绵式、硅胶式、充气式、充水式矫形鞋垫等。

（二）作用

1. 矫正鞋垫的作用　主要是矫正足部畸形，改善足部的受力分布，从而减轻疼痛。

2. 增高鞋垫的作用　主要是弥补下肢不等长，达到身体平衡，防止体形改变和骨盆倾斜。

3. 保健护理鞋垫的作用　正常人经足部压力评估后，定做鞋垫，达到足部保健的目的，缓解人体关节的冲击力，增加步行时间，以及保持运动能量。

（三）适应证与禁忌证

扁平足，足弓发育不良，足弓塌陷，高弓足，马蹄足，足内/外旋，膝内/外翻，足跟部疼痛，疲劳和退行性足跟病变，慢性踝、膝、髋关节及腰背部疼痛，下肢不等长，足趾鸡眼，锤状趾，爪形趾，糖尿病足，足的骨性病变，足部肌腱韧带及软组织损伤等。功能性长短腿患者长短腿矫正可能导致医源性疾病（长短腿要注意谨慎区分是功能性长短腿还是结构性长短腿）。

（四）注意事项

（1）糖尿病足矫形鞋垫的治疗目标包括：减轻地面应力，减少剪切力，放松承受过度压力的部位；对畸形进行调整，使之稳定并提供支撑；合理的减轻负重十分关键。矫形鞋垫应由一种柔软、闭孔的材料制造，允许减震和适应各种损伤和畸形。最佳点位（由聚氨酯泡棉充填的空穴)是一种有效办法,能减轻糖尿病和周围神经疾病患者敏感性、高风险骨突的地面反应力和剪切力,例如舟骨或楔骨。

(2)足趾鸡眼会受到感染的影响,因为人体可能会把增厚的皮肤当作异体来对待,使其最终发展为溃疡,不要在病变部位使用非处方去鸡眼药,因为这些药物会增加对皮肤的损害,从而引起感染。

(3)鞋子也是治疗锤状趾、爪形趾的重要方法。首先,应着重确保鞋子匹配合适,保证鞋子比最长脚趾还要有1.2cm的空余。应保证鞋的前衬材料柔软并有更大的深度,避免缝合线刺激脚趾或阻碍脚趾伸展。

二、矫形鞋

矫形鞋是治疗足部疾患、减轻足部疼痛、维持身体平衡以及在站立和行走时改善足的功能的特制皮鞋。

(一)种类

一般可分为三类,即补高矫形鞋、补缺矫形鞋、矫正矫形鞋。

1. 补高矫形鞋　补高矫形鞋用于补偿下肢不等长。双下肢不等长多因一侧下肢发育迟缓或骨折短缩愈合所致,部分是由于髋、膝、踝关节畸形引起。前者长度的差异多为下肢真性长度的差别,而后者多为站立时相对功能长度的差别。根据下肢不等长需补高的程度,补高矫形鞋可分为内补高矫形鞋、外补高矫形鞋、内外补高矫形鞋、补高假足。由于正常人腰椎对下肢不等长有一定的代偿功能,因此一侧下肢短缩1cm以下的可以不予补高。短缩1cm以上的患者长期站立、步行后可引起骨盆倾斜,脊柱侧凸、跛行易于引起疲劳和腰痛,需要补高短侧肢体。

(1)无需矫形鞋补高:①补高1cm以下者:可用后跟厚前掌薄的鞋垫,放入普通鞋内使用,换鞋方便。②补高1~2cm者:可用鞋后跟进行外补高,即在鞋后跟钉上或黏上2cm左右的后跟掌。③补高1~3cm者:方法一是定制补高鞋:这是一种鞋腔够深的低勒鞋,鞋内补高垫应用软木、毛毡、橡胶或塑料海绵制成,垫的后跟高1~2.5cm,垫的前掌高0.5cm,鞋的后跟应加高0.5cm。方法二是用普通旅游鞋或各种球鞋改制:在鞋底上黏上厚度合适的塑料或橡胶微孔海绵板。后跟可厚1~3cm,前掌可厚0.5~2cm。

(2)内补高矫形鞋:补高2~7cm者,需定制内补高鞋。这是一种足够深的半高勒鞋。内补高鞋垫多用软木制成,上面覆盖一层泡沫塑料和一层皮革。垫的后跟部位可加高2.5~6cm,前掌部位可加高1~2cm,靴的后跟可加高0.5~1cm,另侧靴跟应去掉0.5cm。这种靴子,患者穿上裤子以后大部分被遮盖不太明显。缺点是后跟垫至6~7cm时,前掌部位至多可垫高2cm(再加高鞋的包头过高,外观难看),这样会使踝关节处于大的跖屈位,前足承重过大,可引起跖痛。为此,这类鞋应尽可能好地托起足的内外侧纵弓,表面覆盖一层泡沫塑料垫以减轻跖骨头部位过大承重。为了取得更好的跖骨头免负荷作用,有时可以合并使用跖骨头垫和趾骨头横条。使用这类补高鞋时另一值得注意的是对下肢短缩2~7cm而又合并股四头肌麻痹的患者,补高鞋使足处于大的跖屈位可能破坏患肢膝关节原有的支撑期稳定性,必要时应考虑选用下面将介绍的内外补高矫形鞋。

(3)内外补高矫形鞋:补高7~14cm需要定制内外补高鞋,这是一种在内部高鞋底附加船形补高托的高勒鞋。船形补高托多用软木制成,外包鞋面皮。船形补高托固定在内底和外底之间,为减轻船形补高托的重量可制成拱桥形。

（4）补高假足：补高 14cm 以上，建议定制补高假足。这种假足分上、下两层：上层为足套，下层为假足。其中间由木块、人工踝关节相连。步行中踝关节可以良好的跖屈功能和地面反作用力的缓冲功能。由于足套处于大的马蹄位，患者穿较肥的裤子可以很好地遮盖，外观较好。假足适合穿用各种普通鞋，更换方便。由于外观的原因患者总是希望鞋的前部少加高一些。但是鞋后部比鞋前部加高过多，踝关节呈现大的跖屈位会使前足承重过大，引发跖痛。另外，在决定鞋后部、前部的加高高度时如遇有下肢不等长合并踝关节功能障碍或脊髓灰质炎后遗症股四头肌无力时，应注意患者穿用补高鞋后仍保持下肢良好的承重力线，不应破坏原有的代偿功能。

（5）下肢不等长的测量方法：临床上下肢不等长的测量，常采用患者仰卧位，摆正骨盆后测量双侧下肢从髂前上棘至内踝的距离差。这种测量用于定制下肢不等长患者的补高矫形鞋（简称补高鞋）是不够精确的。为了较精确地测出所需补高的高度，需要让患者处于站立位，用木板一块一块地逐渐垫高短侧下肢，垫至两侧髂前上棘处于水平位和两侧下肢能均匀承重时，所垫高度即为所需补高高度。当髋关节存在有内收或外展畸形时，只要求补高至双下肢能均匀承重即可，不必要求两侧髂前上棘处于水平位。

2. 补缺矫形鞋 补缺矫形鞋是为了补偿残足的负重功能而设计的矫形鞋，用于补偿足部缺损。足趾截肢适合装配假足趾。从跖趾关节远侧 1/2 及其远端部位的足部截肢适合装配补缺垫或补缺矫形鞋等以弥补缺损，恢复功能。

（1）补缺垫：使用皮革、泡沫海绵制成假半脚的形式置于鞋内，适用于跖趾关节离断患者，可用来弥补缺损和防止鞋头变形。

（2）补缺矫形鞋：鞋内放置海绵补缺垫，弥补缺损并托起足弓。鞋的内底、大底间该用通长、加硬的钢板或后跟前缘向前延长至跖骨残端之后。这样既可以减少残足末端承重，改善足底承重功能，又能防止鞋的变形。

3. 矫正矫形鞋 矫正矫形鞋是指用于矫正足踝部畸形的矫形鞋或靴。

（1）扁平足矫形鞋：平足是一种临床常见的足部畸形。平足按照部位分为纵弓塌陷、横弓塌陷。纵弓塌陷主要表现为足纵弓下陷，前足外展、旋前，足跟外翻，胫骨内旋。横弓塌陷主要表现是第二、三跖骨头承重过大、疼痛，前足变宽；按照下陷的程度分为轻、中、重；按照畸形的软硬性质、可矫正的情况，可分为软性的（松弛性）、硬性的（僵硬性）、痉挛性的。

扁平足矫形鞋是一种特制的或改制的皮鞋。其特点是要求能良好地托起足的横弓和纵弓；鞋的主跟、鞋帮足纵弓部分加硬；鞋跟的前缘内侧部分向前延长至舟骨下方（即托马斯跟），鞋跟的内侧加长加厚，矫正足跟的外翻畸形。扁平足矫形鞋一般是指带有纵弓垫或托的鞋，一般可以将普通皮鞋改造成扁平足矫形鞋。矫正扁平足的矫形鞋垫或足托品种很多，需要根据扁平足的具体情况选择。

1）软性扁平足矫形鞋：这是由带有横弓、纵弓的矫形鞋垫与托马斯（Thomas）跟或其他内侧经过加长、加宽、加厚的鞋跟，或外侧向内扭转的鞋跟配普通皮鞋组合而成。矫形鞋垫多用泡沫塑料、硅胶、凝胶、皮革等材料制成，富于弹性，适合早期轻度松弛性平足的患者使用，以免足底压力过大，引起足底肌肉压迫性萎缩。在应用平足垫的同时应当加强患足足底肌肉的肌力训练。

2）硬性扁平足矫形鞋：这种矫形鞋由内侧加楔形块的矫形鞋垫配普通皮鞋组合而成。矫形鞋垫一般使用金属板或塑料板制成，制品坚硬、耐用、不易变形，适合于成人比较严重的松弛性平足需要长期穿用的患者使用。这个平足垫多为塑模成型的定制品，为了增加足跟内翻、前足外展的矫正能力，提高了塑膜平足垫的边缘。

3）僵硬性扁平足的处理：这类矫形鞋的矫形鞋垫都需要严格应用患者的足底模型模塑成型，并与托马斯跟或其他内侧经过经过加长、加宽、加厚的鞋跟，或外侧向内扭转的鞋跟配普通皮鞋组合而成。由于平足呈僵硬状态，畸形不可能被矫正，使用矫形鞋垫的主要目的是适应畸形状态、分散足底压力、改善足底承重功能和承重力线。

4）痉挛性平足的处理：痉挛性平足多为腓侧肌肉痉挛所引起的外翻平足畸形。这类畸形无法用手法矫正，因此不适合直接使用扁平足矫形鞋，必须经过在麻醉下矫形，石膏固定，拆除石膏后再使用扁平足矫形鞋保护。

5）扁平足矫形鞋的特殊要求：①足跟部要瘦，能托住足跟；②鞋内足弓垫除要托起足弓外，其鞋跟内侧应较外侧垫高 0.3～0.5cm；③鞋跟内侧前缘向前延长到距舟关节下；④在第五跖骨头下，也应垫高 0.3～0.5cm，这样在负重时，由于足跟内侧第五跖骨头垫高，第一跖骨头下降，前足内旋就自然形成了足弓。

（2）高弓足鞋垫：高弓足的病因很多，足部骨折、脱位，足部肌肉麻痹，跖筋膜挛缩，足底皮肤瘢痕挛缩等原因都可形成。此外，还有一些原因不明的高弓足，称为原发性高弓足。高弓足的主要临床表现为足弓高和爪状趾畸形。高弓足患者使用普通鞋主要有以下四个问题：①高弓足和爪状趾畸形使足底承重面积减少，步行中所有跖骨头承重增加，横弓下陷，继发跖骨头下骨膜炎、皮肤胼胝和跟骨骨膜炎，经常引起疼痛；②爪状趾的趾间关节屈曲，趾背隆起，常因鞋包头低、硬而在近节趾间关节背面引起压痛、摩擦伤、胼胝；③足背高，普通鞋的跗面不够高，引起足背的压迫、不适；④足跟有内翻倾向，距下关节不稳，步行中常发生内翻、崴脚。常用矫形鞋、鞋垫处理方法：

1）鞋内矫形鞋垫或足托：鞋内用泡沫海绵制造的横弓垫或跖骨垫托起横弓，或用 3/4 泡沫海绵垫缓冲跖骨和跟骨的疼痛，或者用塑料板材或金属板材制作的足托支撑横弓。早期轻型高弓足可采用被动牵拉足底挛缩的跖筋膜、短缩的足底内在肌。为缓解跖骨头受压，使体重呈均匀性分布，在鞋内相当于跖骨头处加一厚 1cm 的跖骨垫，并在鞋底后外侧加厚 0.3～0.5cm，以减轻走路时后足出现的内翻倾向。

2）跖骨头横条：对于使用皮鞋的患者亦可在鞋底下用各种不同的跖骨横条以减轻跖骨头的承重。普通跖骨头横条，置于鞋底跖骨头稍后方，横条宽 1.5～2cm，用皮革或橡胶板制成，黏或钉在鞋底，可以减轻第一、第五跖骨头的承重，同时有利于步行中的足向前滚动。荷兰式跖骨头横条，其特点是垫得最高的部位比鞋底高出 5～10mm，这样不但可以减轻跖骨头承重，还可以较好地托起横弓。Mayo 式跖骨头横条，其特点是横条前缘呈弧形，能较好地达到全部跖骨头减荷作用。托马斯式跖骨头横条，其特点是前缘呈台阶状，对跖骨头的减荷作用好。在改制鞋的过程中应注意在附加横条后需要适当增加鞋后跟高度。

3）并发症的处理：合并有锤状趾、爪状趾畸形时鞋包头应高、宽、软，内侧直，以防趾背磨伤。另外，锤状趾、爪状趾的远节末端常呈近似垂直状而引起损伤和疼痛，可以在鞋内加软的塑料海绵垫缓解压痛，也可以在鞋的前掌加用滚横条。这样步行中蹬离期可减少跖趾关节背伸，减少趾末端压力，又便于完成步行的后蹬动作。如果足背皮肤不好，可以在鞋舌部位加泡沫塑料垫保护皮肤。

4）鞋后跟的处理：反托马斯跟是鞋跟的底面外缘向外展宽 5～10mm，鞋跟外侧垫偏 3～6mm，鞋跟前缘外侧部分向前延长至骰骨下方，以矫正足跟内翻倾向，改善足外侧纵弓的承重功能,或者足跟外侧加宽,或者外侧加宽加高,以矫正足跟内翻,改善足外侧纵弓的承重功能。

(3)马蹄足矫形鞋:马蹄足多因跟腱挛缩、踝关节僵直所引起。穿普通鞋的主要问题是前足承重过大,跖痛,不能将足全部穿入鞋内。矫形鞋的常用处理方法如下:

1)轻度马蹄足可选用后跟高度合适的普通鞋,在鞋内加后跟垫,使患者穿鞋后,站立时小腿前倾5°。

2)中度马蹄足应定制高勒鞋,在鞋内附加内侧纵弓垫和跟部加高垫,当合并横弓下陷、跖痛时,应加用横弓垫或跖骨头横条,以便改善足底承重功能。

3)重度马蹄足应修改后的足部石膏模型,特制鞋垫和鞋,以尽量减少前足承重。

4)中、重度马蹄足应考虑到患侧足跟垫高后需要适当垫高健侧肢体。

5)马蹄足合并有垂足或为防止马蹄足的加重,常以矫形鞋为基础与踝足矫形器合用。

(4)马蹄内翻足矫形鞋:马蹄内翻足临床主要表现为前足内收、内翻,中足内翻,足跟内翻和马蹄畸形。马蹄内翻足可分为软性和僵硬性两种。常见于先天性马蹄内翻足和小儿脑瘫后遗症。矫正马蹄内翻足需先矫正内收,后内翻,最后矫正马蹄畸形。因为内收畸形未予以矫正时,舟骨位于距骨的内侧,矫正后则位于距骨的前方,此时前后足的负重线在同一直线上,使畸形不易再发。矫形鞋多用于手法矫正或丹尼斯-布朗(Dennis Brown)夹板矫形后或手术矫形后,其目的是防止畸形复发。

1)可塑性马蹄内翻足:①鞋楦的选择:使用直足鞋楦或前足外展鞋楦,或左鞋右穿,右鞋左穿;②矫形足托的应用:利用三点力原理矫正马蹄内翻足;③鞋帮的选择:选择半高勒或高勒鞋;④鞋后跟的处理:加反托马斯跟(鞋跟外侧加长加厚),或者鞋底外侧加宽加厚,以矫正足跟内翻。

2)僵硬性马蹄内翻足:无手术适应证的患者,可以用矫形鞋改善足底承重功能。常用的处理方法是:①矫形鞋垫、鞋掌的应用:轻度的僵硬性马蹄内翻足可通过鞋垫或鞋掌外侧加厚,使足在站立、步行时能全面承重和保持良好的对线。②石膏绷带的应用:用石膏绷带将足矫正后固定,用以处理重度的马蹄内翻足。③矫形器的应用:采用丹尼斯-布朗夹板或专用的马蹄内翻矫形器,用以处理严重的马蹄内翻足。丹尼斯-布朗夹板是将鞋或足套与两个可以调节角度的长板和一根可以调节长度的连接杆构成的足矫形器,主要用于矫正3岁以前儿童的马蹄足、内翻足、外翻足、高弓足、小腿内旋畸形。一般要求左鞋右穿、右鞋左穿,以增强矫正内翻畸形的效果。

(5)踝和距下关节炎症矫形鞋:使用矫形鞋的目的是适应畸形,减少关节活动,缓解疼痛。

1)高勒鞋:鞋帮软,能调整以适应肿胀的踝部。为增加鞋帮控制踝关节活动的能力,在帮的两侧附加弹性钢条或塑料条。

2)加跖骨横条:如果患者合并有跖痛也可以使用跖骨横条代替滚横条。

3)摇掌鞋底:如果踝关节僵硬、行走困难,还可能导致附近的肌腱痛,准确的摇掌鞋底可以减轻踝足关节僵硬和疼痛。摇掌的高度:温柔型摇掌为6mm,标准型摇掌为9mm,剧烈型摇掌为12mm,所有的摇掌延伸到足趾处的高度为0。

4)改用硬踝软跟(SACH):SACH即硬踝软跟(solid ankle cushion heel),是一种假足的名称。这种鞋跟的工作原理,类似于SACH脚的工作原理,在鞋跟的后部改用一块楔状塑料海绵或橡胶海绵。当跟触地时SACH可以吸收地面的反作用力,也可以减少踝关节、距下关节的活动。

（6）姆外翻和第一跖骨头内侧滑囊炎矫形器：除先天性原因、炎症性原因（如类风湿关节炎）外，长期穿用鞋跟过高、鞋头过窄的鞋是常见原因。使用矫形鞋的主要目的是减少第一跖趾关节的侧方压力和摩擦，限制第一跖趾关节的跖屈、背屈活动，保护姆趾部位处于正常的生长位置，松缓原来过于拉伸的侧韧带，避免严重情形继续发展。

常用的处理方法：①鞋和袜子应有足够的长度和宽度；②鞋的腰窝部位应足够瘦以减少足在鞋内的窜动、减少摩擦；③降低鞋跗面的高度，尽量减少足的前移；④合并使用纵弓托与跖骨头垫，托起纵弓，减轻第一跖骨的承重；⑤佩戴姆趾外翻矫形器或分趾矫形器。

（7）其他形式的矫形鞋

1）斜切跟矫形鞋：在鞋的后跟切去一斜块，可以使地面的反作用力作用在膝关节前面，从而达到稳定膝关节的目的，改善股四头肌无力和膝关节屈曲挛缩等症状。

2）糖尿病鞋：针对糖尿病患者设计，内置缓冲鞋垫，采用硅胶或 EVA（乙烯-醋酸乙烯共聚物）材质制作。调节足底压力，降低外力的冲击，减少鞋与脚的摩擦，减少鞋垫与足底的相对运动，对于已经变形的脚给予稳固的支撑，从而防止糖尿病足的形成和恶化。

3）扭转鞋掌、矫形鞋垫：如外斜形纹的扭转鞋掌、矫形鞋垫，在行走时，扭转鞋掌、矫形鞋垫使小腿处于内旋位或内"八"字位，当步行时，地面对扭转鞋掌、矫形鞋垫产生的摩擦力防止足部外旋，从而起到矫正外"八"字脚的效果，反之亦然。

4）楔形垫矫形鞋：适当地在鞋底内或外侧加上楔形垫，可以改善膝关节两侧压力不均衡，从而减轻膝内外翻和膝关节疼痛。

5）术后鞋：独特的短鞋底后跟或摇掌设计可以保持踝关节稳定，使足部正常背屈，避免足部跖屈，防止踝关节内、外翻，适用于舟骨、距骨、跖骨骨折或其他足踝部的手术后固定。

6）步行靴：鞋底采用摇掌设计，便于滚动；内采用气压袋，使足部受力更加均匀，外采用塑料板材，起固定和保护作用；内置鞋垫可以保护后跟防止溃烂；步行靴穿脱方便，所有部件可以重复使用，适用于足踝部的稳定性骨折、足踝部的严重扭伤及足踝部手术后代石膏绷带使用等。

（二）作用

1. 改善足底承重功能，减轻疼痛　如使用海绵鞋垫、特制的足跟刺垫或在鞋内后跟部位挖坑，可以减轻跟骨骨刺、跟骨骨膜炎患者步行中的足跟痛。

2. 预防和矫正畸形　矫正软的足部畸形，改善足部的承重力线。如果是体重大、超负荷承重或者长期站立的人，使用平足垫、平足鞋可以预防足弓下陷。

3. 适应足部的固定性畸形，代偿丧失的关节运动功能　如在鞋跟上加用一种用橡胶海绵制成的楔形垫可以减少踝关节僵硬患者足跟触地时冲击力；如在鞋前掌部位加滚动横条可以帮助跖趾关节僵硬患者顺利完成步行中足平期（foot plate）向足尖离地期（toe off）的过渡。

4. 消除关节活动　例如使用弹性钢板制成的加长的鞋底硬板可以消除跖趾关节活动，常用于跖趾关节畸形、僵硬者，可使患者减少疼痛，防止畸形发展。

（三）适应证与禁忌证

下肢不等长、足趾截肢、扁平足、高弓足、马蹄足、马蹄内翻足、踝和距下关节炎、姆外翻和第一跖骨头内侧滑囊炎、糖尿病足、内（外）"八"字脚、膝内（外）翻、足踝部骨折及术后。

距下关节融合术后可能会造成下肢不等长,但并不总是存在。不建议使用过度坚硬的矫形器(矫形鞋垫及矫形鞋)。重要的是使产生运动(具有弧形鞋底或踝关节固定-后跟缓冲鞋跟)与控制运动(减少关节固定术相邻关节的压力)之间得以平衡。

（四）注意事项

（1）对于踇外翻,患者如果不想穿同时容纳矫正器的更宽大的鞋子,畸形会高速发展。在严重踇外翻情况下,增加鞋子前足弯曲同时硬化鞋底能够辅助推进并减少第一跖趾关节和畸形脚趾的压力。移除囊肿上部的部分鞋面或者添加弹力面料或软毛面料的气囊也能有所帮助。

（2）对于足趾截肢患者,在决定治疗方案时要充分考虑患者的年龄、健康、活动水平、经济状况等因素,一般来说,患者越活跃,矫形装置的生物力学就会越复杂。

（3）矫形鞋的设计和制作要求:①将体重从压力敏感区转移到耐压区;②减少压力敏感区的摩擦和应力;③改变体重的传递方式;④矫正足部的功能性畸形;⑤适应足部固定性畸形;⑥限制不稳定的疼痛和存在炎症的关节运动;⑦补偿缩短的下肢,维持站立平衡。

（张　威）

第二节　踝足矫形器

踝足矫形器(ankle-foot orthoses,AFO)是指具有从小腿到足底结构,对踝关节运动进行控制的下肢矫形器,也称为小腿矫形器。

一、静态踝足矫形器

静态踝足矫形器(solid ankle-foot orthoses,SAFO)是限制踝部在屈伸和内外翻等方向运动的踝足矫形器(图 4-2-1)。

（一）结构

静态踝足矫形器可由聚乙烯板或改性的聚丙烯板、碳纤材料及金属支条等不同材料制作而成。根据临床需求可带有或不带有踝铰链。塑性静态 AFO(图 4-2-1A)重量轻、美观、塑型好、穿戴和使用方便,但耐用性能和强度较复合材料和金属 AFO 差。复合材料静态 AFO(图 4-2-1B)外框采用塑性支架,内面采用透气柔软材料,穿戴舒适、使用方便、耐用、足踝固定性较好,可根据损伤部位选用低位或高位 AFO。充气静态 AFO(图 4-2-1C)外框采用塑性支架,内面采用充气结构支撑,具有免荷和固定作用。可根据免荷固定需要选用低位或高位 AFO。限位静态 AFO(图 4-2-1D)由复合材料制作,加装踝铰链,以适宜梯度固定足踝于可调范围(背屈 45°～跖屈 45°)。金属支条式静态 AFO 因制作过程复杂,临床上较少使用。

（二）作用

静态 AFO 的功能作用有:被动限制跖屈;固定踝足于功能位,亦可根据功能需求固定足踝于可调范围(背屈 45°～跖屈 45°)内;步态周期中辅助抬足,防止足下垂;限制膝关节过伸,提供正常步态;持续牵伸,可降低过高的肌张力;可减轻痉挛所致的疼痛;可控制畸形发展;提供局部压力,促进炎性介质和水肿吸收。

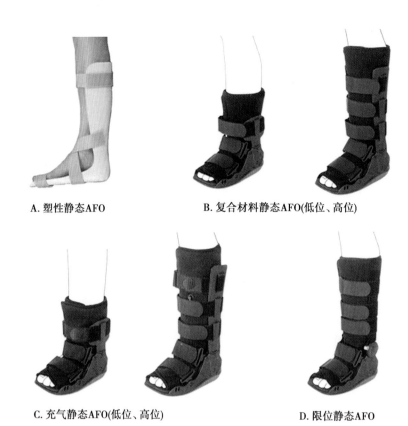

A. 塑性静态AFO　　　　　　　　B. 复合材料静态AFO(低位、高位)

C. 充气静态AFO(低位、高位)　　　　　　D. 限位静态AFO

图 4-2-1　静态踝足矫形器

（三）适应证

临床上常用于各种神经系统疾病、原发性肌肉疾病所导致的轻度、中度及严重足下垂及相关足外翻或内翻畸形；踝关节关节炎；腓骨远端骨折；稳定型跗骨、跖骨、踝关节骨折；外翻外生骨疣切除术后；足部软组织损伤等。

（四）注意事项

应用过程中应注意踝足关节活动度的维持、骨折部位的稳定性、皮肤破损及血液循环情况。

二、动态踝足矫形器

动态踝足矫形器(dynamic ankle-foot orthoses,DAFO)是足踝部在屈伸和内外翻等方向可进行适度功能性活动的踝足矫形器(图 4-2-2)。

（一）结构

动态踝足矫形器也可由聚乙烯板或改性的聚丙烯板、碳纤材料及金属支条等不同材料制作。结构特点：材料柔性，依功能需求可采用不同形态结构，可配备活动关节。金属关节屈伸活动范围较大，塑性关节可进行多方向的活动但活动度及使用寿命低于金属关节。

1. 塑性动态踝足矫形器（图 4-2-2A）　露外踝设计，通过可调节矫正带在外踝处施加足内翻矫正力；可在损伤后立即使用，穿戴同时可进行冰敷治疗。

2. 碳纤动态踝足矫形器（图 4-2-2B、C）　内侧足弓支撑可防止踝关节旋后；附加的"T"

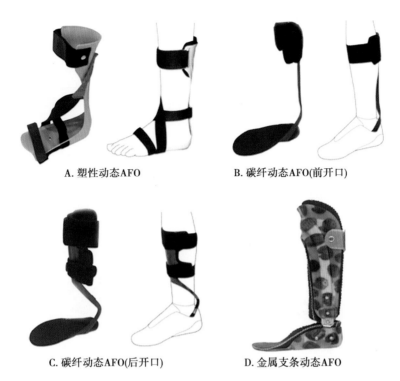

A. 塑性动态AFO   B. 碳纤动态AFO(前开口)

C. 碳纤动态AFO(后开口)   D. 金属支条动态AFO

图 4-2-2 动态踝足矫形器

形或"Y"形矫正带可控制足跟着地和足尖离地时的稳定;碳纤维材料的使用有利于步态周期中的储能和释放。图 4-2-2C 的后开口设计,可提供膝部支撑,能辅助伸膝或屈膝,改善步态。

3. 金属支条动态 AFO(图 4-2-2D) 双侧具有带弹簧踝铰链,可依临床需求提供踝背屈或跖屈动力。

（二）作用

动态 AFO 的功能作用有:稳定踝关节于旋前和中立位,可防止跖屈、旋后及内翻;步态周期中可辅助背屈(足尖离地后),防止足下垂,降低摔倒的风险;改善步态中的蹬离过程,减少代偿动作;辅助伸膝或屈膝,释放储能,改善步态;可改善肌肉功能,增加步幅等。

（三）适应证

动态 AFO 常应用于内、外侧韧带断裂术后;韧带重建;各种疾病与损伤导致的足下垂;腓神经麻痹、脑卒中、脑外伤、多发性硬化、神经肌肉萎缩等导致的背屈肌无力或伴有轻到中度痉挛;轻度的跖屈肌无力;踝关节不稳;轻度伸膝功能障碍;足部内翻畸形需侧方支撑等。

（四）注意事项

应用过程中应注意踝足关节活动度的维持、皮肤破损及血液循环情况。

三、免荷踝足矫形器

免荷踝足矫形器(weight bearing AFO,WBAFO)是免除踝足相关部位承重的踝足矫形器,有髌韧带承重免荷 AFO、小腿承重免荷 AFO、跟骨免荷 AFO 等(图 4-2-3)。

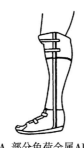 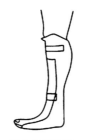 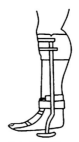

A. 部分免荷金属AFO   B. 部分免荷塑料AFO   C. 全免荷塑料AFO

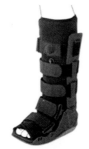 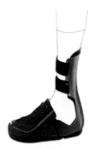

D. 复合材料充气小腿免荷AFO   E. 复合材料跟骨免荷AFO

图 4-2-3   免荷踝足矫形器

（一）结构

免荷踝足矫形器可由聚乙烯板或改性的聚丙烯板、碳纤材料及金属支条等不同材料制作。髌韧带承重免荷 AFO，用髌韧带支撑体重，使接受腔以下的小腿和足部免荷，依免荷的程度不同分为全免荷式和部分免荷式（图 4-2-3A～C）。

1. 金属支条髌韧带承重免荷 AFO   与足蹬相连的钢板向前延长至距骨头下方。髌韧带承重部分免荷 AFO 要求患者足跟与鞋底间保留有 1cm 的间隙，可加用滚动底便于鞋底向前滚动。髌韧带承重全免荷 AFO 加有马镫，在鞋底、马镫之间保持 2～5cm 的距离，以保证步行中支撑期足尖不会触地，临床上为避免双下肢不等长，需在对侧鞋底相应补偿 2～5cm。

2. 小腿承重免荷 AFO（图 4-2-3D）   外框采用塑性支架，内面采用充气结构支撑，可达到小腿承重免荷的作用。跟骨免荷 AFO 采用足中部支撑、足跟部悬空（全免荷）或采用不同软硬度柔性材料支撑跟骨（部分免荷）以改善跟骨应力刺激，促进骨折愈合。

（二）作用

全部或部分地免除小腿下 1/2 部位、踝关节和足部的承重，有保护胫骨 1/2 以下部位、踝关节及足部病变部位，缓解疼痛的作用。

（三）适应证

免荷踝足矫形器适用于胫骨中下段、踝关节及足部稳定性骨折或骨延迟愈合、跟骨骨折、踝关节融合术后、距骨跟骨缺血性坏死、跟骨骨髓炎、坐骨神经损伤合并足底感觉障碍、血液性疾病引起足部皮肤溃疡以及其他不适合手术的慢性足部疼痛等。

（四）注意事项

应用过程中应注意疼痛评估、踝足关节活动度的维持、骨折部位的稳定性、皮肤破损及血液循环情况。

（何建华）

第三节 膝矫形器

一、软性膝矫形器

（一）运动护膝

由弹性织物制作而成,按解剖结构设计,具有良好的适配和舒适感,主要针对由于运动致膝关节损伤的患者,发挥支撑、保护等治疗作用(图 4-3-1)。

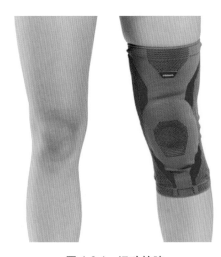

图 4-3-1 运动护膝

1. 结构特点 髌骨前部开放式网格设计,内外侧均有加强结构的弹性支撑,对膝关节有轻度的稳定作用,按解剖结构设计的凝胶,能对膝关节局部发挥微按摩作用,促进局部血液循环,同时,柔软有弹性的抗菌材料,可以消除异味,防止皮肤感染。

2. 功能作用 改善本体感觉反应,增强感觉运动控制能力,同时促进水肿和炎症介质的吸收,缓解疼痛。

3. 适应证

1) 膝关节疼痛,无或轻微的关节韧带松弛,无或轻微的不稳。

2) 膝关节肿胀或不适。

3) 肌腱病。

4) 膝关节扭伤。

5) 损伤/术后不适。

6) 轻度骨性关节炎。

7) 严重的关节韧带松弛及损伤、骨折等。

4. 注意事项 根据患者身体情况选配合适尺寸的护膝,穿戴时间不可过长,以免影响下肢血液循环。

（二）弹性支撑护膝

1. 结构特点 由柔软和富有弹性的氯丁橡胶材料制成,具有良好的加压和保暖作用。按解剖结构设计,具有良好的适配性和舒适性(图 4-3-2)。

2. 功能作用 提供保暖和软组织加压,促进本体感觉反应,增强感觉运动控制能力。

3. 适应证与禁忌证

1) 膝关节疼痛,无或轻微的关节韧带松弛。

2) 肌腱病。

3) 膝关节扭伤。

4) 损伤/术后不适。

5) 轻度骨性关节炎。

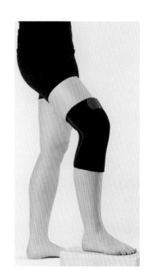

图 4-3-2 弹性支撑护膝

6）皮肤溃烂、严重的关节韧带松弛及损伤的患者不适用。

4. 注意事项　根据患者身体情况选配合适尺寸的护膝,穿戴时间不可过长,以免影响下肢血液循环,夜间使用时可调节到放松状态。

（三）髌腱减压护膝

1. 结构特点　由柔软和富有弹性的氯丁橡胶材料制成,良好的加压和保暖作用设计小巧,穿戴舒适,可在运动中使用(图4-3-3)。

2. 功能作用　减轻髌韧带止点压力和疼痛。

3. 适应证与禁忌证

1）胫骨粗隆软骨病（Schlatter 病）。

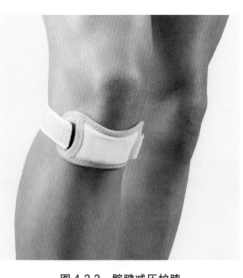

图 4-3-3　髌腱减压护膝

2）皮肤溃烂、合并膝关节韧带损伤的患者不适应。

4. 注意事项　根据患者身体情况选配合适尺寸的护膝,穿戴时间不可过长,以免影响下肢血液循环。

（四）可调髌骨稳定护膝

1. 结构特点　由柔软和富有弹性的氯丁橡胶材料制成,具有良好的加压和保暖作用设计小巧,穿戴舒适,可在运动中使用。创新科技材料,C 型垫片可由两个组成 X 型的搭扣进行调节,高舒适性,不易滑落,增加髌骨的稳定性(图4-3-4)。

2. 功能作用　防止髌骨过度向外侧滑动,减轻髌骨的压力。

3. 适应证与禁忌证

1）髌骨疼痛综合征。

2）髌股对线不良。

3）髌骨脱位/半脱位。

4）侧方松紧术后。

5）皮肤溃烂的患者不适应。

4. 注意事项　根据患者身体情况选配合适尺寸的护膝,穿戴时间不可过长,以免影响下肢血液循环。

（五）弹性支撑髌骨减压护膝

1. 结构特点　由柔软和富有弹性的氯丁橡胶材料制成。髌骨部位的开口设计,达到降低髌骨部位的压力,具有良好的加压和保暖作用。按解剖结构设计,具有良好的适配性和舒适性(图4-3-5)。

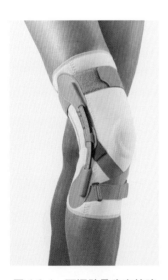

图 4-3-4　可调髌骨稳定护膝

2. 功能作用　促进本体感觉反应,增强运动控制能力,对水肿和炎症介质的吸收缓解疼痛。还可提供保暖和软组织加压。

3. 适应证与禁忌证

1）膝关节疼痛,无或轻微的关节韧带松弛,无或轻微的不稳。

2）膝关节肿胀或不适,髌骨部水肿。

3）肌腱病。

4）膝关节扭伤。

5）损伤/术后不适。

6）轻度骨性关节炎。

7）皮肤溃烂、严重的关节韧带松弛及损伤的患者不适用。

4. 注意事项　根据患者身体情况选配合适尺寸的护膝,穿戴时间不可过长,以免影响下肢血液循环,夜间使用时可调节到放松状态,注意对髌骨部水肿部位血运的观察。

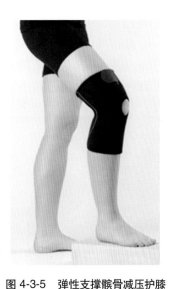

图 4-3-5　弹性支撑髌骨减压护膝

二、软性带关节支撑膝矫形器

（一）侧向支撑膝矫形器

1. 结构特点　侧方铝支条连接多轴膝关节,中度稳定膝关节,不影响正常运动。上、下两个搭扣绷带,可根据需要调整(图 4-3-6)。

2. 功能作用　改善神经肌肉功能和对局部软组织加压,稳定膝关节,缓解疼痛。

3. 适应证与禁忌证

1）膝关节侧副韧带损伤。

2）膝关节疼痛,伴有轻或中度的关节韧带松弛。

3）外伤或术后导致的关节不稳或感觉关节不稳。

4）骨性关节炎导致的轻到中度的韧带退行性不稳。

5）类风湿关节炎。

6）髌骨疼痛综合征。

7）皮肤溃烂的患者不适用。

4. 注意事项　根据患者身体情况选配合适尺寸的膝矫形器,注意观察下肢血液循环状况。

（二）可限位支撑膝矫形器

1. 结构特点　侧方铝支条连接多轴膝关节包裹式设计,便于穿脱,关节可限位,使用小插件可限制屈伸。

2. 功能作用　改善神经肌肉功能和对局部软组织加压缓解疼痛,稳定和支撑膝关节,防止膝关节过伸(图 4-3-7)。

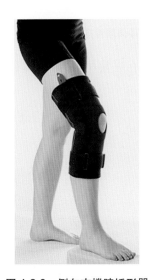

图 4-3-6　侧向支撑膝矫形器

3. 适应证与禁忌证

1）膝关节疼痛,伴有中度的关节韧带松弛和/或中度的不稳。

2）前交叉韧带(ACL)和/或后交叉韧带(PCL)不稳及断裂重建。

3）半月板手术后稳定或限制关节运动。

4）退行性变导致的重度和/或复杂的关节不稳(例如,骨性关节炎、类风湿关节炎)。

5）膝关节反张。

6）皮肤溃烂的患者不适用。

4. 注意事项　根据患者身体情况选配合适尺寸的膝矫形器,注意观察下肢血液循环状况。

（三）动态可调髌骨支撑膝矫形器

1. 结构特点　动态髌骨复位设计，透气性纺织材料，穿着舒适，在膝关节屈曲任何角度，准确追踪髌骨，钩环搭扣可调的设计，可以精确调整髌骨复位位置。设计小巧，重量轻，穿脱辅助设计，便于穿脱、不易滑落（图4-3-8）。

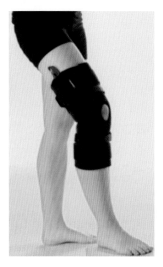

图 4-3-7　可限位支撑膝矫形器

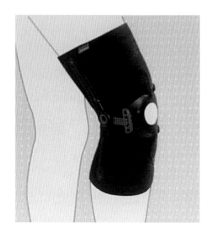

图 4-3-8　动态可调髌骨支撑膝矫形器

2. 功能作用　膝关节处于任何屈曲角度时，髌骨动态稳定在正常位置，防止髌骨过度向外侧滑动，可减轻髌骨压力。

3. 适应证与禁忌证

1）髌骨疼痛综合征。

2）髌骨软骨病、软骨软化。

3）髌骨后骨性关节炎。

4）髌骨脱位/半脱位。

5）髌韧带损伤。

6）手术后膝前痛。

7）皮肤溃烂的患者不适用。

4. 注意事项　根据患者身体情况选配合适尺寸的膝矫形器，注意观察下肢血液循环状况。

（四）弹簧支撑膝矫形器

1. 结构特点　创新科技复合材料，包裹式设计，便于穿脱，侧方有弹簧支条，上、下两个搭扣绷带，可根据需要调整松紧（图4-3-9）。

2. 功能作用　提供保暖和软组织加压，促进水肿和炎症介质的吸收，缓解疼痛。

3. 适应证与禁忌证

1）膝关节疼痛，无或轻微的关节韧带松弛，无或轻微的不稳。

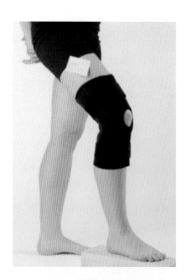

图 4-3-9　弹簧支撑膝矫形器

2）膝关节肿胀或不适。

3）肌腱病。

4）膝关节扭伤。

5）损伤/术后不适。

6）轻度骨性关节炎。

7）皮肤溃烂的患者不适用。

4. 注意事项 根据患者身体情况选配合适尺寸的膝矫形器,注意观察下肢血液循环状况。

三、硬性带关节支撑膝矫形器

（一）膝关节免荷矫形器

1. 结构特点 高强度铝合金制作成的贴身框架,按解剖结构设计的胫骨垫,高度可调节,关节可限位,使用小插件可限制屈伸,压力可以避开胫骨敏感部位(图 4-3-10)。

2. 功能作用 减免膝关节轴向负荷,防止因前、后交叉韧带损伤导致的膝关节不稳,防止膝过伸。

3. 适应证与禁忌证

1）膝关节疼痛,伴有中度的关节韧带松弛和/或中度的不稳,可选择性限制关节活动范围。

2）前交叉韧带(ACL)和/或后交叉韧带(PCL)断裂重建。

3）膝关节不稳[ACL、PCL、内侧副韧带(MCL)、外侧副韧带(LCL)]。

4）侧副韧带损伤。

5）半月板手术后稳定或限制关节运动。

6）膝关节骨性关节炎。

7）类风湿关节炎。

8）皮肤溃烂的患者不适用。

4. 注意事项 根据患者身体情况选配合适尺寸的膝矫形器,注意观察下肢血液循环状况。

（二）膝关节固定矫形器

1. 结构特点 内外侧板可进行轻微的调整,更好地符合腿部的轮廓,佩戴更加舒适(图 4-3-11)。

2. 功能作用 固定膝关节处于 0°或 20°,减少侧副韧带不稳造成的损伤。

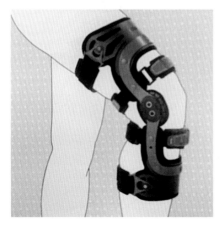

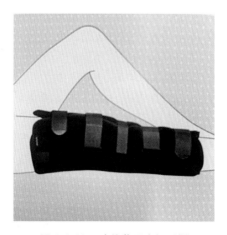

图 4-3-10　膝关节免荷矫形器　　　　　　图 4-3-11　膝关节固定矫形器

3. 适应证与禁忌证

1）术后或损失后膝关节的固定。

2）急性膝关节扭伤。

3）膝关节韧带损伤和移植。

4）无特殊禁忌证。

4. 注意事项　根据患者身体情况选配合适尺寸的膝矫形器,注意观察下肢血液循环状况。

（三）膝关节限位矫形器

1. 结构特点　利用铝支条和限位关节锁在膝关节屈伸时起稳定和限制运动作用,每10°为一增量单位,可根据需要进行准确调整关节活动范围(图4-3-12)。

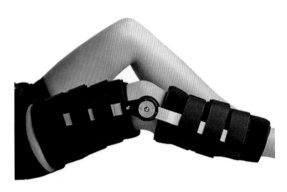

图 4-3-12　膝关节限位矫形器

2. 功能作用　固定膝关节于可调范围之内,每10°为一增量,控制运动范围,允许患者开始早期活动。

3. 适应证与禁忌证

1）术后或损失后膝关节的固定,可进行关节范围内限位调节。

2）急性和亚急性膝关节损伤。

3）膝关节韧带损伤和移植(如交叉韧带)。

4）髌骨脱位。

5）无特殊禁忌证。

4. 注意事项　根据患者身体情况选配合适尺寸的膝矫形器,注意观察下肢血液循环状况。

（四）地面反射式膝矫形器

1. 结构特点　精巧的设计使之与足底连接,像鞋子一样穿戴,不会出现滑动、滑脱(图4-3-13)。

2. 功能作用　调节膝关节内、外翻产生的姿势异常,缓解疼痛。

3. 适应证与禁忌证

1）单侧膝内侧间室骨性关节炎。

2）双侧膝关节疼痛的患者不适用。

4. 注意事项　根据患者身体情况选配合适尺寸的膝矫形器,注意正确调节足踝的下肢生物力学对线。

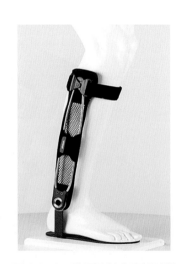

图 4-3-13　地面反射式膝矫形器

（五）可调膝内外翻矫形器

1. 结构特点　高强度铝合金制作成的贴身框架,提供膝关节内外翻的矫正力,两侧支条长度可根据需要调节。使用小插件关节可限位,小腿前后搭扣防止矫形器滑动(图 4-3-14)。

2. 功能作用　伴随和稳定膝关节在全范围内活动,提供膝关节内外翻的矫正力,降低交叉韧带不稳,防止膝关节过伸。

3. 适应证与禁忌证

1) 膝关节骨性关节炎。

2) 前交叉韧带(ACL)和/或后交叉韧带(PCL)断裂重建。

3) 侧副韧带损伤。

4) 半月板手术后稳定或限制关节运动。

5) 皮肤溃烂的患者不适用。

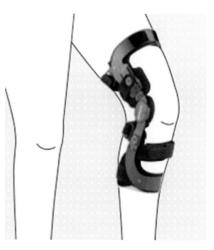

图 4-3-14　可调膝内外翻矫形器

4. 注意事项　根据患者身体情况选配合适尺寸的膝矫形器,注意正确调节膝关节内外翻角度。

第四节　膝踝足矫形器

一、静态膝踝足矫形器

全塑料膝踝足矫形器

1. 结构特点　全部为塑料制成,具有重量轻、与下肢服帖性好、便于清洁、穿戴方便等优点。另外,由于是全塑料制成的,没有应用任何零部件,因此整体性好,使得矫形器比较坚固耐用(图 4-4-1)。

2. 功能作用　踝部为硬踝结构;具有控制距下关节内翻、外翻的功能;具有踝关节的背屈、跖屈的止动功能。对膝关节具有内外侧的稳定作用。当踝关节被固定在轻度马蹄位,站立步行中足底放平时,地面反作用力可以形成一个位于胫骨上端的前方能推动膝关节向后伸直膝关节的力量。

3. 适应证　适用于各种原因引起的股四头肌、踝足肌肉麻痹者,用于控制膝踝关节不稳和膝关节过伸。这种矫形器没有膝铰链和铰链锁,步行中可以做到支撑期稳定,与此同时,还具有一定的预防和矫正膝关节过伸的功能。

4. 注意事项　应用过程中应注意皮肤破损及血液循环情况。

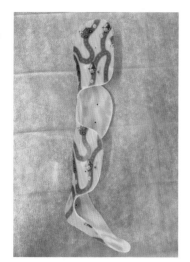

图 4-4-1　全塑料膝踝足矫形器

二、带铰链膝踝足矫形器

（一）金属支条膝踝足矫形器

1. 结构特点　以踝足矫形器为基础,增加了膝铰链、膝上支条、金属箍和环带(膝上、膝下)、膝罩等部件。金属支条膝踝足矫形器可以分为单侧金属支条和双侧金属支条。

2. 功能作用　根据选用的铰链的不同作用不一。

（1）自由运动膝铰链:可以控制关节侧方运动,允许膝关节自由屈伸,但不允许膝关节过伸。

（2）轴心后移膝铰链:这种膝铰链轴心的后移可以增加膝关节步行中支撑期的稳定性,而摆动期又可以自由屈膝。

（3）带锁的膝铰链:膝关节伸直位一般都是自动锁住,可以可靠地稳定膝关节,以利无力的下肢步行;打开膝铰链锁可以屈膝、坐下。

（4）可调节膝关节角度的膝铰链:前交叉韧带损伤及膝关节置换术的膝关节保护。

（5）多轴心膝铰链:膝关节屈伸运动中需要严格控制前后异常运动的患者使用。

3. 适应证

（1）膝关节过伸。

（2）股四头肌麻痹。

（3）膝关节无力。

（4）前交叉韧带损伤、膝关节置换术后。

（5）膝关节屈伸运动中前后异常运动。

4. 注意事项　应用过程中应注意踝关节和膝关节活动度的维持,以及皮肤破损和血液循环情况。

（二）塑料金属支条混合膝踝足矫形器

1. 结构特点　一种带有双侧金属支条、膝铰链、硬踝的塑料膝踝足矫形器,用患者的下肢石膏模型,经模塑制成。膝、踝铰链的选择及生物力学控制要求,应根据下肢畸形和功能障碍的控制需要选用(图 4-4-2)。

2. 功能作用　①控制膝关节的内外翻畸形,控制膝关节的过伸畸形。②控制膝关节的屈曲,改善膝关节的支撑稳定性。③踝部可以根据踝足畸形控制需要选用合适的踝部结构,得到不同的功能:可以是跖屈、背屈自由,止动距下关节活动;可以是跖屈止动;可以是背屈助动,跖屈阻动;也可以是硬踝。

3. 适应证与禁忌证　脑卒中引起的偏瘫、脊髓损伤后的截瘫、脊髓灰质炎后遗症、肌肉营养不良、吉兰-巴雷综合征、脊柱裂等原因引起的下肢肌肉无力,用于稳定膝踝关节,改善站立步行功能;也适用于预防和矫正由于各种原因引起的膝关节外翻畸形、内翻畸形、过伸畸形以及各种踝部、足部畸形。

4. 注意事项　注意对腓骨小头等骨性标记点的免压,皮肤破损及血液循环情况。

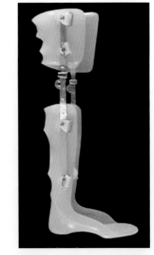

图 4-4-2　塑料金属支条混合膝踝足矫形器

三、免荷性膝踝足矫形器

1. 结构特点　在普通膝踝足矫形器的大腿上部设有类似大腿假肢的接受腔或坐骨承重环(图4-4-3)。

2. 功能作用　此矫形器的主要作用是使站立、步行中的体重通过坐骨结节传至矫形器,再传至地面,减轻髋关节和下肢的承重。

3. 适应证　适用于胫腓骨上段、膝关节、股骨及髋关节部位的骨折与疾病,促进骨折愈合,辅助治疗骨折的延迟愈合、不愈合及膝关节炎症。也可以用于治疗青少年的股骨头无菌性缺血性坏死。

4. 注意事项　使用过程中应注意疼痛评估、关节活动度的维持,皮肤破损及血液循环情况。

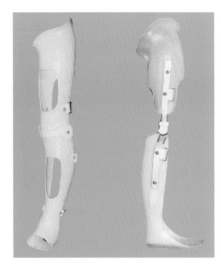

图 4-4-3　免荷性膝踝足矫形器

(张　勇)

第五节　髋矫形器

髋矫形器常被用于控制内收肌痉挛、髋关节手术后的活动控制或是治疗髋关节发育不良等疾病。髋矫形器由骨盆箍或骨盆架与髋关节金属铰链、金属支条、大腿箍和腿套组成。大腿套向下延长至股骨内侧髁或整个下肢。髋矫形器对髋关节的旋转控制力较弱,但由于躯干及大腿上部软组织多、游离性较高,使得髋关节在任何方向上小幅度的活动在所难免,因此根据患者的需要决定髋外展矫形器是否与膝踝足矫形器相连,从而保证矫形器具有良好的控制髋关节旋转活动的能力。

一、固定性髋矫形器

1. 结构　根据患者腰部围长定制或选配的骨盆箍、髋外侧的金属支条(可带有调节功能)大腿箍或整个下肢套组(图4-5-1A);另外,也可以采用热塑板整体成型固定(图4-5-1B)。

2. 作用　控制髋关节于伸直位,限制髋关节的屈曲和内收活动。

3. 适应证　适用于骨性关节炎、骨无菌性坏死(如股骨头坏死等)、某些髋部骨折(如股骨颈骨折)、类风湿关节炎、创伤性关节炎、良性和恶性骨肿瘤、强直性脊柱炎等术后患者。

4. 注意事项

1) 尽量少爬楼梯:对每天的生活做好计划,每天爬楼梯最好不要超过2次。

2) 避免摔倒:在房间内铺上防滑地毯,不要乱扔东西以防绊倒。

3) 使用能升降的马桶:这样能减少髋关节弯曲的程度。

4) 关节完全恢复之前尽可能少弯腰、紧转身等。

5) 教会患者下地时使用拐杖或助行器,尽量减少患者的负重。

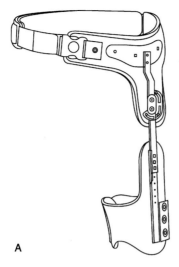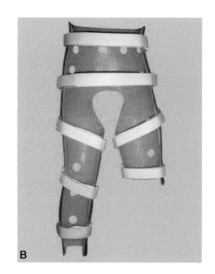

图 4-5-1 热塑板固定性髋矫形器

6）教会患者处于髋屈曲受限的情况下适应生活的能力。

7）教会患者注意在坐椅子或轮椅时,不要强行使自己坐直,保持髋关节处于屈髋位。

二、带铰链髋矫形器

髋矫形器是一种带有能控制髋关节内收、外展,但可以自由屈曲、伸展的髋铰链的矫形器。整个矫形器以髋铰链作为主体支架,腰骶部用围腰或骨盆带固定,大腿部用半月箍、环带或大腿围托固定。髋铰链有多种形式,如采用简单的落环锁式髋铰链,可以在站立或行走时将髋关节固定在伸直位,开锁后患者便能屈髋坐下;若采用定位盘锁定式髋铰链,可将髋关节固定在多个不同的屈曲角度,患者能根据需要加以调节;采用多轴式髋铰链除了屈曲角度可调外,还增加了内收、外展角度的调节,使用更加灵活。

1. 结构 由热塑材料制作的骨盆箍、双侧髋铰链（根据患者的需要可在矢状面和冠状面调节角度）、双侧的大腿套等（图 4-5-2）。

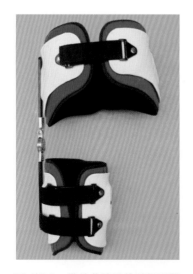

图 4-5-2 带关节铰链的髋矫形器

2. 作用 控制髋关节屈伸活动和内收、外展及旋转活动,控制的程度根据患者的具体需要调节。

3. 适应证 适用于痉挛性脑瘫儿童、内收肌痉挛或挛缩的患者。

4. 注意事项

1）在穿戴时髋关节屈伸铰链的轴心位置应位于大转子粗隆的上方 2cm 处,前方 1cm 处。

2）髋关节内收、外展铰链的轴心位置应尽量接近髋关节的生理性轴心位置。

3）根据患者内收肌痉挛的程度,在髋关节处用螺丝调节相应对抗力。

4）穿戴髋矫形器时骨盆带应位于髂前上棘和大转子之间。

5）大腿下部的半月箍的内侧面受力较大,因此制作要牢固,另外,随时观察内侧的压力情况以免造成压迫。

三、下肢扭转矫形器

下肢扭转矫形器结构特点是利用布带、橡胶带或加钢索的橡胶带、弹簧、鞋、腰部固定装置等组成,主要矫正下肢的扭转变形,而导致步行时呈剪刀步态或严重的"外八字"步态的矫形器。

1. 结构　腰部固定装置(包括:髋铰链)、连接腰部和鞋的调节装置(如:弹力布带、扭转钢索等)、足蹬板(包括:踝铰链)、鞋等(图4-5-3)。

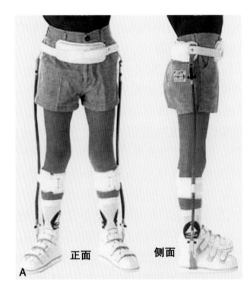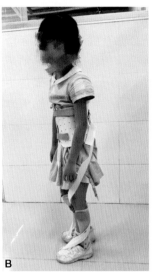

正面　侧面

A　　　　　　　　　B

图 4-5-3　下肢扭转矫形器

2. 作用　利用弹力带或软轴传动轴索的弹力或扭力控制或矫正足的内旋或外旋畸形,但不妨碍髋关节的屈、伸、内收、外展,也不妨碍或限制膝关节的屈、伸,不影响踝关节的屈、伸和距下关节的内翻、外翻等活动。

3. 适应证　适用于脑瘫、先天性的马蹄内翻足等导致在站立、步行时下肢产生内旋或者外旋的患者。这种类型的患者多数与内侧腘绳肌腱、小腿三头肌、肌骨后肌等的痉挛有关。为了改善这一病态,常常采用下肢扭转矫形器。一般采用内加钢索的橡胶带或者弹力较大绷带制的扭转矫形器矫正效果较好,但最佳适应年龄不应该超过 10 岁。

4. 注意事项

1) 检查骨盆箍和骨盆带与身体是否有良好的适配,避免有旋转。

2) 用于矫正畸形的旋转力量要适当,避免影响髋关节、膝关节、踝关节的自然活动。

3) 软轴传动轴索可靠地固定在鞋上。

4) 检查骨盆与鞋部的连接装置长度应该与下肢的骨性长度相当,以免对下肢的步态造成影响。

5) 扭转支条用带子固定好,使之不离开下肢。

6) 患者穿用后,对下肢的扭转变形有较好的矫正力。

四、先天性髋关节脱位治疗矫形器

先天性髋关节脱位（CDH），又称发育性髋关节脱位或发育性髋关节发育不良（DDH）及髋发育不全，是较常见的先天性畸形，股骨头在关节囊内丧失其与髋臼的正常关系，以致在出生前及出生后不能正常发育。新生儿和婴儿期的表现：①关节活动障碍患肢常呈屈曲状，活动较健侧差，蹬踩力量位于另一侧。髋关节外展受限。②患肢短缩，患侧股骨头向后上方脱位，常见相应的下肢短缩。③皮纹及会阴部的变化：臀部及大腿内侧皮肤皱褶不对称，患侧皮纹较健侧深陷，数目增加。女婴大阴唇不对称，会阴部加宽。幼儿期的表现：①跛行步态。跛行常是小儿就诊时家长的唯一主诉。一侧脱位时表现为跛行；双侧脱位时则表现为"鸭步"，患儿臀部明显后突，腰前凸增大。②患肢短缩畸形。除短缩外，同时有内收畸形。③牵拉患儿下肢时有弹响声或弹响感，有时患儿会哭闹。

先天性髋关节脱位的治疗原则是尽早诊断，及时治疗。出生后一旦确立先天性髋关节脱位的诊断，应立即开始治疗，配置相应的髋关节脱位矫形器，可望获得一个功能接近正常的髋关节。治疗开始时的年龄越大，效果越差。1岁以内的患儿，使用髋关节脱位矫形器治疗。生后8~9周，发现髋关节有半脱位或脱位，可使用矫形器治疗6~9个月，矫形器仅限制髋关节的伸展活动，其他活动均不受限。除个别髋关节内有阻碍复位因素外，绝大多数患儿都可达到复位治疗，亦不会发生股骨头无菌性坏死。也有用连衣裤套法及外展为褡裸矫形器法，维持4个月以上。1~3岁：对一部分轻型患儿，仍可考虑使用矫形器治疗。若使用4~6周后不能复位者，可改用手法整复、石膏固定法。整个复位的方法应在全麻下进行，患儿仰卧位，患侧髋、膝关节各屈曲90°，沿大腿长轴方向牵引，同时压迫大转子部位，使股骨头纳入髋臼内。达到整复后，由于蛙式石膏或蛙式矫形器容易影响股骨头发育及产生缺血性改变，因此可改为"人字位石膏"或"人字型矫形器"固定，即髋关节仅外展80°左右，膝关节微屈，上矫形器后允许患儿戴矫形器踩地活动。4岁以上：此时脱位程度加重，骨与软组织的继发改变也较严重，手法整复难以成功，应采用手术治疗。成人：如果一侧髋关节脱位程度较高，经牵引未能下移，伴严重疼痛，且影响生活者，可行股骨转子下截骨术来改变负重力线，改善症状。

目前临床上常用先天性髋脱位矫形器包括：巴铺立克矫形器（Pavlik harness）、冯·罗森矫形器（von Rosen splint）、蛙式外展矫形器、蒂宾根屈髋矫形器（Tubingen hip flexion orthoses）、膝上髋外展矫形器。

（一）巴铺立克矫形器（Pavlik harness）

1944年首先由 Anord Pavlik 提出，是临床上常用的一类髋脱位矫形器，8个月内的婴儿使用效果较好，也可以用到12个月。

1. 结构　由软布带制成，包括肩带、小腿固定套等。小腿固定套与肩带的距离可根据患者需要进行调节（图4-5-4）。

2. 作用　控制髋关节于屈曲位，但不限制膝关节、踝关节的运动。

3. 适应证　适用于髋关节发育不良，无不稳。

4. 注意事项　装配矫形器后每间隔4~6周应

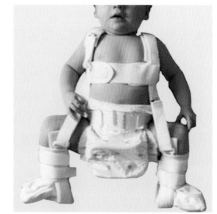

图 4-5-4　巴铺立克矫形器

临床检查一次,直到髋臼和股骨头骨骺发育正常为主。

（二）冯·罗森矫形器

1. 结构　由有延展性能的铝板制成,外包一层橡胶,之后改用热塑塑料板制成,与小儿身体很伏贴。板的上部钩在肩部,板的中间部位抱在腰部,板的下方绕过大腿（图4-5-5）。

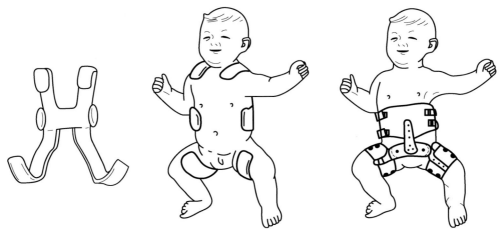

图 4-5-5　冯·罗森矫形器

2. 作用　控制髋关节在屈曲、外展、外旋位。

3. 适应证　适用于髋关节发育不良。

4. 注意事项　此矫形器对髋关节的控制功能比较好,但是矫形器较硬,需要经常检查肢体控制的位置和注意防止皮肤压伤。

（三）蛙式外展矫形器

蛙式外展矫形器是目前临床应用比较普遍的矫形器,种类也较多,但功能和结构都基本相同。常用于 3 岁以下的先天性髋关节脱位的患者。此矫形器的优点是可以将髋关节可靠地控制在屈髋外展位,由于内收肌的张力,可形成股骨头对髋臼的压力,可以有效地刺激髋臼的发育,因此治疗效果比较好。

1. 结构　臀部托板、大腿固定箍、固定带、肩吊带（图 4-5-6）。

2. 作用　可靠地控制髋关节在屈髋、外展位。

3. 适应证　适用于髋关节发育不良,无不稳,髋关节脱位保守治疗后遗留异常。

4. 注意事项　由于长时间的内收肌张力过高,股骨头对髋臼压力过大可能会导致股骨头缺血性坏死,所以在佩戴矫形器后应及时随访或通知患者定期复查,在佩戴矫形器早期一般 4 周左右复查一次。

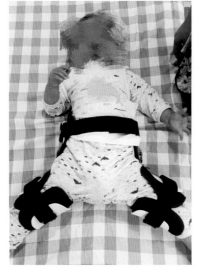

图 4-5-6　蛙式外展矫形器

（四）蒂宾根屈髋矫形器

蒂宾根屈髋矫形器（Tubingen hip flexion orthoses）是 1987 年德国的 Bernau 教授根据 Salter 提出的治疗"髋关节发育不良，应当使患儿尽量保持在母体中的自然姿势"的理论开发的。此矫形器分为大、中、小三个尺码，小码适用于 1 个月左右的患儿，中码适用于 2~6 个月的患儿，大码适用于 6~12 个月的患儿。此矫形器不像蛙式外展矫形器那样使患儿髋关节长时间地保持在极度的外展位，因此很大程度上减少了出现股骨头缺血性坏死的可能性。

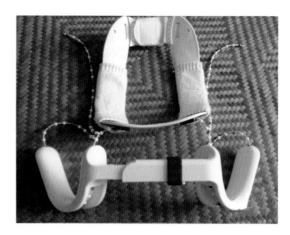

图 4-5-7　蒂宾根屈髋矫形器

1. 结构　矫形器由肩带、大腿托、大腿托间支条、四条连接链珠构成。可以通过链珠的调节将患者的髋关节控制在屈髋 90°以上，轻度外展位，而膝关节和踝关节的运动不受限制（图 4-5-7）。

2. 作用　控制髋关节于屈髋、外展位。

3. 适应证　适用于髋关节发育不良。

4. 注意事项

（1）如果穿戴的头几天患儿经常哭闹，应取下矫形器，请医生进行检查。

（2）每天穿戴需在 23h 以上。

（3）佩戴矫形器后一般 3~4 周复查一次，检查肢体位置和适配情况，应按照儿童的生长发育进行调节。

（4）患儿在俯卧睡时，应俯卧在泡沫塑料枕上，儿科医生也建议当患儿能自己翻身之后，再让患儿俯卧位睡觉。

（五）膝上髋外展矫形器

膝上髋外展矫形器是由双侧膝上的大腿托和围带与两腿间的可调节支撑连接件相连，可以通过改变连接杆的长度改变髋关节的外展角度。此矫形器多用于爬行或学走路的先天性髋关节发育不良的患儿，年龄一般在 6~18 个月。

1. 结构　由双侧大腿托或大腿套、可调节长短的连接杆组成（图 4-5-8）。

2. 作用　主要是将髋关节固定于外展位。

3. 适应证　适用于先天性髋关节发育不良的患儿，一般在 6~18 个月。

4. 注意事项　此矫形器主要用于爬行或学步前儿童使用，因此在穿戴的初期要预防患儿摔倒等。

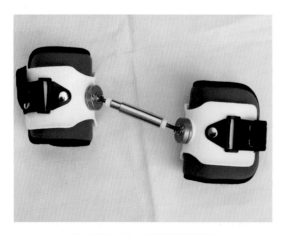

图 4-5-8　膝上髋外展矫形器

五、股骨头无菌性缺血性坏死治疗矫形器

股骨头无菌性缺血性坏死又称非创伤性股骨头缺血性坏死。是一种由于骨内循环障碍,骨细胞死亡,进而出现骨结构和力学功能的改变,引起股骨头塌陷、髋关节疼痛和功能障碍的疾病。股骨头坏死病程进展快,多数患者发病后 2 年左右便发生股骨头塌陷,因此股骨头坏死致残率较高,严重降低了人们的生活质量。保守治疗的原则是尽量将全部股骨头包容在无病变的髋臼中,尽量减少股骨头的承重,这样既可以缓解髋部疼痛,解除软组织痉挛,又能避免在股骨头的承重中塌陷、变形(图 4-5-9)。临床上常用的此类矫形器包括:多伦多型(图 4-5-10)、三边形接受腔式(图 4-5-11)、波格斯蒂克型、西尾式外展内旋位免荷矫形器、伯克兰矫形器、斯奈德吊带(图 4-5-12)等。

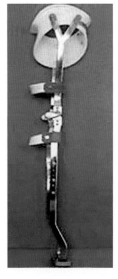

图 4-5-9 股骨头无菌性缺血性坏死治疗矫形器

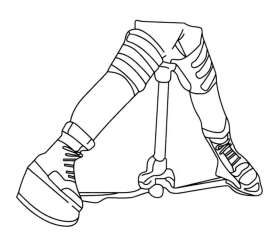

图 4-5-10 多伦多型

1. 结构 用于治疗股骨头无菌性缺血性坏死的矫形器结构和材料不同,但基本原理相同,都是尽量让坐骨承重,避免股骨头的承重。基本结构包括:坐骨承重装置、坐骨与地面连接杆、足蹬板等。另外,健侧应根据患侧免荷的高度加高健侧,以方便患者步行。

2. 作用 保持髋关节于外展、内旋位,尽量使股骨头能包容在无病变的髋臼中。

3. 适应证 适用于髋关节发育不良或者半脱位。

4. 注意事项

(1)品种的选用和髋关节外展角度的设计应根据股骨颈颈干角的大小和骨骺板的倾斜度而定。髋关节的外展角度,原则上应使骨骺线的外侧与髋臼的上缘接触。一般以髋关节外展 35°~55°、内旋 5°~10°为宜。

(2)治疗师有责任让患儿家长充分了解使用矫形器的必要性、重要性,得到家长的密切配合,做好矫形器的坚持使用工作,坚持正确的使用是成功的关键。

(3)定期复查、拍摄 X 线片观察股骨头骨骺坏死情况的变化,当股骨头骨骺坏死完全恢复之后才能去除矫形器开始下肢承重。

(4)能有效地将患侧髋关节控制在处方要求的外展角度和内旋角度。

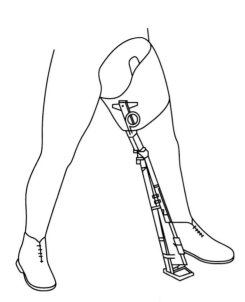

图 4-5-11 三边形接受腔式

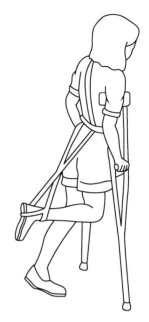

图 4-5-12 斯奈德吊带

（5）有良好而稳定的坐骨承重:让患儿在站立位轻轻提起患肢,检查者用示指触摸到坐骨结节的下方,然后让患儿下肢承重,如果示指明显感到了压力则表示具有良好的坐骨承重。

（6）膝铰链的轴心与膝关节生理轴心有良好的同轴性。

（7）足蹬的外侧应根据髋关节外展的角度适当地补垫楔形块。

（8）为确保股骨头的完整性免荷要求:膝关节带铰链锁;大腿接受腔的外侧壁的下部切除,露出大转子;鞋底与足蹬之间保持适当的距离。

（9）健侧的鞋应适当补高。

（10）金属支条的长度是可调的,以适应生长的需要。

第六节　截瘫步行器

截瘫是指胸腰段脊髓损伤后,受伤平面以下双侧肢体感觉、运动、反射等消失和膀胱、肛门括约肌功能丧失的一种病症。截瘫一般是由于病变或外伤所致脊髓损伤,其中交通事故和建筑工地意外所致外伤性脊髓损伤患者居多。在截瘫治疗中,截瘫步行器作为一种辅助器具,可以帮助肢体被动活动,预防肌肉萎缩,促进肢体恢复。

一、截瘫步行器的概念及意义

应用步行矫形器进行站立或步行训练,对脊髓损伤患者整体功能的康复和预防并发症具有重要意义。不仅能使部分截瘫患者达到较为满意的步行效果,即便未能达到实用性步行的患者,应用步行矫形器进行站立或步行训练仍是必要的康复活动。实践表明,对于长期卧床的截瘫患者来说,能够获得站立和行走的机会,无论是在生理上还是心理上都有着极为深远的意义,因此,步行矫形器的应用是脊髓损伤康复的重要组成部分。

1. 生理上

1）增强肾脏、膀胱和肠道功能,有效预防泌尿系统感染,改善排便功能。

2）增强患者肌力并避免肌肉萎缩,强化骨骼并预防骨质增生。

3）促进全身特别是下肢的血液循环,有利于预防体位性低血压和下肢静脉血栓的形成。

4）增强髋、膝关节的活动,减轻关节痉挛,预防关节挛缩。

5）避免了长期坐、卧带来的压疮感染。

6）改善心肺功能,提升了日常活动能力。

2. 心理上

1）增强了截瘫患者自强自立的信心,应用步行矫形器进行站立或步行训练,对克服脊髓损伤患者创伤后心理障碍亦有积极的作用,可使患者看到自己的潜能,感到能与正常人在同等高度上进行对话与交流,增加了正视残疾、自立自强的信心,缩短了心理障碍时间。

2）促进截瘫患者的全面康复,应用步行矫形器实现实用性步行后扩大了患者的社会活动空间,增加了社会活动能力,促进患者早日回归社会和全面康复,也改善了截瘫患者带来的一系列社会问题。

二、截瘫步行器的分类及特点

临床上常用截瘫步行器分为无助伸型和带助伸型两大类。其中不带助伸功能以往复式截瘫步行器（RGO）、Walkabout 为代表,带有助伸功能的以改进型往复式截瘫步行器（ARGO）为代表。其中 RGO 和 ARGO 两种应用最广。RGO 主要适用于胸$_{10}$（T_{10} 脊髓损伤 A 型或 B 型的患者）平面以下的截瘫患者,ARGO 适用于胸$_5$（T_5 脊髓损伤 A 型或 B 型的患者）平面以下的截瘫患者。因此脊髓损伤平面和损伤程度是确定装配哪种类型截瘫矫形器的主要因素,表 4-6-1 主要适用于脊髓损伤 A 级和 B 级的患者,根据其损伤的平面来确定能否装配截瘫步行器或装配何种类型截瘫步行器。

表 4-6-1　不同截瘫步行器的选配及康复目标

脊髓损伤平面	截瘫步行器的选配	康复目标
$C_5 \sim T_1$	站立架或站立床	每天坚持适当的站立训练,减少长期卧床带来的并发症
$T_2 \sim T_4$	ARGO	借助平衡杠或助行架在陪护的看护下,在平坦路面可达到实用性步行
$T_5 \sim T_{10}$	RGO、ARGO	借助助行架或肘拐在陪护的看护下,在平坦路面或社区可达到实用性步行
$T_{11} \sim L_1$	RGO、Walkabout	借助助行架或肘拐可自行在平坦的路面或社区可达到实用性步行,另外,在陪护的看护下可完成 30° 以下的上、下斜坡训练
L_2	膝踝足矫形器（KAFO）+腰围	借助助行架或肘拐可自行在较为复杂的路面或社区达到实用性步行（在复杂路面步行时,最好在监护人员的陪同下进行）
L_3	定制固定踝足矫形器（AFO）	借助双肘拐或双手杖可在较为复杂的路面达到实用性步行 借助单四角拐或单拐可在较为平坦的路面达到实用性步行

续表

脊髓损伤平面	截瘫步行器的选配	康复目标
L₄	定制活动踝足矫形器（DAFO）	借助单拐可在较为复杂的路面达到实用性步行 无任何辅助器具的保护下,只穿戴矫形器在较好的路面达到实用性步行
L₅	无需佩戴矫形器	——
S₁	无需佩戴矫形器	——

三、截瘫步行器的机械结构及原理分析

（一）RGO

RGO是最早用于无行走能力高位脊髓损伤患者的截瘫步行矫形器。

1. 结构特点　由髋关节组件、膝关节组件、足托及联接支条组成。髋关节组件由双侧髋关节及连接两端的钢索和背管组成,与髋关节相连接的钢索是实现迈步的关键部分,髋关节的上、下支条分别将躯干部分和大腿矫形器连接成一体,形成稳定体。躯干部分由侧向支条和前后固定躯干腰带以及骨盆臀围组成,下部由膝踝足矫形器构成(图4-6-1)。

2. 工作原理　当身体重心向一侧移动到一定程度时,钢索将牵动对侧的下肢向前迈出,随着身体重心从一侧到另一侧转移,对侧腿迈出,由此实现了往复式行走。这个设计的重点在于它利用了患者残余的一点能量和身体的重力加以发挥,实现了自行行走的目的。

（二）ARGO

ARGO是在RGO基础上的改进版。

1. 结构特点　主要是将以前两条与髋关节连接的钢索改进为一条或是改为通过背部两根平行的支条传递力量,通过万向机械关节来实现两侧髋关节间力和力矩转递或转化,另外,在膝关节处增加了助伸气压装置和膝关节与髋关节间的联动装置(图4-6-2)。

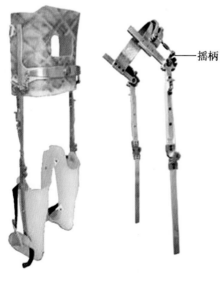

图 4-6-1　RGO

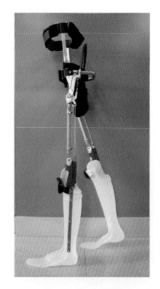

图 4-6-2　ARGO

2. 工作原理　与 RGO 相同,但由于增加了膝髋关节助伸装置,不仅步行时有助动的功能,而且在坐位与站立位转换的过程中也得到了辅助助力功能。当患者需要站起来时,身体向前倾,双手支撑身体,膝关节开始伸展超过 45°,膝关节气压泵便可以发挥作用,将身体缓慢弹起,髋关节自行锁定,患者可以站稳并开始行走了。患者在实际使用过程中,稳定性得到提高,能量消耗降低。

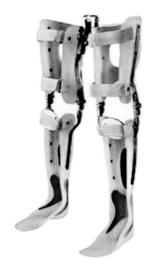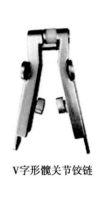

V字形髋关节铰链

（三）Walkabout

1. 结构特点　Walkabout 由互动式铰链装置和膝踝足矫形器组成。其中互动式铰链利用钟摆原理通过运用重力势能提供交替迈步的动力,膝踝足矫形器用于支撑双腿,为支撑站立平衡提供必要保证(图 4-6-3)。

图 4-6-3　Walkabout

2. 原理分析　Walkabout 类似于钟摆工作原理,当患者重心转移时利用装在大腿矫形器双侧的互动式铰链(铰链的转动中心)装置的作用,实现瘫痪肢体的被动前后移动。患者穿戴 Walkabout 行走时,当躯干重心向一侧倾斜时,另一侧下肢在铰链带动下离开地面,然后重心转移使悬空的下肢在重力的作用下依靠互动式铰链装置跟着重心前移,在惯性的作用下向前摆动从而完成迈出腿的动作。

四、截瘫步行器的设计

（一）主要结构

1. 髋关节　髋关节部件是步行器的主要结构之一。它上接腰部支撑,下连膝铰链矫形器,RGO 采用钢丝绳连接两端髋关节,改进方式中则采用摇杆传导,这种方式减少了空间占用。为方便患者装配,目前普遍采用腰部支撑拆卸式或腰腿插接分离式设计,使穿脱更方便。髋关节还可采用自动上锁装置,让患者起立时自动锁紧,保证站立时可靠,坐下时方便。

2. 膝关节　RGO 采用膝部卡锁方式,改进产品可采用气压联动装置,通过髋膝联动解锁,气压缓冲装置,使使用者坐下或站立时通过屈髋带动膝关节开锁,加上气压膝缓冲,患者无需他人帮助即能实现自行坐下或站立功能,提高了患者的自理能力,增强了患者的自信心。

（二）步态分析及关节活动度

正常步态即正常人体采用最自然、最舒适的姿态行进时的步态。一个步行周期由支撑期和摆动期组成,它具有支撑期稳定性好、摆动期灵活自然、有足够的步长等特点。人体下肢的主要关节包括髋关节、膝关节和踝关节。关节的运动主要是沿着 3 个相互垂直的轴所进行的运动,包括沿冠状轴的前屈和后伸运动、沿矢状轴的内收-外展运动以及沿垂直轴的内旋-外旋运动等。正常的关节活动范围是设计矫形器必不可少的条件。髋关节正常活动度为:屈曲 0°~125°,伸展 0°~15°;膝关节正常活动度为屈曲 0°~130°,一般伸直 0°;踝关节正常活动度为背屈 0°~20°,跖屈 0°~45°。

五、截瘫患者装配截瘫步行器前后的训练

对于截瘫患者,因其运动功能丧失严重,要想借助步行矫形器实现重新站立、步行,在矫形器装配前、后进行针对性的康复训练是十分必要的。装配使用步行矫形器的成败,很大程度上取决于训练效果的好坏。实践证明,经过严格的训练后,可使患者恢复较有实际意义的挂拐(双肘拐)行走功能,并使患者的日常生活活动(ADL)能力大为提高。但需注意,无论是矫形器装配前还是装配后的训练,都必须在治疗师的指导、监护下一对一地进行。训练中要循序渐进、经久强化,要保证患者安全,并给予必要的心理辅导。

（一）矫形器装配前训练

训练的目的是增强肌力和体能,提高运动和平衡能力,为使用步行矫形器创造条件。训练内容包括增强心肺功能、抑制痉挛、增强上肢及躯干肌力、诱发下肢肌力,以及肌耐力、关节活动度(ROM)、平衡功能、运动协调能力、站立、体位转移等方面的运动训练。同时,进行其他综合康复训练和治疗,包括下肢持续被动运动(CPM)治疗、理疗、针灸、心理治疗等对症支持治疗。为了能够借助助行架或拐杖练习步行,要特别强调上肢肌力增强训练,如三角肌、胸大肌、肱二头肌、肱三头肌和背阔肌的肌力训练,以及各肌群间的协调与协同性收缩能力的训练。在训练中重点做好以下训练:

1. 站立训练　在站立床的辅助下进行 2 次/d,1~2h/次,以增加心肺适应能力和促进下肢血液循环。对长期卧床的患者,此项训练尤为重要,可防止体位性低血压。

2. 被动关节活动度训练　治疗师帮助患者进行髋关节、膝关节、踝关节等被动关节活动度练习,尤其要重视被动伸髋训练。

3. 上肢肌力训练　利用哑铃和沙袋进行三角肌、肱二头肌、肱三头肌、背阔肌等肌肉的抗阻训练,4 次/d,15~25min/次,以增强上肢肌力。

4. 平衡、转移训练　在治疗师的指导下进行翻身起坐、直腿坐位平衡训练及正常坐位平衡、转移训练。根据患者的个体差异制定运动处方,一般依据训练时患者的心率及次日患者的疲劳恢复情况进行运动处方的调整。

（二）矫形器装配后训练

佩戴步行矫形器后,除强化装配前的训练外,应重点进行有针对性的平衡、步行步态训练以及 ADL(日常生活活动)训练。训练的内容包括:

1. 矫形器的适应　穿戴步行矫形器的最初 1~7 天应进行矫形器的调整,并及时纠正患者不正确的姿势,使患者尽快适应矫形器,并达到在无拐杖支撑下能平稳站立。

2. 穿、脱矫形器　穿脱步行器对患者的坐位平衡、腰腹肌力量及动作的协调性要求较高,多数患者需经过一段时间的练习才能自行穿脱。通过练习,应使患者达到独立、熟练地完成矫形器的穿、脱。

3. 站起和坐下　结合助行架进行训练。站起前注意双足尽量前伸,双手支撑时骨盆快速后倾,站直后注意锁定膝关节。坐下时,注意打开膝关节锁后立即用手支撑稳定,防止跌倒。

4. 平衡训练　包括平行杠内平衡训练和挂拐平衡训练。此时主要进行实用的动态平衡训练,包括闭眼站立、转体、抛接球、躯干向前向后移动的控制、用拐杖在前后向或外向受力时保持平衡的方法等,重点在于前后向的平衡能力训练。

5. 平行杠内的迈步移动训练　让患者穿戴锁定膝关节的矫形器站在平行杠内,先练习

重心转移、提髋和骨盆旋转,再练习迈步移动。迈步时,利用腰腹部的残存肌力,身体向侧前方倾斜使重心转移到支撑侧(此时踝关节应有5°~10°的背屈),使摆动腿离地,接着再通过躯干和骨盆的后倾、旋转,带动摆动腿向前迈出。然后将重心转移到迈出侧,使另一侧离地,再借助重力和惯性,并配合骨盆的旋转、后倾使之向前迈出,从而实现交替迈步移动。

6. 四点步步行训练　训练时,先在较高大的、带轮的步行架中做减重、被动的较快行走,让患者尽量跟上节奏,体验步行的感觉。然后,在平行杠内逐渐加大步幅及步频,注重协调性和平衡能力的提高,再逐步从平行杠过渡到小的助行架,再到拐杖步行。

7. 摆过步步行训练　如患者能较好地控制骨盆,掌握了较高的平衡技能,则可由四点步过渡到步速较快的摆过步训练。先在平地上练习行走,再进行上下坡、上下台阶以及跌倒爬起的练习,让患者逐步达到在拐杖的辅助下安全行走。

(解　益)

参 考 文 献

[1] 肖晓鸿,方新. 康复工程技术[M].武汉:华中科技大学出版社,2011.

[2] 赵辉三. 假肢与矫形器学[M].北京:华夏出版社,2011.

[3] 赵正全. 低温热塑矫形器实用技术[M].北京:人民卫生出版社,2016.

[4] 武继祥. 假肢与矫形器的临床应用[M].北京:人民卫生出版社,2012.

[5] 方新. 下肢矫形器原理与装配技术[M].北京:中国社会出版社,2014.05.

[6] 缪鸿石. 康复医学理论与实践[M].上海:上海科学技术出版社,2000.

[7] 喻洪流. 假肢矫形器原理与应用[M].南京:东南大学出版社,2011.

[8] 卓大宏. 中国康复学[M].2版.北京:华夏出版社,2003.

[9] 加仓井周一(日). 矫形器学[M].孙国凤,译.北京:华夏出版社,1997.

[10] Zhen F,Chuyan Y,Lei W,et al. The Impact of Individualized Paraplegia Orthosis on the Function of Spinal Cord Injury Patients[J]. Chinese Journal of Rehabilitation Medicine,2010,25(9):854-857.

[11] Karimi MT. The influence of walking with an orthosis on bone mineral density by determination of the absolute values of the loads applied on the limb[J]. Australasian Physical & Engineering Sciences in Medicine,2012,35(1):55-61.

[12] 杨勤,唐丹. 胸段脊髓损伤患者应用截瘫步行矫形器对下肢康复的影响[J].中国组织工程研究,2015,19(31):4967-4972.

[13] 程宏,任庆红. 临床路径在弹力螺旋牵引支具治疗先天性髋关节脱位患儿中的应用[J].护理研究:下旬版,2007,21(3):800-801.

[14] 石芝喜,唐丹,欧阳庆军,等.往复式步行矫形器对改善脊髓损伤者步行能力及日常生活活动能力的作用[J].中国康复理论与实践,2009(02):117-119.

[15] Arazpour M,Hutchins SW,Ahmadi Bani M,et al. The influence of a rocker sole adaptation on gait parameters in spinal cord injury patients ambulating with the advanced reciprocating gait orthosis-a pilot study[J].Disabil Rehabil Assist Technol,2015,10(1):89-92.

[16] Cohen JT,Marino RJ,Sacco P,et al. Association between the Functional Independence Measure following spinal cord injury and long-term outcomes[J].Spinal Cord,2012,50(10):728-733.

[17] Barbetta DC,Cassemiro LC,Assis MR. The experience of using the scale of functional independence measure in individuals undergoing spinal cord injury rehabilitation in Brazil[J].Spinal Cord,2014,52(4):276-281.

[18] 帅浪,冯珍. 截瘫步行矫形器在胸腰椎脊髓损伤患者中的应用[J].中华物理医学与康复杂志,2012,34(8):612-614.

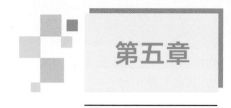

第五章

矫形器制作设备与工具

第一节 制作设备

一、平板加热器

（一）设备功能

平板加热器是假肢矫形、康复医疗等行业制作假肢、矫形器以及其他康复医疗辅助器具的专业设备（图5-1-1）。相对于烘箱和红外线烤箱等设备来说，它的应用面相对较窄。平板加热器一般被用于在制作高温矫形器过程中对聚乙烯（PE）板材和聚丙烯（PP）板材进行加热软化。

（二）使用和管理

聚乙烯板材和聚丙烯板材在材料特性方面不同，因此将它们加热软化所需要的温度也不同。同时，因为平板加热器自身功能特性限制，所以在使用过程中有着严格的操作规程。平板加热器的使用和管理制度：

1. 加热物品的限制　严禁使用平板加热器加热易燃、易爆、有腐蚀性的材料；禁止加热泡沫材料及其他软性材料。

2. 工作人员要做好保护措施　在使用平板加热器的过程中，为避免烫伤，假肢技师应穿戴好工作服、干燥的石棉手套等防护工具。

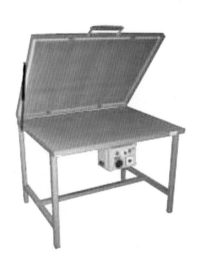

图 5-1-1　平板加热器

3. 正式使用前检查　开机前，假肢技师需要对平板加热器进行清理检查，确保加热板干净无杂物。待清理完成后，调节到板材所需要的温度后再开机启动。

4. 板材准备工作和温度要求　假肢技师必须将板材表面清理干净，对板材四周边缘进行刮边处理后使用。必须等平板加热器的温度上升到所需温度后才能将板材居中放入。假肢技师应严格按照板材的加热温度和加热时间进行加热。聚乙烯材料的加热温度为165~180℃,聚丙烯材料的加热温度为215~230℃,加热时间均为5~15min。

5. 加热完成后操作　严禁在平板加热器的加热平台上使用利器切割软化的板材;在取出软化的板材时,应小心谨慎,防止过度拉伸板材;操作结束后关闭平板加热器。因盖板较重,放下时要注意,防止砸伤自己或他人。

6. 平板加热器的维护保养　在日常使用中,要正确文明地操作和维护平板加热器。使用完要及时清理平板加热器,严禁用清水冲洗金属表面。除了要做好日常的使用规范和维护,工作人员也要定期请专业维修人员为平板加热器做保养。

二、烘箱

(一)设备功能

烘箱是在制作假肢和矫形器过程中,用来加热、烘干或软化聚乙烯板材和聚丙烯板材、泡沫内衬板材、假肢试验接受腔板材以及潮湿的石膏模型等的设备(图5-1-2)。在功能和用途上,烘箱比平板加热器的作用要更加广泛,它除了可以将假肢技师所要使用的板材加热软化,使板材可以在工作人员的操作下被塑造成所需要的形状,实现假肢技师所需要的作用和功能外,还可以对模型以及材料进行加热除湿处理。

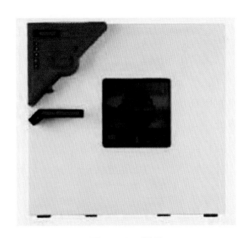

图5-1-2　烘箱

(二)使用和管理

根据加热材料特性的差异和假肢技师所要达到的工作目标,以及烘箱自身功能的限制,在使用烘箱的过程中有着严格的操作规程。烘箱的使用和管理制度:

1. 加热物品的限制　假肢技师应严格按照烘箱的使用规范进行工作,只能用其加热聚乙烯、聚丙烯以及石膏模型等合适的材料。严禁放入易燃、易爆或者具有腐蚀性的物品,以免造成不必要的损失。

2. 工作人员要做好保护措施　在使用烘箱的过程中,为避免烫伤,假肢技师应穿戴好工作服、干燥的石棉手套等防护工具。

3. 使用前检查设备　在使用烘箱时,应先检查电路、插头是否完好。确认无误后,对烘箱内部加热平台进行清理,再确定恒温控制器和时间控制器是否能够正常工作。在确定一切正常后,方可使用烘箱;若烘箱不能正常工作,应及时停机,同时上报给专业维修人员。

4. 烘箱温度调节　假肢矫形师应根据所需加热物品的特性要求来调节温度控制器,要明确不同材料对温度的不同要求,防止温度过低达不到工作要求或温度过高损坏材料和烘箱。

5. 恒温时间的调节　假肢技师应根据所加热材料的特性、温度、干湿程度以及体积大小等差异来调节恒温时间的长短,主要是为了防止材料在过长时间的高温状态下受到破坏。

6. 风扇和通风口调节　根据材料的干湿程度和用途,风扇转速和通风口的开关也要相应变化。例如在烘烤潮湿的石膏模型时,要打开通风口释放水汽,同时应调节风扇转速至观察窗的玻璃内表面无水蒸气为宜,切忌转速过大,以免影响升温。

7. 使用过程中的操作　在烘箱使用过程中,要注意关好箱门;其他准备工作和防护措施要做好;在烘烤过程中要减少箱门的开关次数;开关箱门时动作要快、轻。这些都是为了避免不必要的能量损耗,防止增加加热时间。

8. 材料加热完成后的操作　使用烘箱加热完成后,应关机停止烘箱工作,打开箱门和通风口,使烘箱冷却,取出物品时戴好棉布手套,防止烫伤。同时切断电源,待烘箱冷却后清理烘箱,打扫卫生。

9. 烘箱的维护保养　在日常使用中,要正确文明地操作和维护烘箱。使用完要及时清理烘箱,严禁用清水冲洗金属表面。烘箱上不能放物品,烘箱应离墙面保留 10cm 左右间隙以便于散热。除了要做好日常的使用规范和维护,工作人员也要定期请专业维修人员为烘箱做保养,一旦出现故障立即关掉电源,通知专业人员维修。

三、打磨机

(一)设备功能

打磨机,顾名思义就是在制作假肢和矫形器过程中,供假肢技师对制作的假肢和矫形器等辅助器具进行打磨抛光加工(图 5-1-3)的机器。常用的打磨机抛光设备包括铣磨床磨头打磨机、平面砂带打磨机、砂轮机、砂轮型砂带打磨抛光机等。铣磨床磨头打磨机、平面砂带打磨机只能打磨假肢矫形器制作过程中的非金属材料;砂轮机和砂轮型砂带打磨抛光机只能打磨假肢矫形器制作过程中的金属材料。

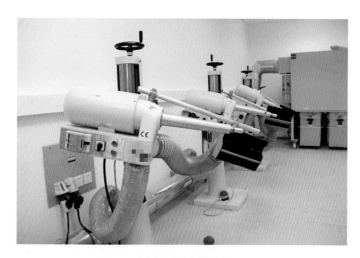

图 5-1-3　打磨机

(二)使用和管理

在假肢和矫形器的制作过程中,材料、配件和半成品的打磨抛光加工有着严格的要求。根据打磨要求程度以及打磨机的使用限制和打磨头的磨粒粗细差异,假肢技师要严格按照工艺要求和操作规范来使用打磨机。打磨机的使用和管理制度:

1. 合理选择打磨头　假肢技师应根据打磨材料合理地选择相对应功能的打磨头,以免

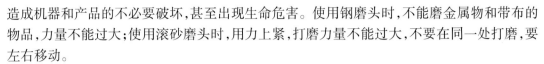

造成机器和产品的不必要破坏,甚至出现生命危害。使用钢磨头时,不能磨金属物和带布的物品,力量不能过大;使用滚砂磨头时,用力上紧,打磨力量不能过大,不要在同一处打磨,要左右移动。

2. 做好自身防护工作　假肢技师在使用打磨机时,应注意穿戴好防护用品。如三紧工作服(紧领口、紧袖口、紧下摆)、口罩、护目镜等。长发工作者要戴防护帽,在打磨过程中,严禁戴手套进行工作。

3. 使用前检查机器　开机前,假肢技师应首先检查打磨机自带的保护装置是否安装完好,如铣磨床转轴上的保护套;接下来检查打磨头是否损坏、装牢,扳手是否已取下;打磨非金属材料时,要确认吸尘罩与打磨头的距离是否合适,吸尘罩是否固定;检查打磨机的各个挡位是否正常运转,开机运行 30s 以上,听有无异常声响,闻有无异常味道,看是否冒烟,注意主轴的转向是否正确;实验停机按钮、脚踏式紧急制动开关、变速开关是否正常。在确认打磨机正常后方可使用,若打磨机不能正常运行,应及时停止机器并上报给专业维修人员。

4. 做好紧急制动措施　在确认紧急制动开关无误后,假肢技师开始进行打磨工作之前,应确保紧急制动开关在离自己最近处。例如脚踏式紧急制动开关,应放在抬脚就能迅速踩到的地方,以便在出现险情时,能立即踩到此开关,防止事故发生。

5. 使用人数限制　1 台机器只允许 1 人进行操作。严禁 2 人或多人同时在 1 台打磨机上进行工作。非工作人员应站在 1m 以外,以免造成不必要的伤害。

6. 打磨结束后关机　打磨结束后,按停机按钮停止打磨机并关闭总开关;取下打磨头和扳手放回摆放区以便他人或下次使用;清理打磨过程中产生的废料垃圾;严禁在机器上放置任何物品。如果发现机器有异常的响音,立刻停止使用并报告相关部门。

7. 打磨机的维护保养　打磨机要做好日常的维护保养,要正确、文明地使用打磨机。严禁使用不正当的方式更换打磨头和使用打磨机;使用完打磨机后,要用干抹布擦净被污染部位,严禁用压缩气枪喷吹清理打磨粉末;严禁用清水冲洗金属表面。除了要做好日常的使用规范和维护,工作人员也要定期请专业维修人员为打磨机做保养。

四、真空泵

(一)设备功能

真空泵是假肢和矫形器制作过程中用来进行热塑性塑料板材抽真空成型和合成树脂成型的抽真空的设备,包括中央真空系统及台式真空泵。真空泵抽真空的真空度可根据需要通过调节真空控制器来控制,一般为 $-60 \sim -80 \text{mbar}$ ($1 \text{mbar} = 0.001 \text{bar} = 100 \text{Pa} = 100 \text{N/m}^2$,巴为非法定计量单位)。

(二)使用和管理

真空泵在假肢和矫形器制作工艺当中属于极其重要、不可缺少的设备,大部分的假肢和矫形器都需要进行抽真空成型。因此在真空泵的使用过程中,有着严格的操作规范和行业要求。真空泵的使用和管理制度:

1. 真空泵的选择　假肢技师在进行假肢和矫形器的抽真空成型工艺时,要根据工艺要求选择不同的真空泵。中央真空系统的真空瓶体积大,每次连续抽气量多,适用于体积较大、抽气量较大的大型矫形器;台式真空泵真空瓶体积小,抽气量相对较小,适用于假肢接受腔真空抽型。

2. 穿戴好防护用品   一般在进行抽真空工艺时,会接触高温或气味较大的材料,因此假肢技师在进行抽真空成型工艺时,应穿戴好工作服、口罩、隔热石棉手套等防护工具。

3. 使用前检查设备   在使用真空泵前,首先要检查软管是否完好,然后根据工艺要求调节好所需要的真空度。开机试运行,用手检验软管管口是否有吸力;关闭软管阀门,观察真空度表是否有偏转,指针偏转速度快慢或真空泵运转时间长短;观察真空泵在到达设定的数值后是否自动停机;观察真空泵自动运行时间间隔长短;观察真空度在少许变化后真空泵是否开始自动运转;听有无异常声响,闻有无焦糊味道,看是否冒烟。确认一切正常后,方可使用真空泵,若不能正常工作,应及时停机并报告给专业维修人员。

4. 使用过程中的操作   软管两端均要连接牢靠、密封;关闭其他未使用的软管阀门;调好相应的真空度;启动真空泵,待达到所调的真空度后即可准备进行抽真空成型;真空成型过程中,要保持制作车间通风良好;待确定假肢或矫形器彻底冷却硬化后才可关闭真空泵。

5. 真空成型结束后操作   抽完真空后,按开关键停机,关闭阀门开关,取下与真空管相连接的软管,收拾好所有物品,做好真空泵的卫生工作。

6. 真空泵的维护保养   真空泵要做好日常的维护保养,正确文明地使用真空泵。严禁使用真空泵吸取杂物,严禁将装有树脂的容器放在真空泵上或旁边,严禁拔下或截取真空泵自带的软管。使用完毕后,要关闭电源和阀门,做好清洁卫生工作,严禁用清水冲洗金属表面。除了要做好日常的使用规范和维护外,工作人员也要定期请专业维修人员为真空泵做保养。

五、恒温水箱

(一)设备功能

恒温水箱是假肢技师在进行低温矫形器制作工艺当中必不可少的设备(图 5-1-4)。低温热塑板是一种特殊合成的高分子聚酯(新型材料),是经一系列物理和化学方法处理而成的新型医用材料。假肢技师就是利用恒温水箱将低温热塑板加热软化,进而制作成相应的低温矫形器。

(二)使用和管理

恒温水箱是低温矫形器制作过程中极其重要、必不可少的设备,低温热塑板需要在恒温水箱内加热软化才能被制作成矫形器。因此在恒温水箱的使用过程

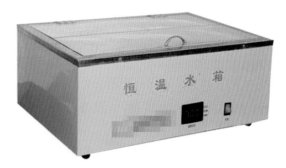

图 5-1-4   恒温水箱

中,有着严格的操作规范和行业要求。恒温水箱的使用和管理制度:

1. 加热材料限制   恒温水箱是通过热水对材料进行加热软化,温度最高不会超过100℃,因此只能用来加热低温热塑版。

2. 做好防护工作   假肢技师在用恒温水箱进行工作时,为防止热水溅到身上,应穿好工作服再进行工作。

3. 使用前检查设备　在使用恒温水箱前,首先应检查电源插头是否插好;严禁在水箱无水的情况下开启水箱;水箱里的水位不能低于1/2,以免在加热过程中水量过少导致加热管损害;水箱里的水也不能过多,防止在加热温度高的时候溢出导致烫伤;加入一定量的水后,打开恒温水箱开关,设定好温度,开机到加热完成,观察恒温水箱加热功能是否完好;听有无异常声响,闻有无焦糊味道,看是否冒烟。确认一切正常后,方可使用恒温水箱,若不能正常工作,应及时停机并报告给专业维修人员。

4. 使用过程中的操作　假肢技师应在恒温水箱到达指定温度后才可将裁剪好的低温热塑板放入水箱,放入水箱后应将水箱盖盖好,待5~10min后再用专业工具将软化好的板材取出进行二次裁剪或制作。

5. 使用结束后操作　假肢技师在低温矫形器加热软化完成后,应及时关闭开关,切断电源;待水箱中的水冷却后导出水箱,防止水箱金属表面氧化影响使用寿命;收拾好所有工具物品,做好恒温水箱卫生工作。

6. 恒温水箱的维护保养　恒温水箱要做好日常的维护保养,要正确文明地使用恒温水箱。严禁使用恒温水箱加热低温热塑板之外的其他材料。使用完毕后,要关闭电源,做好清洁卫生工作,严禁用清水冲洗金属表面。除了要做好日常的使用规范和维护,工作人员也要定期请专业维修人员为恒温水箱做保养。

六、缝纫机

(一)设备功能

在假肢和矫形器制作工艺过程中一般需要用到很多辅助工具,这其中很重要的一个工具就是缝纫机,大多数假肢矫形单位目前采用的都是工业缝纫机(图5-1-5)。假肢技师一般都是用缝纫机为患者缝制假肢袜套或者矫形器隔层。

(二)使用和管理

缝纫机作为假肢矫形制作工艺过程中不可或缺的工具,在假肢和矫形器制作过程中有很重要的作用,因此假肢技师需要掌握熟练的缝纫机使用技巧。如何正确地使用和保养缝纫机,关系到机器使用寿命,往往机器是好的,但由于使用和保养不当,造成了许多不必要的故障,所以正确地使用和保养是非常重要的。

缝纫机的使用和管理制度:

1. 使用前准备　先将机器各部位擦拭干净,并检查部件间紧固部件有无松动现象;检查各油孔是否通畅,按润滑要求进行润滑;检查各运动部位有无障碍,防护装置是否完好;检查压脚与机针之间、压脚与送料牙之间的位置是否合理。

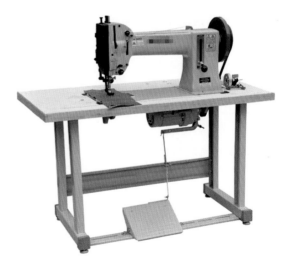

图 5-1-5　缝纫机

以上准备工作确认无误后,才可引入电源,抬起压脚,空车运转,并检查机头手轮方向是否正确,若不正确则应调整电源将两者相对。

2. 缝纫前调整　调整压脚的高矮位置;调整压脚与机针之间的间隔;调整压脚送料牙位置;调整针杆的位置;调整针码的大小;调整挑线簧的弹力大小。

3. 缝纫时操作　注意正确的坐姿;注意脚部控制电机踏板压脚的方法;注意正确的梭心安装方法;注意正确的穿线、起针、收针、倒针操作;注意送料、接料操作;注意拐弯操作;注意正确绕底线的方法;初学时请勿高速运转。

4. 缝纫机的维护保养　缝纫机要做好日常的维护保养,要正确文明地使用缝纫机。严禁使用缝纫机缝制过硬的材料。使用完毕后,要关闭电源,做好清洁卫生工作,严禁用清水冲洗金属表面。工作中如发现不正常现象(特别是高速运转部位的异常现象)应立即停机并向专业维修人员报告情况,以便找出原因,调整或修理,排除故障;有事需离开机器时,要及时关机;机器长期未用,应先进行清理,涂上防护油脂,妥善保管,半年至少全面润滑一次,并作短时间空运转。除了要做好日常的使用规范和维护,工作人员也要定期请专业维修人员为恒温水箱做保养。3 个月进行一次一级保养,每半年进行一次二级保养。

七、计算机辅助设计/计算机辅助制造设备

(一)设备功能

计算机辅助设计(computer aided design,CAD)系统主要用于完成矫形器产品设计过程中的各项任务,如患者的 3D 扫描取型、矫形器的设计、修型、装配和分析等。其中,3D 扫描取型是将患者的肢体进行数字化,将患者需要装配矫形器部分的形状转换成虚拟的三维图像,设计和修型是将扫描建立的三维图像进行虚拟化的修改,装配和分析是在虚拟化修型之后,确定矫形器的最终形式,并插入患者的映像图片进行图像投影判断,或者单独提出矫形器的形状,进行效果评价和分析。

计算机辅助制造(computer aided manufacturing,CAM)设备是制造人员借助于计算机完成从生产准备到产品制造出来的过程中各个环节与活动,如进行数控加工编程、制造过程控制、质量检测等。因此,总体来说,CAD/CAM 设备应具备:图形图像处理、产品与过程建模、信息存储与管理、工程计算分析与优化、工程信息传输与交换、模拟与仿真、人机交互、信息输入、信息输出等基本功能。

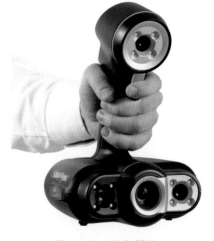

图 5-1-6　3D 扫描仪

(二)使用和管理

1. 扫描患者的身体形状(3D 数字化取模)　取模是将患者的肢体几何形状输入到计算机中。目前主要采用的是激光扫描仪,基本原理是采集红外线的曲率变化进行数字化,一般直接用 3D 激光扫描仪进行直接扫描,精确地捕获患者的身体形状,并转换成数据(图 5-1-6)。

2. 形状修整(计算机辅助设计)

1)导入扫描的患者数据,建立三维数字模型。

2)将修型的原模型导入数据库。

3)使用专用的 3D 设计软件对三维模型进行修整,软件通常包括区域修型工具和石膏修型工具(图 5-1-7)。区域修型工具需要矫形器师在虚拟石膏模型上确定一个修型区域和

修型区域中的凹凸顶点。石膏工具则像石膏调刀、石膏锉、纱网、手工具等形象化操作,进行消减石膏、做平面、光滑石膏、挖孔、开槽、填补石膏等。最终将扫描到的形状进行解剖学修正,以创建矫形器师想要的形状。

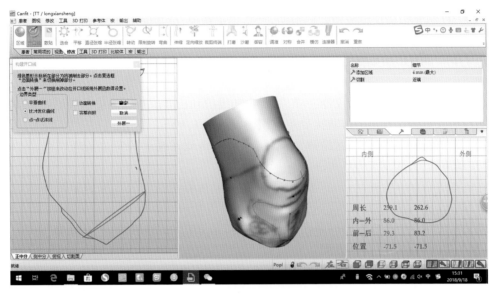

图 5-1-7　设计软件

4) 采用边缘线设计功能将矫形器形状边缘设计并绘制在数字模型中,然后将已经设计完成的矫形器实时三维显示出来。

5) 通过选择照片上患者的骨性特征并将其与将患者的数码照片或放射影像的骨性特征与患者数字模型进行重叠,来检验模型修改正确与否。

6) 最后创建加工文件,便于导入数控加工中心(CNC)进行加工。

3. 制作模型(计算机辅助制造)　将泡沫模型正确放置于高速雕刻机中(也称为中央制造系统),然后将创建的文件导入到次雕刻机中。最后通过电脑控制的雕刻机自动制造出一个精确的轻型泡沫模型(图 5-1-8)。

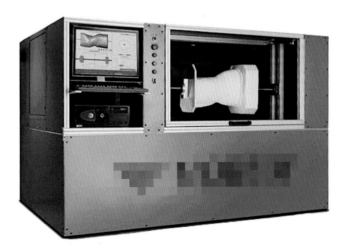

图 5-1-8　雕刻机

4. 设备的日常维护　3D 激光扫描仪是精密设备,从便携箱中取出、放入,以及整个使用过程中要轻拿轻放,避免和工件周边物体碰撞。扫描时,其中一只手拿扫描仪,另一只手可以自然地握住数据线,以减少数据线接口处受力,从而减少数据线的损耗。扫描过程中,避免数据线的大幅度扭转、拉扯,也不要踩踏数据线。

保持 3D 激光扫描仪镜头镜片的清洁,严禁用手触摸,严禁使用任何腐蚀溶剂清洁镜片。附着在镜头表面的灰尘可以使用洁净除尘罐去除。

随机配置的校准板要保持其整洁干净,避免目标点损坏、污染。校准板用完要马上放回到便携箱中。

雕刻机,就像所有的精密仪器一样,需要定期维护和校准。正确维护和校准的雕刻机加上专业的制作技能生产出的假肢接受腔容积误差只有 1.1%。

每次机器使用完毕,要注意清理,务必将平台及传动系统上的粉尘清理干净,定期(每周)对传动系统(X、Y、Z 三轴)润滑加油。

对电器进行保养检查时,一定要切断电源,待监视器无显示及主回路电源指示灯熄灭后,方可进行。

雕刻机使用 3 个月左右要对紧固件进行检查,龙门两侧的连接螺丝、丝杠螺母的紧固螺丝、两侧电机的紧固螺丝进行紧固。

第二节　评　估　设　备

一、骨盆水平尺

1. 用途　通常用来检查骨盆的倾斜程度,用以作为下肢不等长、脊柱侧凸等疾病的辅助评估(图 5-2-1)。

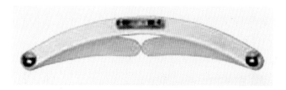

图 5-2-1　骨盆水平尺

2. 测量范围　0~600mm。

3. 使用方法　患者自然站立,然后打开骨盆水平尺的两脚,置于被测者髂嵴上方,通过观察水平尺上水泡的位置测定髂嵴水平程度。

二、体宽测量尺(短)

1. 用途　通常用来测量身体某部分的前后径或左右径(图 5-2-2)。

2. 测量范围　600mm;精度:±1mm。

3. 使用方法　双手拉开卡尺至合适的距离,把需测量身体某部分的前后径或左右径卡住,使两测量爪与身体贴合,然后取出卡尺读数并记录。

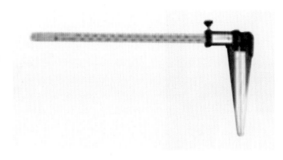

图 5-2-2　体宽测量尺

三、激光假肢矫形器对线系统

(一)激光测力平台

1. 简介　激光测力平台能自动识别地面反作用力的垂直分力,并投射激光于被检测者身上,以此提供静态对线的客观数据,使检查者可以很直观地观察被检测者重力线的情况。

激光测力平台可应用于假肢矫形器、物理疗法及康复三个方面。其主要组成部分是:测力感应平台、电子装置、激光投影系统以及显示和控制装置。激光测力平台可迅速并准确地确定人体的重心。肉眼看不到的能量线以垂直的激光线呈现于人体或被测试的物体上。激光线可移动。此设备可显示测量值并对测量进行控制。压力传感器还可实时显示足部前后脚掌的压力。

2. 用途　主要用于下肢假肢,可进行下肢矫形器和脊柱矫形器的工作台对线和静态对线。具体包括:

(1)快速和准确地判定患者的压力中心。

(2)客观地检测患者站立位时的身体中心重力线,承重线的位置。

(3)用于测量压力中心与膝关节的距离。

3. 使用方法　以 LASAR posture 激光对线系统为例(图 5-2-3)。

(1)打开对线仪工作台,并水平放置。

(2)校正激光线是否在工作台左右分中位:设备开启后,激光线显示左右滑动,最终归位于左右分中位,显示对线仪正常;若不正常,通过手柄左右按钮,慢慢调整至分中位。

(3)被检测者双脚站立于激光对线仪工作台上,操作者按需检查被检测者矢状面或额状面上的对线情况,可通过操控手柄左/右/上/下按钮调整偏移量进行评估。

4. 使用注意事项

(1)设备必须在干燥的地方,且需要放置于水平的地面上使用。

(2)注意防止灰尘和液体进入设备中。

(3)避免设备在搬运过程中受到大的震动。

(4)要避免激光射到人的眼睛,给眼睛造成伤害。

(5)设备不能用化学试剂清洗。

(二)R. R. O. S. A. 全新激光对线仪

1. 简介　R. R. O. S. A. 全新激光对线仪主要通过顶部内置三个激光发射仪作为定位辅助,将膝关节及接受腔固定在仪器上,假肢的其他部位按照推荐的方式进行对线(图 5-2-4)。

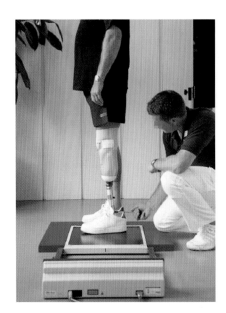

图 5-2-3　LASAR posture 激光对线仪

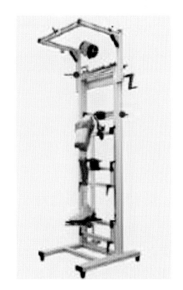

图 5-2-4　R. R. O. S. A. 全新激光对线仪

2. 用途　用于下肢假肢(包括大腿假肢及小腿假肢)工作台对线。

3. 使用方法　以大腿假肢的工作台对线为例。

当进行大腿假肢的对线时,按照对线推荐方式,膝关节将作为主要的对线参考部件。将膝关节固定在支架上,与对线参考点对齐(单轴关节=旋转中心,多轴关节=上面前侧的轴)。R. R. O. S. A. 全新激光对线仪可以进行三个维度的对线,是可以测量的并且可以重复。对线参数可以记录下来为后续的安装做参考。接受腔固定在快速夹紧支架上。接受腔通过可充气的夹具固定在仪器上,接受腔角度可以有 3°~5°的调整。考虑到患者髋关节挛缩,按照患者的实际情况进行必要的屈曲角度的调整。通过连接件连接接受腔和膝关节。对线情况通过内置的测量仪器记录下来。

四、量角器套装

1. 用途　量角器通常由塑料制成,用来测量膝、肘、手指等关节活动范围及脊柱弯曲程度。包含 2 个臂:移动臂,标有指针;固定臂,附有刻度盘,2 个臂以活动轴固定,轴为量角器中心(图 5-2-5)。

2. 使用方法　通常使用量角器时,量角器轴必须与关节活动轴心一致,两臂与关节两端肢体长轴平行,近端为固定臂,远端为活动臂。

五、足底压力测量系统

1. 简介　足底压力测量系统主要包含压力测试垫、一个发射调制解调器、一个电脑接收调制解调器专业分析软件。通过压力传感器可以实时采集足底压力,并将信号无线发射至电脑进行处理和分析(图 5-2-6)。

足底压力测量系统所采用的技术手段很多,主要有足印技术、可视形象化技术、力板测试技术、多负载单元测试技术、压力鞋与鞋垫测试技术等。测试原理主要有 2 种,一种是力-

电转换原理,是将足底压力转换成电信号,以利于后期处理;另一种是力-光转换原理,将足底压力转换成光学图像符号。是一项基于生物力学原理,探测人体下肢结构状况,评估及预估未来足部疾病,提供科学康复治疗方法的国际先进技术。系统可以测试静态和动态的足底压力状况,用于赤足或穿鞋时的走、跑等不同运动的分析。

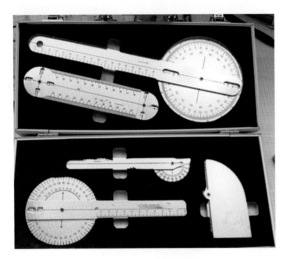
图 5-2-5　量角器套装

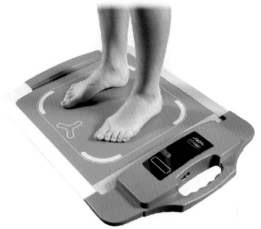
图 5-2-6　足底压力测量系统

2. 用途　足底压力测量系统通过对患者静态和动态的足底压力检测,从而对身体重心、站立时间、身体平衡、运动冲量等因素加以分析,为临床早期发现及矫正学处理因髋关节、膝关节、踝关节、脑瘫及足部疾病而反映在步态上的异常提供科学依据。主要体现在以下几个方面:

（1）生物力学研究,足底压力定量评估,足疾病研究,提供合理治疗方案。

（2）监测糖尿病人群的足底压力改变,结合其他临床检查早期发现糖尿病足高危人群。

（3）对于溃疡高风险人群通过专业的分析软件提供矫治鞋垫进行早期防护、跟踪随访,减少截肢率。

（4）用于骨关节疾病的研究治疗,骨科手术效果的量化评估。

（5）对矫正或手术前后疗效进行追踪及评估,辅助提供治疗计划。

（6）对康复治疗可行性进行量化评估。

六、三维脊柱及身体姿态测评系统

1. 简介　三维脊柱及身体姿态测评系统通过投影仪在受试者后背投射平行条纹形成图案,然后由一个相机记录。软件分析投射线的曲率,并采用摄影测绘法生成表面的三维模型,脊柱分析系统利用摩尔纹地形和光学三角测量的物理原理,将可见光通过光栅板投射到测试者的背部,形成平行等距的光谱。根据受试者背部的光谱进行三维扫描重建,结合内置生物力学模型生成脊柱的 3D 实时图像。通过连续扫描人在走路过程中背部的三维轮廓,从而计算动态过程中脊柱的弯曲程度、骨盆倾斜情况等。其测试指标与 X 线测试的脊柱相邻两椎体间的 COBB 角呈高度相关性(图 5-2-7)。

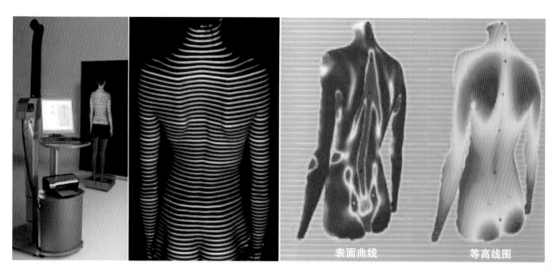

表面曲线　　　　等高线图

图 5-2-7　三维脊柱及身体姿态测评系统

2. 用途　三维脊柱及身体姿态测评系统可以检测脊柱 3D 和表面形貌以及运动状态下脊柱形态和功能,同步测量脊柱、脊椎、骨盆和下肢的复杂运动,从而对受试者的脊柱功能和运动姿势进行全面评估分析。

目前临床上主要用于评估脊柱侧凸/脊柱侧凸错位;长短腿;骨盆倾斜/旋转/扭转;姿态相关的疼痛症状;姿态差异;脊柱前凸/驼背;骨质疏松症;关节病;颞下颌关节(TMJ)功能障碍;椎动脉阻塞;神经症状(如 Romberg 测试);肌力缺失/失衡(Matthiass 测试、Flamingo 测试)等。

3. 使用方法　患者自然站立,打开投影仪,在受试者后背投射平行条纹形成图案,然后由一个相机记录。软件分析投射线的曲率,并采用摄影测绘法生成表面的三维模型。根据受试者背部的光谱进行三维扫描重建,结合内置生物力学模型生成脊柱的 3D 实时图像。最后通过系统软件分析计算动态过程中脊柱的弯曲程度、骨盆倾斜情况等。

七、步态分析系统

1. 简介　步态分析系统的主要功能是摄取人体在步行过程中各个关节点的运动轨迹,通过模型分析的方式进行三维重建,从而获得人体运动时的各种运动学参数。同时系统在数据采集过程中,除了通过运动捕捉系统和三维测力平台来采集运动信号和地面反作用力信号外,还可以通过肌电测试仪同步获得肌肉活动信号以便进行进一步的分析,以此获得患者在行走时关节运动的精确信息和行走时激发的肌肉活动和肌力参数(图 5-2-8)。

一个标准的步态分析系统由多个均匀分布在一定空间内的摄像头(至少 6 个)组成的运动捕捉系统和在地面上安装的三维测力平台组成。

(1) 摄像头:通过红外摄像头接收体表标记点发射或反射的红外光线,并根据相应的模型分析法,进行三维重建,从而得出人体各部分的三维运动轨迹。

(2) 测力平台:可以对人体站立或行走时足底与支撑面之间的压力(垂直、左右、前后三个方向的力)进行测量和分析,获得反映人体下肢的结构、功能乃至全身协调性等方面的信息,与步态分析仪结合,还可以得出人体运动时的各种动力学参数。

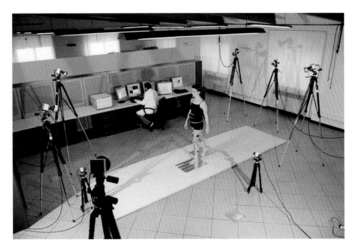

图 5-2-8　步态分析系统

（3）动态体表肌电图仪：肌电信号（EMG）是中枢神经系统支配肌肉活动时伴随的电变化。其主要原理是利用贴在体表的表面电极实时接收人体表面肌电信号的变化，经过放大、滤波及模/数（A/D）转换，形成量化的肌电波形。

（4）气体代谢分析仪：气体代谢分析仪的主要原理是利用氧气和二氧化碳传感器测量人体呼出和吸入的氧气和二氧化碳含量，进而分析人体运动时的能量代谢状况。

2. 用途　三维步态分析最成功的临床应用之一是在脑瘫儿童的手术评估领域。脑瘫会导致运动和姿势发育异常，疾病发展后期可出现各类型的骨关节畸形及行动障碍，严重影响患儿的正常生活。手术干预（如跟腱延长）是脑瘫患儿一种常见的治疗方法，但是，如果手术前医生的主观判断出现了误差，就有可能出现手术后的效果改善不理想，出现矫正不足、矫枉过当、远期的多关节继发畸形等问题。步态分析可以有效地观察和记录脑瘫患儿在行走过程中的各个关节和姿势异常参数，对分析脑瘫患儿行走姿势障碍的病理机制、严重程度的评估，以及手术方法，都有非常重要的帮助。在一些发达国家，步态分析是一种对脑瘫儿童手术治疗非常必要的临床检查手段，并被证明可以有效地减少远期的多关节继发畸形。

此外，步态分析还有以下一些用途：

（1）行走时肢体和关节活动的运动观察和分析，评价步态训练效果。

（2）行走时重心转移的观察和分析。

（3）行走时关节和肌肉、韧带的数据分析。

（4）评定假肢或者矫形器的可行性，对穿戴假肢或矫形器前后的步态进行评定，评定其作用程度作出必要的调整。

3. 使用方法　测试者需在受试者身上贴一些反光球和肌电贴。在人的运动过程中，反光球的空间位置、地面反作用力和肌电流信号会被同步记录下来。

整个步态分析的过程包括以下步骤：①在对测量空间进行标定后，依照选取的贴点方案在受试者体表粘贴反光标志点，随之进行静态和动态动作数据采集，采集到的原始数据为所有反光标志点的坐标和地面反作用力。②计算出各个环节的惯性参数，例如关节中心和环节质量等。③建立环节三维坐标系，通过矩阵转换可以得到各个环节绕各个坐标轴旋转的角度。④通过逆运动学得到环节转动的欧拉角后，可根据地面反作用力进行逆动力学计算，从而得到关节力矩和功率等指标。目前很多运动捕捉系统均自带数据处理软件,可以帮助用户不用掌握复杂的数学运算就可以直接得出结果。

第三节　常用工具

一、热风枪

1. 设备功能　热风枪主要是利用发热电阻丝的枪芯吹出的热风来对元件进行焊接与摘取元件的工具(图5-3-1)。

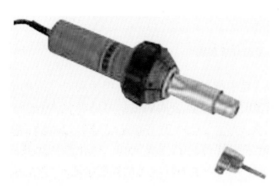

图5-3-1　热风枪

2. 使用和管理　热风枪的正确使用,直接关系到焊接效果与安全,实际应用中由于不正确使用可能使故障扩大化、元器件损坏、电路板损坏,甚至人身安全也受到伤害。使用时应使热风枪垂直于线路板,握法与握手笔相似,调节好风量和温度,一般温度4~6挡,风档4~7挡,温度380℃左右。吹焊塑料材料时更应该小心谨慎,换口径较大的喷嘴,把温度设在300℃左右,并摆动热风枪使之加热均匀,用完后要放在架子上,防止烫伤皮肤和衣服。

使用时注意事项及保养方法:

(1) 使用热风枪前要检查各连接螺丝是否拧紧。

(2) 第一次使用时,在达到熔锡温度时,要及时上锡,以防高温氧化烧死,影响热风枪寿命。

(3) 不要在过高的温度下长时间使用热风枪。

(4) 不能用锉刀、砂轮、砂纸等工具修整热风枪烙铁尖。

(5) 及时用高温湿水海绵去除烙铁尖表面氧化物,并及时用松香上锡保护。

(6) 严禁用热风枪烙铁嘴接触各种腐蚀性的液体。

(7) 不能对长寿烙铁嘴做太大的物理变形、磨削整形,以免对合金镀层造成破坏而缩短使用寿命或失效。

(8) 低温使用热风枪烙铁时,使用完应及时插回到烙铁架上。

(9) 在焊接的过程中,尽可能地用松香助焊剂湿润焊锡,及时去除焊锡表面氧化物。如果热风枪烙铁嘴没有上锡的话,热风枪烙铁嘴的氧化物是热的不良导体,熔锡的温度会因此提高50℃以上才能满足熔锡的要求。

(10) 如果要焊接面积较大的焊点,最好换用接触面较大的热风枪烙铁嘴以提高温度的传导能力及恒温特性。

(11) 根据故障代码,可发现热风枪存在的一些故障。

(12) 热风枪应具有符合参数要求的接地线的电源,否则防静电性能将会丢失。

（13）热风枪电源的容量必须满足要求,最低不得少于600W。

二、石膏振动锯

1. 设备功能　石膏振动锯是骨科和整形外科具有极佳切割能力的必备设备,它能顺利地切割石膏绷带、高分子绷带、树脂绷带等(图5-3-2)。

2. 使用和管理

（1）使用方法

1）使用前,检查锯片是否平整、是否缺齿,安装是否牢固。安装锯片时,只需用5mm内六角扳手顺时针方向拧紧拼帽即可使用。

2）使用前,石膏锯需要用甲醛溶液消毒,然后将电动主机接通电源,扳动主机开关启动机器。

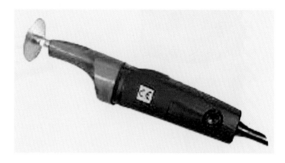

图5-3-2　石膏振动锯

3）在工作时,本机设置调速开关,根据不同材料选择切割的挡位,正常使用即可。

4）工作时握紧该锯并慢慢放置在需切除的石膏上,垂直石膏面切下,如不是很有把握,不要一次性切落到底(虽然该锯有软组织保护功能)。

5）垂直石膏面切下,提起往前移动,再慢慢放置在需切除的下段,重复前述过程直到完成任务。

6）锯片因长期使用,锯齿变钝时,只需用5mm内六角扳手逆时针方向松开拼帽后转动锯片,然后顺时针方向拧紧即可使用。

（2）维护和保养

1）定期检查电动主机的绝缘性能,保证安全用电。

2）定期检查各机件运动情况,如果电机运转正常而机械部分有故障,可对机械结构进行检查,然后按照情况而进行调换零件或修理,修理后应加入新的润滑脂,以防因缺油造成传动件磨损,影响使用寿命。

三、激光对线仪

1. 设备功能　激光对线仪用于假肢及矫形器制作矢状面与额状面的对线检查。在使用的过程中,激光对线仪通过发射激光束,使激光束通过棱镜导光系统形成激光面以投射出水平和铅垂的激光线,最终实现测量的目的(图5-3-3)。

2. 使用和管理　使用激光对线仪时,首先按照对线仪的操作方法安置、整平仪器,并瞄准目标。然后接好激光电源,开启电源开关,待激光器正常起辉后,将工作电流调至5mA左右,这时将有最强的激光输出,目标上将得到明亮的红色光斑。当光斑不够清晰时,可调节镜管调焦螺旋,至清晰为止。如装上波带片,光斑即可变为十字形红线,故可提高读数精度。与一般水准测量不同,激光对线仪测量是由持尺人负责读尺并记录。

四、金工工具

1. 钳子(图5-3-4)

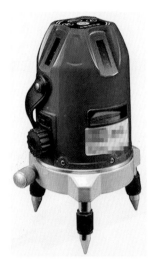

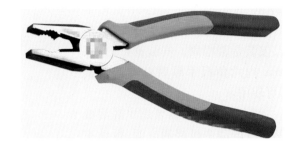

图 5-3-3   激光对线仪   图 5-3-4   钳子

（1）斜嘴钳：斜嘴钳是一种金属切断工具，用于切断金属丝。钳口硬度可达到 48～60HRC，剪切力非常强。材质有碳钢、铬钒钢等。手柄有单色沾塑手柄、双色沾塑手柄、聚氯乙烯（PVC）或热塑性橡胶（TPR）套柄，手柄花色繁多，常用手柄有蛤蟆柄、鲨鱼柄、单塑、双塑，常用规格有 5 寸、6 寸和 7.5 寸。

注意事项：

1）禁止普通钳子带电作业。

2）剪切紧绷的钢丝或金属，必须做好防护措施，防止被剪断的钢丝弹伤。

3）不能将钳子作为敲击工具使用。

（2）尖嘴钳：尖嘴钳又称修口钳、尖头钳、尖咀钳等。它是由尖头、刀口和钳柄组成，电工用尖嘴钳的材质一般由钢制作，类别为中碳钢，含碳量 0.45%，韧性硬度都合适。尖嘴钳主要用来剪切线径较细的单股与多股线，以及给单股导线接头弯圈、剥塑料绝缘层等，能在较狭小的工作空间操作，不带刀口者只能夹捏工作，带刀口者能剪切细小零件。

操作方法：一般用右手操作，使用时握住尖嘴钳的两个手柄，开始夹持或剪切工作。

修理维护及注意事项：不用尖嘴钳时，应表面涂上润滑防锈油，以免生锈，或者支点发涩；使用时注意刃口不要对向自己，使用完放回原处，放置在儿童不易接处的地方，以免受到伤害。

（3）虎头钳：虎头钳也叫钢丝钳，是一种夹钳和剪切工具。有德式和美式之分，德式又称为欧式，外观平滑，方正感好，注重夹持的功能；美式主要注重剪切的功能。市面上大多数材质都是由碳钢打造的，极少数材质是铬钒钢，化学符号 CRV，是钢材中质量比较高档的，价格也比较高。

用途：①齿口可用来紧固或拧松螺母；②刀口可用来剖切软电线的橡皮或塑料绝缘层，也可用来剪切电线、铁丝；③铡口可以用来切断电线、钢丝等较硬的金属线；④钳子的绝缘塑料管耐压 500V 以上，有了它可以带电剪切电线。

注意事项：严禁用普通钳子带电作业，带电作业请使用电讯钳；剪切紧绷的金属线时应做好防护措施，防止被剪断的金属线弹伤；不能将钢丝钳作为敲击工具使用。

2. 金属锉刀套件

（1）简介：锉刀是锉削加工的主要工具，由常用碳素工具钢 T10 或 T12 制成，并经过热处理淬硬，刀硬度 62~67HRC，不能承受过大的冲击力和弯曲力（图 5-3-5）。其工作表面由多排连续的刀刃或断续的刀齿形成锉纹。锉刀的规格大小就是以锉纹面的长度表示的，如锉刀中的普通锉按此长度分类时有：100mm、200mm、250mm、300mm、350mm、400mm 等几种。

使用前，要检查锉纹面是否垂直。使用时，如果锉纹中填塞了切屑会影响削锉，应使用钢丝刷顺着纹路向前刷除。要注意防止锉刀生锈，但不能见油，以免锉削时打滑。对铸件上的硬皮、黏砂或锻件上的飞边、毛刺等，应先用砂轮磨去再进行锉削。

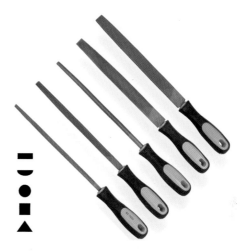

图 5-3-5　金属锉刀套件

（2）用途：按照用途不同锉刀可分为三大类：普通锉、整形锉、特种锉。

1）普通锉：按断面形状不同分为平锉、半圆锉、圆锉、方锉、三角锉五种。使用时，根据加工面形状的不同选择相应的锉刀。如：加工面为平面或直边时，应该选择面积大的平锉；加工面为内凹圆弧或者圆孔时，应该选择半圆锉或者圆锉；加工面为外凸圆弧时，应选择较宽的平锉；锉削内直角时，应选择方锉。

按锉纹形式不同分为：单纹锉和双纹锉。单纹锉主要用于削锉一些质地较软的材料或者要求表面较为光洁时。双纹锉主要用于削锉质地较硬的材料和表面较为粗糙时。

按锉纹疏密程度不同分为：粗齿锉、细齿锉、油光锉等。粗齿锉的齿距较大，不易堵塞，适用于加工较软的材料或加工余量较大的场合或精度和表面粗糙程度要求比较低的时候。细齿锉适用于加工较硬的材料或加工余量较小或精度和表面粗糙程度要求较高的时候。油光锉是用来修光已加工的表面。

锉刀的粗细用齿面上 10mm 长度的齿数来表示：粗齿锉齿数为 4~12 齿；细齿锉齿数为13~24 齿；油光锉齿数为 30~36 齿。

2）整形锉：整形锉适用于加工工件上的细小部位。

3）特种锉：特种锉适用于加工出特异形状的表面。锉刀的锉齿越细，锉出的工件表面越光滑，但生产效率较低。

3. 打孔钳

（1）简介：打孔钳是一种金属工具，由手柄、打孔头、压片、孔座所组成。打孔头与一边手柄连接，孔座与另一边手柄连接，两边手柄通过铆钉铆合在一起，打孔头的截面形状是任意的，压片和孔座开有与打孔头形状相对应的孔，握动手柄时，打孔头可穿过压片和孔座，通过打孔头冲击压片和孔座而完成打孔动作，使用十分方便、省力（图 5-3-6）。

（2）用途：打孔。

4. 强力握钳

（1）简介：强力握钳是一种由金属加工定制的金工工具（图 5-3-7）。

（2）用途：由于其硬度高、剪切锋利并且较为省力，所以通常用于剪切强度较高的材料。

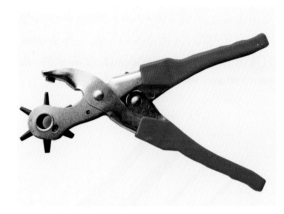

图 5-3-6   打孔钳

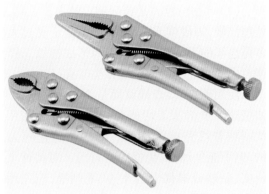

图 5-3-7   强力握钳

5. 支条扳手

（1）简介：支条扳手是一种截弯工具。其应用了"三点受力变形"的原理，使支条弯曲变形，这种变形是主动的，但它引起截面尺寸的变化是被动的、附带的。我们在弯制支条的时候是希望使支条弯曲变形来达到加工目的，而不是改变截面的尺寸。所以我们应该注意要尽量减小曲面成型变形带来截面尺寸变化的不利影响。

（2）用途：常用的支条扳手有马口扳手、折弯扳手等。

1）马口扳手：马口扳手也叫弯头扳手（图 5-3-8）。它是用来弯制支条厚度方向的圆弧，扳手开口的距离有大、中、小三种规格，分别适用于不同厚度的支条。弯制时，一只扳手夹持在台钳上将支条待弯处卡在马口中，手持另一扳手，让马口卡在待弯圆弧的另一端，然后向圆弧弯曲的方向适当用力，即可弯出所需半径的圆弧。

2）折弯扳手：折弯扳手也叫整矩器。它是用来弯制支条宽度方向的圆弧。扳手卡口的宽度有大、小两种规格，以适应不同宽度的支条。使用方法与马口扳手相同。

6. 石膏修型刀

（1）简介：木柄金属材质，一般总长 20cm、宽 1.8cm（图 5-3-9）。

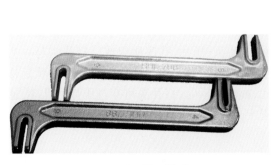

图 5-3-8   马口扳手

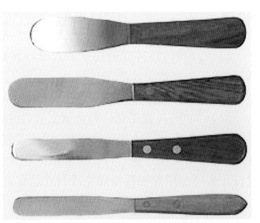

图 5-3-9   石膏修型刀

（2）用途：搅拌石膏、修补石膏阳型。

7. 手锯

（1）简介：手锯是手锯加工（将工件夹持在台钳上，用手锯按所画直线将工件切割成两部分或切槽的锯割方法）的主要工具，它由锯弓和锯条组成。锯弓有固定式和可根据锯条长短调节的可调式。安装锯条时，一方面锯齿要朝前；另一方面，可根据削锯尺寸的大小改换锯条相对于锯弓的位置。使用前，锯条要适当紧张。太紧则会失去了应有的弹性，锯条容易崩断；太松会使锯条扭曲，锯缝歪斜，锯条也容易崩断。削锯后，锯条要放松。锯条可使用防锈油和润滑油（图 5-3-10）。

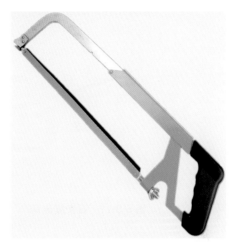

图 5-3-10　手锯

锯条是一种边缘有许多连续刀齿的刀具，是由碳素钢或合金工具钢经热处理制成的。虽然坚硬耐磨，但脆性较大。常用锯条切削部分的每个齿的前角 $\gamma = 0°$、后角 $\alpha = 40° \sim 50°$、楔角 $\beta = 45° \sim 50°$。锯条的规格是以安装孔的距离表示的，常用的锯条长为 399mm、宽 12mm、厚 0.8mm。

锯条有两种锯路：交叉型和波浪形。锯路：是锯齿按一定规律向锯片两边错开排列所形成的连续的形状。锯路的作用：①使锯缝的宽度大于锯条背部的厚度。其目的是为了增大容纳切屑的空间，并使排屑顺利。②减少锯条与锯缝的摩擦、发热，并使割锯省力。③防止夹住锯条甚至别断锯条。

（2）用途：根据锯条锯齿粗细的不同可以将手锯分为粗齿锯、细齿锯、中齿锯三种。锯齿的粗细是按 25mm 长度内齿数的多少来表示：粗齿 14 ~ 18 齿；细齿为 31 齿左右；中齿 21 齿左右。

1）粗齿锯：适用于较软的材料或厚度较大的工件，如铜、合金。因为锯屑较多，需要较大的容屑空间。

2）细齿锯：细齿锯主要适用于较硬的材料或厚度较小的工件，如合金钢等。因为材料较硬不易切入，所以产生锯屑较少，不需要较大的容屑空间。

3）中齿锯：适用于中等硬度的材料或中等厚度的工件，如普通钢、铸铁等。

五、剪刀类工具

1. 石膏绷带剪

（1）简介：石膏绷带剪是一种专门用来剪切石膏绷带的工具，与一般剪刀不同的是，它的形状是弯头的。这种设计可以防止在剪切患者表面石膏绷带模型时，刺伤患者皮肤。石膏绷带剪是由不锈钢加工定制而成的，常见规格有 14cm 和 18cm（图 5-3-11）。

（2）用途：在假肢及矫形器制作过程中，石膏绷带剪通常用于石膏模型的修剪以及剪切石膏绷带，因此在剪其他物品时不能使用石膏绷带剪。除此之外，石膏绷带剪还用于手术中，在骨科等一些外科科室较为常用。

2. 强力剪

（1）简介：强力剪是一种用来剪切硬度较大的材料的工具，由一边有刃的两个刀片组成,每一刀片连接一握柄,其特征在于定刀片上固定设有一支臂,动刀片的根部用销轴连在该支臂的根部,动刀片的端部经一连杆用销轴与握柄顶部连接,该握柄顶部用另一销轴连在该支臂上,使两刀片交错,可以开合(图5-3-12)。

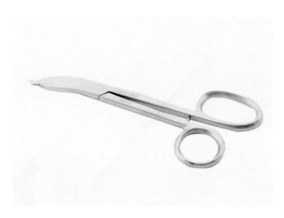

图 5-3-11　石膏绷带剪

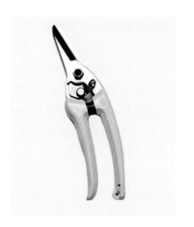

图 5-3-12　强力剪

(2)用途:强力剪主要用来剪切一些质地较硬的材料,如低温热塑板等。

3. 不锈钢剪

(1)简介:由于在医院环境工作的特殊性,剪刀不但要保证较高的材质和硬度,还需要具备一定的抗腐蚀能力。在钢中混有一定的铬,制成不锈钢,这种材质的剪刀具有极强的耐腐蚀和抗氧化的能力(图5-3-13)。

(2)用途:不锈钢剪用于水溶液和腐蚀介质较高的环境中。

六、绘图工具

1. 铅笔　铅笔由笔杆和笔芯组成,铅笔表面刻有铅笔铅芯的硬度标志,一般用"H"表示硬质铅笔,"B"表示软质铅笔,"HB"表示软硬适中的铅笔,"F"表示硬度在 HB 和 H 之间的铅笔。排列方式(由软至硬)为 9B、8B、7B、6B、5B、4B、3B、2B、B、HB、F、H、2H、3H、4H、5H、6H、7H、8H、9H、10H 等硬度等级。H 前面的数字越大,表示它的铅芯越硬,颜色越

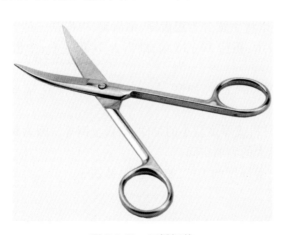

图 5-3-13　不锈钢剪

淡。B 前面的数字越大,表示铅芯越软,颜色越黑。铅笔杆的分类正是按照笔芯中石墨的分量来划分。其中 H 类铅笔,笔芯硬度相对较高,适合用于界面相对较硬或明确的物体,比如木工画线、野外绘图等;HB 类铅笔笔芯硬度适中,适合一般情况下的书写,或打轮廓用;B 类铅笔,笔芯相对较软,适合绘画,也可用于填涂一些机器可识别的卡片。比如,我们常使用2B 铅笔来填涂答题卡。另外,常见的还有彩色铅笔杆,也就是人们常说的彩色铅笔,主要用于画画。

2. 图板和丁字尺　图板是制图时垫在图纸下面有一定规格的木板。丁字尺,又称 T 形尺,

为一端有横档的"丁"字形直尺,由互相垂直的尺和尺身构成,常在工程设计上绘制图纸时配合绘图板使用。丁字尺还可以作为画水平线和配合三角板作图的工具,丁字尺多用木料或塑料制成,也可采用透明有机玻璃制作,一般有 600mm、900mm、1200mm 三种规格(图 5-3-14)。

3. 三角板　三角板是主要的作图工具之一,每副三角板由两个特殊的直角三角形组成。使用三角板可以方便地画出 15°的整倍数的角。特别是将一块三角板和丁字尺配合,按照自下而上的顺序,可画出一系列的垂直线。将丁字尺与一个三角板配合可以画出 30°、45°、60°的角。画图时通常按照从左向右的原则绘制斜线。用两块三角板与丁字尺配合还可以画出 15°、75°的斜线。用两块三角板配合,可以画出任意一条图线的平行线。两块三角板拼凑可画出 135°、120°、150°、75°、105°的角(图 5-3-15)。

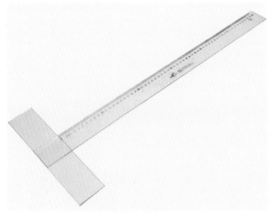

图 5-3-14　丁字尺　　　　　　　　　　图 5-3-15　三角板

4. 圆规和分规　圆规是用来绘制圆或弦的工具,常用于尺规作图,圆规一般是金属制作,由笔头、转轴、圆规支腿、格尺、折叶、笔体、笔尖、圆规尖、小耳构成。圆规的使用方法:用尺子量出圆规两脚之间的距离,作为半径;再把带有针的一端固定在一个地方,作为圆心;最后把带有铅笔的一端旋转一周。

分规是用来截取线段、量取尺寸和等分线段或圆弧线的绘图工具。分规有两脚,上端绞接,下端都是针脚,可以随意分开或合拢,调整针尖间的距离(图 5-3-16)。

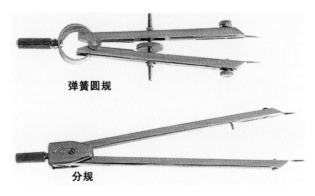

弹簧圆规

分规

图 5-3-16　圆规和分规

（刘　巍）

参 考 文 献

［1］中国国家标准化管理委员会.假肢矫形器生产装配机构的等级划分［M］.北京:中国标准出版社,2009.

［2］徐静.脊柱矫形器学［M］.北京:中国社会出版社,2012:220-260.

［3］赵辉三.假肢与矫形器学［M］.北京:华夏出版社,2005:186-212.

［4］孙磊.假肢与矫形器技术的现状与发展趋势［J］.中国矫形外科杂志,2013,21(02):107-108.

［5］周大伟,方新.假肢矫形行业计算机辅助设计软件修型功能探索［J］.中国医疗器械信息,2018,24(05):32-33.

［6］刁子龙.3D 打印机在假肢矫形领域的应用［C］.北京:中国康复研究中心,2013.

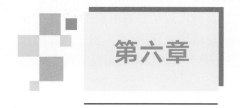

第六章

矫形器技术新进展

第一节　外骨骼机器人

一、概述

外骨骼机器人是一种将人的智力与机械的力量融为一体的机电系统。外骨骼机器人集成了传感、控制、信息耦合、移动计算等机器人技术,将人类的智力和机器人的"体力"结合在一起,靠人的智力来控制机器人,通过机器人来完成仅靠人的自身能力无法单独完成的任务。外骨骼康复机器人可以通过人的"智力"来控制外骨骼机器人,使用机器人的"体力"来带动患者的康复运动。这种方式不仅可以继承目前针对脑卒中及脊髓损伤患者所采用的康复模式和方法,还有可能彻底解决这些康复训练方法中存在的问题。

外骨骼机器人在一些发达国家得到了科研工作者和医疗机构的普遍重视,许多研究机构都开展了相关研究,取得了一些有价值的成果。如美国科学家在2000年研制了名为MIT-MAUS的手臂康复训练机器人样机。斯坦福大学也在同年推出了THE ARM GUIDEDE和MIME型手臂训练机器人样机。在下肢康复机器人方面,目前开发比较成功的有德国弗朗霍费尔研究所研制的Hapticwalker和绳驱动式康复机器人。瑞士Hocoma公司和瑞士苏黎世联邦工业大学(ETH)联合研制的Lokomat康复训练机器人。此外,日本研制了旋转式康复机器人和Gaitmaster康复机器人,德国柏林自由大学开展了腿部康复机器人的研究,并研制了MGT型康复机器人样机。美国的罗格斯(Rutgers)大学开展了脚部康复机器人的研究,并研制了RuTGER踝部康复训练机器人样机。以色列-埃尔格医学技术公司研制了ReWalk下肢外骨骼机器人。

随着机器人技术和康复医学的发展,在欧洲、美国和日本等国家,医疗康复机器人的市场占有率呈逐年上升的趋势,仅预测日本未来机器人市场,2005年医疗、护理、康复机器人的市场份额约为2500万美元,而到2010年上升到10 500万美元,其增长率在机器人的所有应用领域中占据首位。在美国数以百万计有神经科疾病病史和受到过意外伤害的患者需要进行康复治疗,仅以脑卒中为例,每年大约有60万脑卒中幸存者,其中20万患者在脑卒中后存在长期的运动障碍。自主的运动康复训练已成为基本而有效的疗法,而形形色色的康复训练机器人,如跑步机式康复训练机器人、手臂训练机器人、踝关节训练机器人、下肢训练机器人,以及人工假肢、电动轮椅等,以其经济的价格、简易的操作、适时的病情反馈与康复训练指导得到医学专家和患者的肯定。在我国,康复医学工程虽然得到了普遍的重视,而康复机器人研究仍处于起步阶段,一些简单康复器械远远不能满足市场对智能化、人机工程化的康复机器人的需求。将外骨骼机器人和康复训练结合起来,用于偏瘫肢体的康复训练是外骨骼机器人研究的最新趋势。

二、外骨骼机器人的发展史

1883 年 Wangenstein 提出了气动外骨架行走机器人的设想或幻想。1956 年 Battyke 等研究了可控矫形器。20 世纪 60 年代,美国国防部和康奈尔宇航实验室进行了许多可行性研究。1966—1971 年美国通用电气公司研究了内外双骨架,内架跟随肢体自然活动,外架用液压系统进行增强。1982 年在美国麻省理工学院会议上提出执行元件是行走机器人研究的难点,因为很难获得高效、高功率密度、可穿戴的执行元件。2000 年有了实用的上肢机器人。2004 年德国 Hessen 公司推出了一种供脑卒中患者和早期不完全脊髓损伤患者使用的机器人,但使用者认为该装置的下肢姿势控制能力很差,操作困难,仅仅依靠马达驱动改变足的位置,而无法充分稳定躯干和腿,对于脊髓行走中枢模式发生器生理性传入刺激较少。

2000 年以来,截瘫步行机器人的研究得到了极大的发展,现已有一些截瘫步行机器人在临床上应用。如美国的 Lokomat 系统和日本的 HAL(hybrid assistive limb,混合助力机器人外骨骼) 系统。前者主要目标是用于治疗机构的训练,后者目标是用于家庭训练和使用。

目前,全球比较知名且已形成产业化的机器外骨骼系统公司主要有:美国的 Ekso Bionics 公司、日本的 CyberDyne 公司、以色列的 ReWalk Robotics 公司及新西兰的 Rex Bionics 公司。我国是继美国、以色列和日本等之后,又一个成功研发外骨骼机器人的国家,主要以北京航空航天大学研究的截瘫步行器为代表。

第二节　截瘫步行机器人

一、常用的截瘫步行机器人

(一) 美国的 Lokomat 机器人系统和 Ekso 机器人系统

1. Lokomat 机器人系统　包括上肢机器人系统和下肢机器人系统,是目前临床报道和应用最多的一种。①功能:Lokomat 系统通过一套在跑台上全自动运行的外骨骼式下肢步态矫正驱动装置,实现了机器人辅助的全自动步态训练,可以有效地提高神经损伤患者的行走功能。②分类与构成:Lokomat 系统有三种类型:基础型、专业型和儿童型,每一种类型由三部分组成,包括外骨骼式下肢步态矫正驱动装置、智能减重系统和医用跑台。③适应证:适用于脊髓损伤、颅脑损伤、多发性硬化、小儿脑瘫等运动康复治疗和训练(图 6-2-1)。

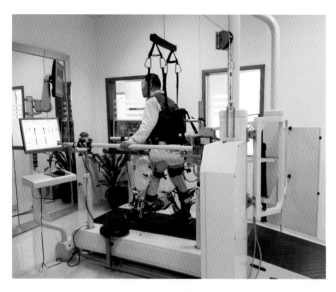

图 6-2-1　Lokomat 机器人

2. Ekso 机器人系统　是 2016 年唯一获得美国食品药品管理局(FDA)认证的用于上胸部及颈椎脊髓损伤的治疗性的外骨骼机器人,除此之外还用于脑卒中患者的步行功能训练。①工作原理:Ekso 工作原理及结构原理是由一套智能信息采集的软件系统分别控制在双侧髋关节和双侧膝关节的四个动力驱动装置,系统里的快速切换装置非常简单地实现了在不

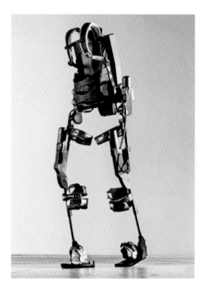

图 6-2-2　Ekso 机器人

同患者、不同损伤平面的患者间的切换。②功能特点:Ekso 的髋关节可以从侧方外展打开,方便患者的穿戴;另外,Ekso 系统可以根据患者的身高和体重进行调节。③用途:目前 Ekso 系统在北美主要是由康复中心和物理治疗诊所等用于脑卒中和脊髓损伤患者治疗性的训练设备,此套系统在国内目前还没有销售(图 6-2-2)。

（二）日本的 HAL 系统

日本筑波大学的 Cybernics 研究中心是日本顶尖智能机器人研究中心,由日本筑波大学教授山本嘉之于 1991 年创立。1995 年,第一台 HAL 样机诞生。2004 年,山本嘉之教授创立了 CyberDyne 公司并推出了全身机器外骨骼 HAL-5。

1. 构成　HAL 由背囊、内装计算机和电池的一组感应控制设备、4 个电传装置组成。其中有两套 Cybernics 控制系统,分别为生物意识控制系统(CVC)和自主控制系统(CAC)。

2. 功能　CVC 和 CAC 是 HAL 系统与其他机器外骨骼相比的独特优势。通过固定在皮肤表面的传感器搜集肌电信息,CVC 可以判断行动意图,控制动力装置。而 CAC 则利用计算机存储动作模型,完成并记忆助力动作。HAL 的两套控制系统互相配合,为患者架构了一个替代神经网络,相当于一个外接大脑/神经系统。HAL 机器腿的运动完全由使用者通过自动控制器来控制,不需要任何操纵台或外部控制设备,可以帮助患者站起、步行、转弯、上下楼梯、上下斜坡及在不同路面行走等。目前 HAL 以租赁方式在日本推广应用,受到了很多医疗机构的欢迎(图 6-2-3)。

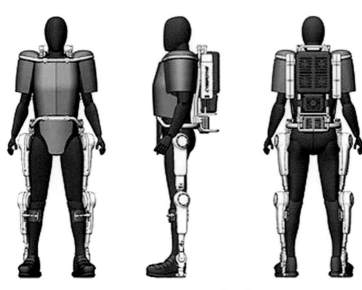

图 6-2-3　HAL 机器人系统

（三）以色列 ReWalk 系统

该系统由截瘫患者阿米特·高弗尔博士创建。ReWalk 的技术是使用体感芯片,捕捉患者的肢体动作,帮助行走。

1. 产品类型　ReWalk Robotics 公司旗下共有两款产品,分别是 ReWalk 个人版和 ReWalk 康复版;前者主要适合家庭和工作环境使用,后者则是用于临床修复(图 6-2-4)。

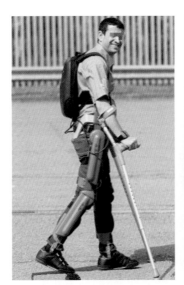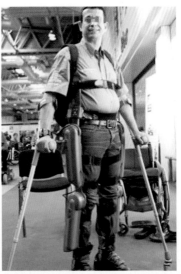

图 6-2-4　ReWalk 截瘫机器人

2. 功能　ReWalk 通过电池驱动关节部位的电机,在行走过程可以感知患者重心的变化;除了行走,ReWalk 可以帮助患者起立、坐下和上、下楼梯;患者使用 ReWalk 可自行完成安装和拆卸。

(四) 新西兰 Rex Bionics 公司的机器外骨骼系统

1. 结构与材料　Rex 外骨骼系统(图 6-2-5)采用了坚固的轻质材料,从下至上的多处尼龙搭扣以及腰间的宽腰带将使用者的身体与外骨骼捆绑在一起。

2. 功能特点　为了兼容轮椅的操控习惯,Rex 外骨骼系统用腰间的两个操纵杆进行姿态控制。Rex 重量为 38kg,由一个轻便充电池提供动力,充电一次可使用 1 天。Rex 机器外骨骼的优势和劣势均很明显,是目前唯一一家无需拐杖支持的自助式设备,但在步态和可调节方面具有明显劣势。

3. 适应证　适用于四肢瘫痪患者,即便是下肢瘫痪患者,也可以彻底解放双手。

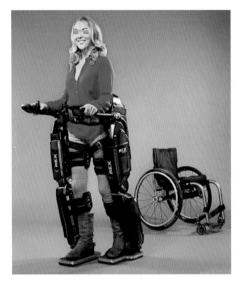

图 6-2-5　Rex Bionics 公司的机器外骨骼系统

(五) 我国截瘫机器人的研发

近年来我国多所高校(电子科技大学、哈尔滨工业大学、华南理工大学、北京航空航天大学等)先后展开了人体外骨骼的截瘫机器人研究。目前已经进入临床实践应用的是北京航空航天大学研制的"大艾"外骨骼截瘫机器人。"大艾"机器人最大的特点是采用膝关节和髋关节处的四个马达独自驱动,并能够实时监控穿戴者的行走特点,通过在线反馈、智能引导、调整步态,助力脊髓损伤患者重新行走或使早期偏瘫患者重塑正确行走能力,高效康复(图 6-2-6)。

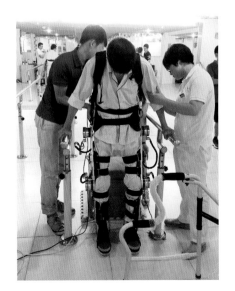

图 6-2-6　"大艾"截瘫机器人系统

二、外骨骼机器人的临床应用

以上各个国家研发的机器外骨骼系统各具特色:CyberDyne 人机反馈优势凸出,Ekso 欧美市场布局广泛,ReWalk 被美国 FDA 批准提供先发优势,Rex 支持无支撑式独立行走(为四肢瘫痪患者提供解决方案)。

1. 技术先进性方面　目前仅有 HAL 一家实现了生物意识控制技术,并且有专利支持。

2. 使用便捷方面　HAL 比 ReWalk 及 Ekso 轻巧一倍,ReWalk 和 Ekso 机器重 23kg,而 HAL 仅为 12kg 重。

3. 系统获取方式　在临床上,Ekso Bionics、ReWalk Robotics 和 Rex Bionics 均是出售设备的方式;CyberDyne 是租赁的形式,公司收取月租;而国内研发的外骨骼机器人尚处于临床测试阶段。

4. 产品开发方面　ReWalk 目前领先,美国 FDA 的认证敲开了美国 27 万瘫痪患者的零售大门,还有更大的物理康复和治疗中心的市场有待开发;而 Ekso 和 CyberDyne 产品线更全,除了医疗领域,还在军事、工业等多条道路上发展。

从形式上来说,最开始的机器人训练是倾斜床训练,普通截瘫患者早期康复是被动的,用倾斜床改善心脏的功能,用被动运动防止下肢淤血,这些不能阻止长期制动引起的肌肉萎缩和骨矿丢失,于是,临床工作者对普通倾斜床作了一些改进。在直立 80° 的情况下使躯干和大腿后伸 20° 以模拟步行的生理状态,足踏板下加有弹簧以模拟步行的生理负荷。膝和髋伸时的站立期给足底加以负荷,膝和髋屈时则去除弹簧,不产生压力。弹簧加力和减力的大小与躯干倾斜的程度协同,代表步行不同阶段的足底负担体重的比例。踏步的频率是每秒一周期。这就是 Erigo 机器人倾斜床。临床应用的结果表明 Erigo 可以使患者血压更加稳定,更早接受轮椅训练。目前国内有类似仪器生产。

2000 年 Colombo 报道用机器人与跑台结合使截瘫者的训练时间由 20min 增至 60min,步行距离由 1.5km 增至 3km。

2001 年美国、德国、瑞士等的四中心联合研究报道了 20 例病程 2 年以上,神经情况稳定的脊髓不完全损伤患者,采用 Locomat 马达驱动步行矫形器。每次训练 45min,每周 3~5 次,连续 4 周。训练开始能够用助行器步行者,训练后的步行速度和距离都增加 1 倍;但是 20 人中只有 2 人能够显著减少对于助行器和拐杖的需要。此后的类似报道愈来愈多。

2005 年 Hornby 等报道一组胸$_{10}$ 以上外伤或缺血患者,发病后 14~180 天,下肢至少有一条肌肉有随意运动,即美国脊髓损伤协会(ASIA)分级为 B、C、D 级。10 例采用早期的机器人 Lokomat 协助减重跑台练习,10 例采用治疗师协助减重跑台练习,10 例采用治疗师协助减重平地行走练习。每周训练 3 次,每次 30min,连续 8 周。结果是三组能够独立平地行走的人数,10m 距离的步行速度,6min 的步行距离等均无差异。但是 ASIA 下肢肌功能评分(LEMS)、功能独立性量表(FIM)、脊髓损伤步行指数(WISCI)都显示机器人组优于治疗师活动平板组,治疗师活动平板组优于平地组。独立平地行走的最大距离,治疗师机器人组(2859m±111m)和治疗师活动平板组(2759m±215m)明显大于平地组(1282m±606m)。重要的是机器人治疗只需要一位治疗师监督,治疗师组需要 3 人帮助,而平地组需要 4 人帮助。

2005 年 Markus 等报道一组 29 例受伤 2 年以上的不完全运动障碍的截瘫患者,ASIA 评级 C 级 9 例,D 级 11 例,16 例治疗前可以行走。采用机器人辅助活动平板行走治疗。行走速度 0.42~0.69m/s,减重量 37%±17%。每次 45min,每周 3~5 次,共 8 周。治疗后步行速度增加 0.11m/s±0.10m/s(50%±60%),6min 步行距离增加 32.3m±37.5m(53%±50%)。在标准高度座椅前起立,行走 3m 后转身回归坐位所需时间减少 25s±30s(32%±19%)。三项指标的差异均为 $P<0.01~0.001$。但是对于辅助器具的依赖程度仅 2 例有改善。用双拐者改为单拐,用单拐者弃拐。不能独立步行者仍然不能独立步行。

2009 年 Isabella Schwartz 等报道亚急性脑卒中后 3 个月患者 67 例,入选条件是初次脑卒中,脑卒中前能够行走,脑卒中后神经学损害为美国卫生研究院脑卒中量表(NIHSS)6~20。30 例用常规物理治疗,37 例除用常规物理治疗以外还用机器人 Lokomat 辅助行走治疗。Lokomat 治疗每周 3 次,每次 30min,连续治疗 6 周。机器人组的功能性行走能力量表评分和 NIHSS 神经学损害评分均大于对照组($P<0.01$),登楼梯的数目也多些,但是步行速度

和耐久力没有差别。

综上所述,外骨骼机器人治疗的效果已经公认,其优点是减少对于治疗师的依赖,减少患者的损伤;增加行走练习的时间,尤其适宜痉挛患者。因而在恢复行走的速度和耐力,减少能量消耗和对于辅助器具的依赖等方面都优于过去的治疗。但是其局限在于:①不能代替治疗师的治疗,不能没有治疗师的指导和帮助;②最终的行走能力有限,难以达到持久独立步行的长远效果,没有批量的文献确认可以完全不使用辅助器具步行;③重量和外形有待改善;④价格有待降低;⑤没有肌肉的主动收缩;⑥没有步态的变化;⑦感觉传入不理想;⑧没有侧偏负重,减少了骨盆的运动,是其生理方面的缺点。

第三节　功能性电刺激智能矫形器

一、功能性电刺激踝足矫形器在偏瘫患者中的应用

脑卒中后下肢常见的运动功能障碍是足下垂或足内翻。由于踝足肌力和肌张力的下降,脊髓原始反射的逐渐增强,以及下肢伸肌的痉挛,可导致足下垂或足内翻。踝关节背屈角度和跖屈关节活动度是影响步行能力重要因素。因此,改善踝关节的功能,可以有效地增强患者的步行能力。脑卒中偏瘫患者中,步行能力是评价患者运动功能恢复的重要指标之一,大多数患者经过康复训练都能获得一定的步行能力,但在卒中后偏瘫患者下肢运动功能恢复过程中,由于其伸肌共同运动模式会引起足下垂等异常步态,从而导致步行支撑期初期足尖、足外侧缘先着地,摆动期足廓清障碍,影响步行效率,增加摔倒风险,还可能引发关节损伤。

功能性电刺激(functional electrical stimulation,FES)是利用一定强度的低频脉冲电流,按照一定的规律来刺激一组或多组肌肉诱发其收缩。脉冲电流每秒频率一般在1000Hz以下。低频电流的特点是:①均为低频小电流,电解作用较直流电弱,有些电流无明显的电解作用;②对感觉神经和运动神经都有强的刺激作用;③无明显热作用。低频脉冲电流在医学领域的应用已有100多年的历史。但最早用"电"来治病要追溯到公元前420年的古希腊医生希波克拉底(Hippocrates)和公元前46年的古罗马医生Scribonius Largus,他们分别将一种放电的鱼(torpedo fish)给患者食用或放在患者患处来治疗头痛和痛风。19世纪后期和20世纪初是"电疗的黄金时代",电生理学研究不断深入,多种低中频电疗法得到发明并广泛应用于临床。

在1960年,研究人员开发了FES治疗装置用以纠正脑卒中患者行走时足下垂步态,这也是世界上第一个获得专利的FES治疗设备(图6-3-1)。国内针对FES的研究开始于20世纪80年代,燕铁斌等通过实验证实FES能显著改善急性脑梗死大鼠脑可塑性,促其运动功能恢复。FES通过预先设计的程序来刺激一组或多组肌肉诱发其收缩,以模拟正常运动模式,从而改善肌肉功能,加速运动功能恢复。

矫形器的治疗目标,是通过矫形器控制患者异常运动模式及痉挛、预防矫正肢体畸形,这也表明矫形器干预是对残疾的一种矫正及补偿治疗。近年来有学者主张急性期脑卒中患者应佩戴踝足矫形器(ankle-foot orthoses,AFO),以防止足下垂等误用、失用综合征形成,尽早改善其运动功能及步行能力。

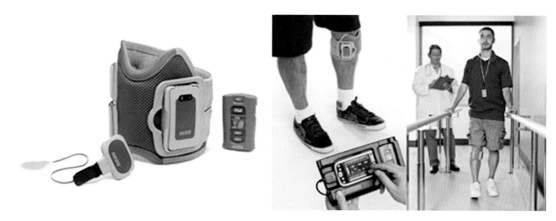

图 6-3-1   美国 Bioness 足下垂治疗肌肉刺激器系统

目前,很多研究将 FES 原理应用于传统的 AFO 中,通过在矫形器局部安装电极,在患者皮肤表面产生低频电流来刺激神经,控制肌肉使其收缩产生运动,从而替代或者矫正肢体丧失的功能,并实现功能的重建,对由上运动神经元麻痹引起的足下垂具有较好的治疗作用。大量文献表明,FES 与 AFO 已成为临床上纠正、预防脑卒中后下肢异常步态、改善下肢功能的常用方法。患者经 FES 与 AFO 相应治疗后,步行速度及步行独立性均得到显著改善。当患者佩戴 AFO 步行时,其踝关节活动度受到一定程度控制,有助于提高其步行稳定性,并能预防跟腱挛缩。但由于踝关节固定,限制了足离地时踝趾屈动作,不能提供前行的动力,从而影响了步行速度,并给患者带来不适感;另外,踝关节固定能在不同程度上影响髋、膝关节在各个运动轴方向的活动度以及地面反作用力对其产生的力矩,而对于脑卒中偏瘫患者(卒中后 2 个月内),患者也难以对抗 AFO 对髋、膝关节的影响作用。与单纯依靠 AFO 治疗比较,FES 治疗能诱发偏瘫侧肢体产生重复任务导向性运动,增强神经输入刺激,加速脑侧支循环建立,提高大脑可塑性,改善偏瘫侧下肢摆动期由于足下垂所引起的足廓清不足,并且不影响足离地时踝趾屈动作,能模拟正常运动模式。

此外,早期踝背屈训练及足趾刺激相关肌肉这种外周感觉和运动觉输入方式,可调整神经反射环路中各神经元的兴奋性,使踝背屈的肌肉反应得以建立,改善相关肌群收缩负荷,调节下肢肌张力,从而提高踝足背屈能力,抑制足下垂、内翻等病理性步态,提高患者的步行效率,有助于患者恢复治疗信心,增强康复训练积极性,促其早日获得独立步行能力。

二、电磁膝关节矫形器

近几年,新材料的研发使矫形器领域的技术应用发生重大变化,电子计算机行业不断开发出越来越小的系统,使其能够把电子部件集成在矫形器中,以便提升系统功能和安全。电磁膝关节矫形器就是一类将电子部件集成在矫形器膝关节内,控制膝关节活动的膝踝足矫形器,最典型的产品就是奥托博克公司推出的 E-Mag 电磁控制膝关节矫形器(图 6-3-2)和 C-Brace 智能下肢矫形器(图 6-3-3)。

在传统的膝踝足矫形器的设计中,膝关节采用的是带锁关节,该关节只能在坐下时打开,步行时锁闭。所以患者佩戴其步行时无踝关节和膝关节的屈伸运动,必须靠身体的重心在水平面和垂直面上移位增加和屈髋来带动下肢向前迈步,因而身体重心移动幅度越大,消耗的能量就越多。

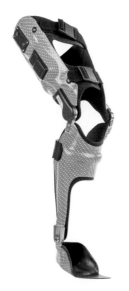
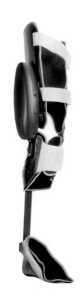

图 6-3-2　E-Mag 电磁控制膝关节矫形器　　　　图 6-3-3　C-Brace 智能下肢矫形器

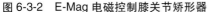

　　E-Mag 电磁控制膝关节矫形器是一个电子控制膝关节系统,由封闭式电磁锁膝关节、智能位置传感器和可拆卸电池共同组成。其最主要的特点就是具有安全的支撑期和自由的摆动期,且不受踝关节或足底的控制。智能位置传感器可以监测行走过程中下肢的位置,并对膝关节进行相应的控制。这意味着膝关节在行走过程中自动开启和关闭,在支撑期锁定,而在摆动期开锁。该矫形器优点在于,由于该关节不受踝关节和足底的控制,即使是丧失踝关节功能的患者也能利用该矫形膝关节的功能。E-Mag 电磁控制膝关节矫形器使不完全性瘫痪或者膝关节伸肌完全瘫痪的患者(如果没有补偿性措施,此类患者无法稳定其膝关节)步态更加自然、更加顺畅,从而提高了该类患者的生活质量。安全地使用 E-Mag 电磁控制膝关节矫形器需要患者具有某些残余肌肉的功能和能够过度伸直膝关节,以保证摆动期和支撑期启动的一致性。

　　患者佩戴后,通过安装在矫形器上的智能传感器系统测量行走过程中腿的位置,以此来判断和控制膝关节在相应步态周期中的打开和锁闭,从而让膝关节在整个步行周期中具有稳定的支撑期和灵活的摆动期。因此,患者佩戴该矫形器行走时具有更接近正常的步态,膝关节的自由屈伸让患者无需过度移动身体重心,从而减少能量消耗,提高步行效率,并获得较好的步态。由于 E-Mag 电磁控制膝关节矫形器对于工艺精度要求高,避免对关节造成过多扭力而损坏,故应使用碳纤树脂积层成型工艺制作正式产品,且碳纤树脂矫形器重量轻、强度高、经久耐用、外观好。

　　需要指出的是,虽然 E-Mag 电磁控制膝关节矫形器专为下肢肌力缺失或较低的患者提供支持,但并非所有截瘫患者都适用,它要求患者至少具有以下条件:屈髋和伸髋肌群肌力≥2 级,无髋关节屈曲挛缩,膝关节挛缩≤10°,踝关节挛缩≤15°,无痉挛。

　　E-Mag 电磁控制膝关节矫形器主要是智能控制站立期的锁定和摆动期膝关节的释放,而 C-Brace 智能下肢矫形器则是一个同时对站立期和摆动期进行控制的矫正系统,因此能控制整个步态周期,从而可以巧妙地应对不同的地面变化和行走需求。

　　作为电磁膝关节矫形器的另一个代表性产品,C-Brace 智能下肢矫形器主要由大腿、小腿和足部件组成,这些组件都是专门定制的。一个动态纤维复合弹簧连接足部和小腿部件,这是足踝力矩传感器集成的位置,它能检测到患者落脚的负载,确定患者是否行走在平坦或崎岖的道路上。足踝力矩传感器把这些信号传输给微处理器控制的液压膝关节装置,它与电子元件一起嵌入碳纤维结构中,然后膝关节传感器会继续检测膝盖弯曲度和膝关节的角加速度,确定患者是在慢走还是快走、小步走还是大步走。这就是 C-Brace 智能下肢矫形器持续检测患者步行状态的原理,它不断识别使用者在哪个期,调节液压阻力并控制膝关节的屈伸运动。

电磁膝关节矫形器的应用,可以满足患者更高要求的行走能力需求,其优点主要体现在以下几个方面:

1. 运动更自如　无论慢走还是快走,无论在斜坡还是崎岖的路面(能避免跌倒),无论一步一步下楼梯还是在负荷情况下屈腿(例如:坐下的时候),穿戴电磁膝关节矫形器都可便利地行动,其中的微处理器能进行实时的动态控制站立期、摆动期。该系统能快速对任何情况作回应。

2. 提升行走中的安全性　电磁膝关节矫形器能识别患者在行走过程中所处的运动阶段。并智能地选择锁定(在负荷情况下伸腿)或解锁(摆动期)膝关节。并可以进行实时回应,通过膝盖的自然屈伸,达到自如地行走或坐下的目的。即使在崎岖的路面,斜坡或容易绊足的路面上也能安全行走。

3. 不同的使用模式　电磁膝关节矫形器可以帮助患者进行各种活动。矫形器师可以根据患者的需要设置个人操作模式(例如:骑自行车模式),患者自身也可以使用矫形器上的控制键,轻松进行各项选择,该系统将有助于患者扩大活动范围,突破以前的限制,尽情享受休闲活动。

4. 更自然的身体姿态　佩戴电磁膝关节矫形器,患者在行走时会更轻松。与传统的膝踝足矫形器相比,它可以减少行走时的体力消耗,并减轻一侧腿的过度压力。

第四节　3D 打印技术在矫形器中的应用

一、3D 打印技术的概念

3D 打印技术是快速成型技术的一种,是一种以计算机数字模型文件为基础,运用粉末状金属或塑料等可黏合材料,通过逐层打印的方式来构造物体的技术。精度高,材料利用率高,易于制造复杂结构,也可以降低人工和时间的成本。3D 打印材料主要为光敏树脂、ABS塑料等原料,还可以使用铝粉、钛粉等金属粉末以及氧化铝、碳纤维等陶瓷粉末为原料打印复合增强材料。在矫形器领域中,可以期待的矫形器材料是碳纤维和聚乙烯复合材料。

矫形器作为一种与人体密切接触的康复辅助器具,个性化设计和制造尤为必要。随着计算机辅助设计技术和 3D 打印技术的发展,个性化设计和制造矫形器已成为可能。与传统的矫形器制作方式相比,3D 打印技术与数字化医疗相结合应用于矫形器的制作不仅与人体结构更加贴合,而且提高了材料的利用率,外形也更加美观。3D 打印技术联合生物力学分析等技术,可以设计出更加符合生物力学的矫形器。越来越多的 3D 打印矫形器应用于患者。

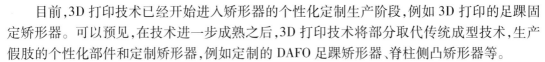

目前,3D 打印技术已经开始进入矫形器的个性化定制生产阶段,例如 3D 打印的足踝固定矫形器。可以预见,在技术进一步成熟之后,3D 打印技术将部分取代传统成型技术,生产假肢的个性化部件和定制矫形器,例如定制的 DAFO 足踝矫形器、脊柱侧凸矫形器等。

与传统方式制作的矫形器相比较,定制化的 3D 打印矫形器的优势有:

1. 个性化外观　传统方式制作的矫形器,精致的外观主要通过不同的剪切线、贴纸以及绑带来实现,而采用 3D 打印方式的矫形器,可以在设计时,根据患者的个人喜好,将矫形器的外观设计成个性化的图案,让矫形器外形更美观。

2. 无需后处理　一般的矫形器在成型后需要进行裁剪、打磨,而 3D 打印制作的矫形器边缘没有毛边、锐边,因而也无需打磨、抛光。

3. 节省材料　与传统方式的矫形器需要剪裁掉后扔掉许多材料不同,3D 打印方式的矫形器几乎不会产生多余的废料,而且矫形器的结构还可以做成孔洞状的,不仅节约了材料,还能够起到更好的透气作用。

4. 加工环境友好　加工环境干净整洁,加工过程中无需人工手动操作,不会闻到挥发的异味气体,减少了对工作人员的伤害。

此外,通过 3D 打印的技术方式,可以实现现场扫描、远程设计、远程制作的矫形器制作新方式。我国需要假肢矫形器服务的患者以及残疾人非常多,但我国专业的假肢矫形器师的数量严重不足,而 3D 技术的应用可通过计算机远程服务,方便更多偏远地区的患者,让他们在当地也能享受到高水平的服务。

3D 打印技术有着其明显的优势,能够打印各类不规则形状的产品。但现在的打印技术还处于起步阶段,打印材料和打印速度的问题限制了 3D 打印技术的应用。目前,3D 打印主要用于传统工艺无法实现的情况。

需要强调的是,3D 打印技术必须基于矫形器数字模型的良好设计,其适配性与普及应用依然受到矫形器师专业技能水平的制约。同时,材料的开发一直是 3D 打印矫形器的瓶颈之一。与传统热塑成型技术相比,3D 打印产品常用的高分子材料缺点很多,如材料不抗摔、缺乏必要的弹性等,在无毒无害性能方面也存在不确定性,很难实现与目前各种材料的配合。此外,3D 打印材料问题无法取得实质性的突破,在进行大规模生产时,成本过高。

二、3D 打印矫形器材料

3D 打印材料的多样化促进了 3D 打印技术在康复矫形器领域的发展,现在可选用的材料有 ABS、聚乳酸(PLA)、尼龙及光敏树脂等。其经过实践证明已基本能满足于康复辅助器具所需要达到的要求。

理论上来讲,所有的材料都可以打印,但实际上现在用于生物医学领域的打印材料还屈指可数。而根据矫形器的作用和强度要求,用于矫形器的 3D 打印材料主要是塑料类的聚合物材料,包括工程塑料和生物塑料。

1. 工程塑料　工程塑料指被用做工业零件或外壳材料的工业用塑料,是强度、耐冲击性、耐热性、硬度及抗老化性均优的塑料。工程塑料是当前应用最广泛的一类 3D 打印材料,常见的有以下几类:

(1) ABS(acrylonitrile butadiene styrene)树脂材料:因具有良好的热熔性、冲击强度,成为通过熔融沉积 3D 打印的首选工程塑料。目前主要是将 ABS 预制成丝、粉末化后使用,应用范围几乎涵盖了所有日用品、工程用品和部分机械用品。

（2）PA（polyamide）材料：PA俗称尼龙，强度高，同时具有一定的柔韧性，因此可直接利用3D打印制造设备零部件。利用3D打印制造的PA碳纤维复合塑料树脂零件强度韧性很高，可用于机械工具代替金属工具。另外，由于PA的黏接性和粉末特性，可与陶瓷粉、玻璃粉、金属粉等混合，通过黏接实现陶瓷粉、玻璃粉、金属粉的低温3D打印。

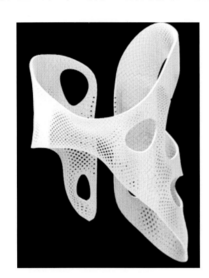

图6-4-1　3D打印的脊柱侧凸矫形器

使用PA材料，通过选择性激光烧结技术（selective laser sintering，SLS），打印出来的脊柱侧凸矫形器（图6-4-1），具有好看、轻巧、透气、隐形、易穿戴、价格相对比较便宜等优点。

2. 生物塑料　3D打印生物塑料具有良好的可生物降解性，主要分为以下几类：

（1）PLA（poly lactic acid）材料：PLA即聚乳酸，是3D打印初期使用得最好的原材料，它具有多种半透明色和光泽质感。作为一种环保型塑料，聚乳酸可生物降解为活性堆肥。它源于可再生资源——玉米淀粉和甘蔗，无毒无味。

（2）PETG（polyethylene terephthalate glycol）材料：PETG是采用甘蔗乙烯生产的生物基乙二醇为原料合成的生物基塑料。具有出众的热成型性、坚韧性与耐候性，热成型周期短、温度低、成品率高，兼具PLA和ABS的优点。

测试结果显示，PLA和PETG是最适合用来3D打印踝足矫形器的材料，因为这两种材料可以提供足够的强度和舒适度，同时又能够将成本维持在最低水平。

三、3D打印矫形器工艺

矫形器的3D打印工艺主要有熔融沉积成型和选择性激光烧结这两种方式。

1. 熔融沉积成型（fused deposition modeling，FDM）　FDM快速原型工艺是一种不依靠激光作为成型能源，而将各种丝材（如工程塑料ABS、聚碳酸酯PC等）加热熔化进而堆积成型方法。

熔融沉积成型的原理如下：加热喷头在计算机的控制下，根据产品零件的截面轮廓信息，作X-Y平面运动，热塑性丝状材料由供丝机构送至热熔喷头，并在喷头中加热和熔化成半液态，然后被挤压出来，有选择性地涂覆在工作台上，快速冷却后形成一层大约0.127mm厚的薄片轮廓。一层截面成型完成后工作台下降一定高度，再进行下一层的熔覆，好像一层层"画出"截面轮廓，如此循环，最终形成三维产品零件。

FDM技术的优点：①可制造较为精细的机械零部件。②成本低。FDM技术用液化器代替了激光器，设备费用低；原材料的利用效率高且没有毒气或化学物质污染，使得成本大大降低。③采用水溶性支撑材料，使得去除支架结构简单易行，可快速构建复杂的内腔、中空零件以及一次成型的装配结构件。④原材料以材料卷的形式提供，易于搬运和快速更换。⑤可选用多种材料，如各种色彩的工程塑料ABS、PC、聚苯硫醚（PPS）及医用ABS等。⑥原材料在成型过程中无化学变化，制件的翘曲变形小。

FDM技术的缺点：①原型的表面有较明显的条纹，成型精度相对较低，最高精度

0.127mm;②制作的矫形器各向异性效果明显,沿着成型轴垂直方向的强度比较强,而水平方向的强度则相对较弱;③需要设计和制作支撑结构。

2. 选择性激光烧结(stereo lithography apparatus,SLS)　在液槽中充满液态光敏树脂,其在激光器所发射的紫外激光束照射下,会快速固化。在成型开始时,可升降工作台处于液面以下,刚好一个截面层厚的高度。通过透镜聚焦后的激光束,按照机器指令将截面轮廓沿液面进行扫描。扫描区域的树脂快速固化,从而完成一层截面的加工过程,得到一层塑料薄片。然后,工作台下降一个截面层厚的高度,再固化另一层截面。这样层层叠加构成三维实体。

选择性激光烧结工艺和其他快速成型工艺相比,其最大的独特性就是能够直接制作金属制品,同时该工艺还具有如下一些优点:

(1) 可采用多种材料:从原理上来说,这种方法可采用加热时黏度降低的任何粉末材料,通过材料或者各类含黏结剂的涂层颗粒制造出任何造型,适应不同的需要。

(2) 制造工艺比较简单:由于可用多种材料,选择性激光烧结工艺按采用的原料不同,可以直接生产复杂形状的原型、型腔模三维构件或部件及工具。

(3) 高精度:依赖于使用的材料种类和粒径、产品的几何形状和复杂程度,该工艺一般能达到工件整体范围内±(0.05~2.5)mm 的公差。当粉末粒径为 0.1mm 以下时,成型后的原型精度可达±1%。

(4) 无需支撑结构:SLS 工艺也无需设计支撑结构,叠层过程中出现的悬空层面可直接由未烧结的粉末来实现支撑。

(5) 材料利用率高:由于该工艺过程不需要支撑结构,也不会出现许多废料,也不需要制作基底支撑,所以该工艺方法在常见的几种快速成型工艺中,材料利用率是最高的,可以认为是 100%。SLS 工艺中使用的多数粉末的价格较便宜,所以 SLS 模型的成本相比较来看也是较低的。

SLA 的主要缺点体现在:①表面粗糙,由于原材料是粉状的,原型建造是由材料粉层经过加热熔化实现逐层黏接的,因此原型表面严格来说是粉粒状的;②烧结过程有异味,SLS 工艺中粉层需要激光使其加热达到熔融状态,高分子材料或粉粒在激光烧结时会挥发出异味气体;③成型大尺寸零件时容易发生翘曲变形;④加工时间长,加工前要有 2h 的预热时间;零件构建后,要花 5~10h 的时间冷却,才能从粉末缸中取出。

四、3D 打印矫形器的设计、制备及应用基本流程

3D 打印矫形器的制作流程通常归为:病情检查与诊断、开具定制式矫形器处方、采集患者影像学数据、矫形器个性化设计、3D 打印加工、加工后处理、患者适配、效果监测与反馈。

1. 病情检查与诊断　医生应对患者进行专业的病情检查,根据实际情况,决定患者是否需要行 X 线片、CT 或磁共振成像(MRI)检查等用以辅助患者病情诊断,医生应对患者病情做详细记录。

2. 开具定制式矫形器处方　医生综合考虑后再决定是否为患者开具 3D 打印矫形器处方。3D 打印矫形器处方应明确、合理,包括部位、用途、材料等要点。

3. 采集患者影像学数据　3D 打印矫形器的设计应根据患者实际医学影像数据,主要采集患者需矫形部位的体表数据,并根据设计需要,部分患者还应提供 X 线片、CT 和 MRI 图

像等。用于辅助患者病情检查与诊断的 X 线片、CT、MRI 等医学影像数据可在患者知情并同意的情况下交付给矫形器师,用于 3D 打印矫形器的设计与力学仿真。针对体表数据采集,可以采用表面扫描等方法;当需摄 X 线片时,应确定拍摄方向;当需采集 CT 和 MRI 数据时,应针对不同组织与不同需求合理选择扫描方式和参数。

4. 矫形器个性化设计   矫形器师通过相关专业软件对获取的数据进行三维重建,再使用相应的机械软件设计出与患者适合且能起到良好矫形效果的 3D 打印矫形器,必要时对矫形器的力学性能进行模拟仿真。设计方案应可行且有效,设计原文件应存档。

5. 3D 打印加工   将 3D 打印矫形器的设计文件通过相关专业软件转换成 STL 等 3D 打印机可识别的文件格式,根据矫形需求,确定 3D 打印的材料、类型和参数。

6. 加工后处理   完成 3D 打印矫形器的制作后,需对 3D 打印矫形器进行适当后处理,主要为去支撑、打磨表面、根据实际需求添加内衬等。

7. 患者适配   在专业人员的指导下,为患者戴上制作好的 3D 打印矫形器。3D 打印矫形器患者适配前,需由医生或技术人员告知患者矫形器的佩戴须知,应由专业技术人员佩戴或在专业技术人员指导下佩戴,检查矫形器是否达到设计和结构要求,检查佩戴位置是否正确,并告知患者佩戴的时间和频次。

8. 效果监测与反馈   患者应定期复诊,复诊结果应详细记录、存档。如果 3D 打印矫形器无法满足患者进一步的矫形需求,应及时更换。

第五节   移动互联网应用的矫形器技术

矫形器治疗的效果评估一直是矫形器技术发展的一个难题,患者回家后的穿戴时间以及弃穿率常常让矫形器师难于对矫形器实际的治疗效果做出正确的判断,从而影响治疗效果。

一、矫形器实时监测

临床上患者手术或者创伤后,需要使用矫形器保护和免荷时,外科医生与矫形器师在矫形器的实际免荷效果上,往往不能取得一致意见。德国弗里德里希-亚历山大埃尔朗根-纽伦堡大学骨科研究所做过一个研究,实时监测使用踝足矫形器(充气式步行鞋)后,前足、中足、后足的受力变化。这个研究基于足部和踝关节损伤的后续治疗,如跟腱断裂、踝关节骨折或关节固定术后,经常需要使用矫形器。这种治疗手段是基于先前的临床证据,部分负重在这些损伤的康复中是有益的,早期有限负重对这类骨折的治疗有积极作用。然而这些早期研究的部分负重数据并不精确,一些进一步的研究表明,部分患者并不能很好地遵循部分负重的治疗原则(图 6-5-1)。

弗里德里希-亚历山大埃尔朗根-纽伦堡大学进行的这个研究招募了 12 名健康志愿者,分别进行了三组试验,一组是 100% 负重的正常行走,第二组是穿戴步行鞋行走,第三组是限制负重 10% 行走。所有分组试验中使用足底压力传感器监测步行过程中,前足、中足、后足的压力变化。试验结果显示,志愿者穿步行鞋后,能显著降低前足和后足的受力情况,中足受力改善变化较小(图 6-5-2)。

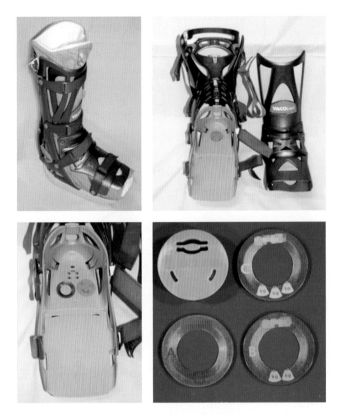

图 6-5-1 充气式步行鞋

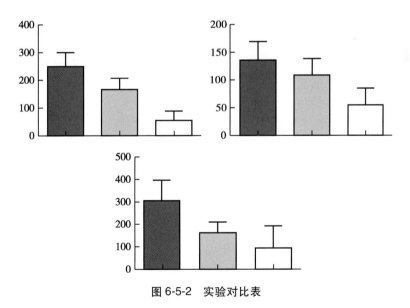

图 6-5-2 实验对比表

　　弗里德里希-亚历山大埃尔朗根-纽伦堡大学的研究结果证明,临床治疗中,患者在需要降低前足或后足负荷时,使用步行鞋能起到很好的保护作用,并且部分负重将有助于患者的积极恢复。但如果中足需要降低负荷,步行鞋的保护效果不明显。弗里德里希-亚历山大埃尔朗根-纽伦堡大学的研究是踝足矫形器配合压力实时监测的典型应用。

矫形鞋垫是通过改善足部生物力学位置,进而重新调整足底压力分布的矫形器,被证明对于部分需要改善足底受力情况,尤其是针对糖尿病患者足部溃疡的预防及保护有显著效果。使用传统的检测方法,矫形器师在给患者提供了个性化设计的矫形鞋垫后,患者穿上矫形鞋垫时的足底受力情况的改善往往无法及时验证。这时候后续的治疗以及患者的依从性都无法保证。

压力鞋垫是矫形鞋垫监测的进化产品,这种装置中有多个传感器,允许在患者鞋内进行精确的分析,实时检测测试进程,记录压力数据(图6-5-3)。

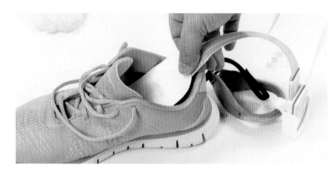

图6-5-3　压力鞋垫

从致力于体育运动研究和提高的运动员教练,到想要检查糖尿病患者真正的压力风险点,从而预防溃疡发生的矫形器师,压力鞋垫都可以用来有效地直接测定矫形鞋垫穿着过程中的治疗效果。压力鞋垫这种类似的设计,可以实时监测矫形器的治疗效果,未来将是矫形器研发的一个方向。

二、矫形器与互联网+

矫形器互联网+是指患者穿戴具有实时监控传感器的矫形器回家后,能随时记录穿戴时间及治疗效果的数据并反馈给安装机构,以提高治疗效果及减少患者往返矫形器安装机构的次数,达到远程治疗目的的一种治疗方法。

目前国内已经有少数矫形器生产厂家在进行这种技术的研发。比如评估脊柱侧凸矫形器的治疗效果的难点,往往不在于矫形器穿戴后的临床医学检查,而在于患者穿戴脊柱侧凸矫形器回家后的穿戴时间和弃穿率。患者复查时,矫形器师很难判断患者是否按照医嘱使用矫形器,医生这时很难给出有针对性的后续治疗手段。矫形器研究人员针对这个难题,设计出了一种矫形器,在矫形器部件上内置了带压力传感器的监测模块。这样患者回医疗机构复查时,矫形器师可以通过软件读取脊柱侧凸矫形器上的监测模块,获得患者每日的穿戴时间和压力参数,这将有助于医疗人员制定后续的治疗方案。

实时监控智能矫形器应用了传感技术,由通讯模块、数据服务器、应用服务器、监视器和应用软件组成。患者在医疗机构使用时,扫描二维码与个人数据库建立关联,治疗过程动态数据在监视系统上实时反馈,通过应用软件让医生、矫形器师和患者随时随地查看治疗过程。这也是物联网技术在矫形器领域的应用。

物联网是新一代信息技术的重要组成部分,也是"信息化"时代的重要发展阶段。其英文名称是:"internet of things(IoT)"。顾名思义,物联网就是物物相连的互联网。这有两层意思:其一,物联网的核心和基础仍然是互联网,是在互联网基础上的延伸和扩展的网络;其二,其用户端延伸和扩展到了任何物品与物品之间,进行信息交换和通信,也就是物物相息。物联网通过智能感知、识别技术与普适计算等通信感知技术,广泛应用于网络的融合中,也因此被称为继计算机、互联网之后世界信息产业发展的第三次浪潮。即通过射频识别(RFID)(RFID+互联网)、红外感应器、全球定位系统、激光扫描器、气体感应器等信息传感设备,按约定的协议,把任何物品与互联网连接起来,进行信息交换和通讯,以实现智能化识别、定位、跟踪、监控和管理的一种网络。简而言之,物联网就是"物物相连的互联网"。

实时监控智能矫形器即在矫形器硬件基础上安装一颗智能芯片,为患者、矫形器师和医生实现治疗过程的无缝对接,进一步提高患者治疗过程的个性化和可视化。芯片会实时采集和显示矫形器的使用时间、压力参数等数据,并给予实时反馈,在带来更舒适的治疗体验的同时,让治疗效果和安全更容易掌控。

(李磊　钟桂珍)

参 考 文 献

[1] 杜靖远.矫形器的应用[M].北京:华夏出版社,1997.

[2] 武继祥.假肢与矫形器的临床应用[M].北京:人民卫生出版社,2012.

[3] 徐静.脊柱矫形器原理与技术[M].北京:中国社会出版社,2012.

[4] 喻洪流.假肢矫形器原理与应用[M].南京:东南大学出版社,2011.

[5] 张晓玉.人体生物力学与矫形器设计原理[M].武汉:武汉大学出版社,1989.

[6] 汪波.CAD/CAM矫形鞋垫制作原理与临床应用[C].北京:中国康复研究中心,2011.

[7] Galica AM,Kang HG,Priplata AA,et al. Subsensory vibrations to the feet reduce gait variability in elderly fallers[J]. Gait & Posture,2009,30:383-387.

[8] Aminian G,Safaeepour Z,Farhoodi M,et al. The effect of prefabricated and proprioceptive foot orthoses on plantar pressure distribution in patients with flexible flatfoot during walking[J]. Prosthet Orthot Int,2013,37 (3):227-232.

[9] May BJ,Lockard MA. Prosthetics & Orthotics in clinical practice,FA[M]. Philadelphia:Davis Company,2010.

[10] Whitford D,Esterman A. A Randomized Controlled Trial Of Two Types Of In-Shoe Orthoses In Children With Flexible Excess Pronation Of The Feet[J]. Foot & Ankle International,2007;286.

[11] Chalmers E,Lou E,Hill D,et al. Development of a Pressure Control System for Brace Treatment of Scoliosis [J]. IEEE Trans Neural Syst Rehabil Eng,2012,20(4):557-563.

[12] Hsu JD,Michael JW,Fisk JR. AAOS Atlas of Orthoses and Assistive Devices[M]. Philadelphia,PA:Elsevier,2008.

[13] Lusardi MM. Orthotics and Prosthetics in Rehabilitation[M]. St Louis:Missouri,2013.

[14] M Li,J Cheng,M Ying,et al. Could clinical ultrasound improve the fitting of spinal orthosis for the patients with AIS[J]? Eur Spine J,2012,21:1926-1935.

[15] Vo QN,Lou EHM,Le LH. Measurement of axial vertebral rotation using three-dimensional ultrasound images [J]. Scoliosis,2015,10(2):2-7.

[16] Raab K,Krakow K,Tripp F,et al. Effects of training with the ReWalk exoskeleton on quality of life in incomplete spinal cord injury:a single case study[J]. Spinal Cord Ser Cases,2016,2:15-25.

[17] Pauser J,Jendrissek A,Brem M,et al. Foot loading with an ankle-foot orthosis:the accuracy of an integrated physical strain trainer[J]. International Orthopaedics (SICOT),2012,36:1411-1415.

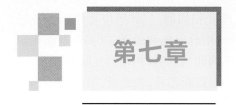

第七章

假 肢 概 论

第一节 假 肢 概 述

一、假肢与假肢学

1. **假肢定义** 假肢(prosthesis)是采用医学与工程技术的方法,为弥补截肢患者或肢体不全患者而设计、制造和装配的人工肢体,假肢的主要作用是弥补外观缺陷,获得肢体外形;代偿肢体功能,保持身体平衡,以促进患者恢复或重建生活自理、工作和社交活动。

假肢分为上肢假肢和下肢假肢两大类。

2. **假肢学** 假肢学(prosthetics)是一门专门研究人体假肢设计与应用的学科。它是综合应用医学、残疾学、生物力学、人机工程学、机械学、电子学、计算机以及材料学等学科来研究在临床上如何为截肢者科学地设计、制造具有个性化的假肢,具有典型的、医工结合特点。假肢学是康复工程学的起源与核心内容之一。在我国,系统的假肢学尚未形成,还需要组织优势专业和学科的不断完善。

二、假肢的发展史

(一)假肢的历史

早在远古时代,人们就开始制作一些简单的器具来补偿失去的功能,史前时代,天灾、战争之后人类开始使用的假腿是一些很简单的捆绑在腿上的木棍。欧洲科学家普林尼记载:假肢由制造铠甲和武器的工匠制作,最早的假肢用木材、竹子等未加工的天然材料制成。

公元前1069—664年,古埃及在木乃伊上发现的人造脚趾可能是"世界上最古老的假肢"。而最早记载使用假肢的是古希腊历史学家希罗多德,他所记录的是公元前848年,比利时军人Hegistatu安装了木制的下肢假肢。最早上肢假肢的记载,是公元前218—210年布匿战争中,罗马共和国将军Marcus Sergius安装了一个用铁制成的假肢手,并且重新回到了战争中,该假肢手用来支撑他的护盾。

15 世纪,由于欧洲工业革命兴起,铁代替木头成为制作假肢的主要材料,1858 年意大利出土了一条公元前 300 年左右的大腿假肢。这条假肢是用木材制成,用皮革、青铜和铁加固。17 世纪,开始有人用木制假腿接受腔,使其用于容纳残肢的腔体,连接残肢,传递残肢与假肢之间的力。用金属制作假肢的膝关节,完成了假肢的一次大飞跃。这种方法在 1839 年传入美国,自然成了美式木制假肢发展的母体。19 世纪,第一次世界大战致成千上万的战士截肢后促使假肢制造、配置成为一个有相当规模的行业。战争成为了推动假肢研究与发展的重要因素。在第一次世界大战以后,英国伦敦皇家玛丽医院在罗汉普顿的康复中心成为了军人接受四肢康复治疗的中心之一。20 世纪 40年代,传统假肢主要由接受腔、悬吊装置、铝质或木质腿筒、金属关节(膝、踝关节)和木制假脚构成。其假肢外形是壳式筒状结构,大多采用薄铝板敲制成中空的外表似腿形的筒状物,不仅外形粗糙,而且只能局限于手工制作,不适合现代工业的机械化、标准化生产。现代假肢则采取了仿生的骨骼式结构,即模仿了人的肢体内有坚硬骨骼支撑外有柔软肌肉保护的结构形态。它的"骨骼"就是起连接作用的金属管,它的"肌肉"就是外装饰的泡沫海绵,再加上肉色丝袜,使假肢的外表看上去酷似真腿,完全达到以假乱真的效果。

第二次世界大战后由于现代科学技术、康复医学的迅速发展,特别是社会对残疾人事业的关注,许多国家社会保障事业的发展,使假肢制造、配置从一门古老的传统手工艺技术发展成为一门由现代工程技术(包括生物力学、高分子材料、精密机械、电子学、计算机技术等)与现代医学技术相结合的边缘性学科——假肢学(prosthetics),成为现代康复工程学的重要内容。1945 年,联合国伤兵管理协会资助了有关容纳四边形的凹坐的膝盖骨腱的研究,解决了膝盖骨腱承受身体重量压力的物理问题。之后,加拿大多伦多的桑尼布鲁克医院则对假肢进行了进一步的研究。

20 世纪 60~90 年代,随着人类科学技术的不断发展和新材料的涌现,开始出现了骨骼假肢以及模块化假肢;合成树脂/碳素纤维问世,实现了真正科学装配;各种膝关节纷纷问世;高分子材料硅橡胶制作内衬软接受腔及智能脚等。90 年代,以德国 C-LEG 为代表的第一代商业化微电脑控制假肢膝关节问世,进入 21 世纪后,国际上出现了很多具有联想学习与自适应功能的更加智能的假肢膝关节产品,同时上肢肌电假肢产品技术也进入到一个新的发展阶段。

（二）我国假肢发展

国内最早的假肢文献记载是《晏子春秋》中晏婴为劝诫齐景公削减酷刑而说的"踊贵而屦贱"(公元前 539 年,齐景公 9 年),"踊"就是春秋以前受刖足之刑者所用的一种特制鞋,即现代意义上的假肢。

20 世纪 30 年代初,在我国一些大城市的医院里设立了假肢支具室,直接为骨科患者服务,在一些地方建立了为数不多、规模较小的假肢矫形器作坊,形成我国早期的假肢矫形器行业,直接为临床服务,也为中国培养了早期的一代假肢矫形器制作师,形成了我国最早的假肢矫形器行业。

抗日战争时期,由于武器的大量生产促进了金属锻造技术的提高,为了补偿伤残军人缺失的肢体功能,于是出现了金属假肢和矫形器,多以铝材、皮革等材料,制作技术主要学习自前苏联,通常称这些假肢为传统假肢,1943 年,为适应抗日战争的需要,晋察冀边区政府成立了义肢装配组。1945 年晋察冀边区政府在张家口建立了我国第一所公立假肢厂。

中华人民共和国成立以后,国家又有计划地安排各地分批建厂、布点,陆续在全国绝大部分省、自治区、直辖市建立了假肢厂,有的省还建立了假肢装配站,而且假肢厂的服务对象也由面向革命伤残军人转为面向全社会的肢体残疾者,一直到 20 世纪 70 年代末,我国的假肢矫形器行业经过建厂、布局,发展扩大到每个省会城市都有了假肢厂,从单纯生产假肢到生产包括各种矫形器和其他辅助器具,从面向荣誉军人扩大到为社会残疾人服务,从而在全国形成了一个专门为肢体残疾者制作装配假肢、矫形器、轮椅车等辅助器具的假肢矫形器行业。1981 年,中国第一只全臂肌电假肢问世。进入 21 世纪后,我国的假肢设计与制造技术取得了长足进步,尤其以上肢假肢技术为标志,如上海理工大学与丹阳假肢厂有限公司合作相继研发了比例控制肌电假手、语音控制假手等高性能与创新性产品。目前,国产上肢假肢占领了国内大部分市场,并出口到南美、东南亚及许多发达国家。

改革开放以来,由于吸收了国际先进医疗技术,特别是康复医学、高新技术及材料学的发展,假肢矫形器有了迅速的发展。为了满足患者的需要,在一些大的综合医院、残疾康复中心建立了现代化的假肢矫形器中心,形成了较系统的一个专业,假肢矫形器学在我国正逐步完善和提高。

第二节　假 肢 分 类

一、按截肢部位分类

(一)上肢假肢

1. 肩离断假肢(图 7-2-1)　适用于肩关节离断、上肢带解脱术(肩胛骨和锁骨截肢)及肩峰下 8cm 以内的上臂截肢者。

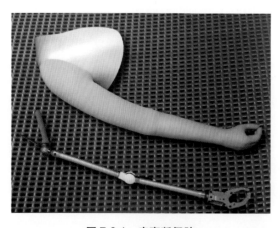

图 7-2-1　肩离断假肢

2. 上臂假肢(图 7-2-2)　适用于肩峰下 8cm 以远至肱骨外上髁 5cm 以上的上臂截肢者。

3. 肘离断假肢(图 7-2-3)　适用于肘关节离断、肱骨外上髁 5cm 以内的上臂截肢、尺骨鹰嘴 3cm 以内的前臂截肢者。

4. 前臂假肢(图 7-2-4)　适用于尺骨鹰嘴 3cm 以远的前臂截肢者。

5. 腕离断假肢(图 7-2-5)　适用于腕关节离断截肢者。

6. 部分手假肢(图 7-2-6)　适用于腕骨、掌骨截肢者。

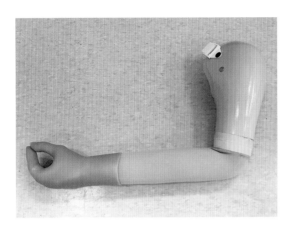

图 7-2-2 上臂假肢

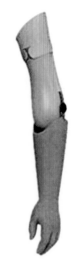

图 7-2-3 肘离断假肢

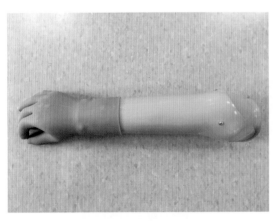

图 7-2-4 前臂假肢

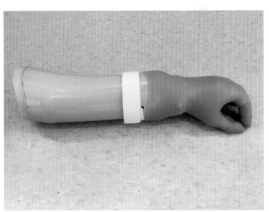

图 7-2-5 腕离断假肢

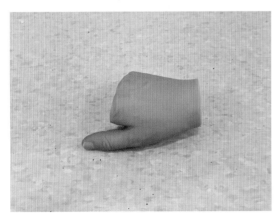

图 7-2-6 部分手假肢

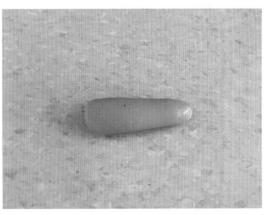

图 7-2-7 假手指

7. 假手指(图 7-2-7)　适用于手指截肢者。

（二）下肢假肢

1. 髋离断假肢(图 7-2-8)　适用于半骨盆截肢、髋关节离断、坐骨结节 5cm 以内的大腿截肢者。

2. 大腿假肢(图 7-2-9)　适用于坐骨结节 5cm 以远的大腿截肢者。

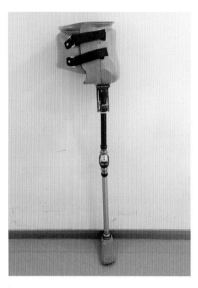 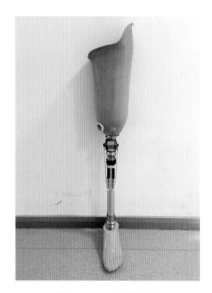

图 7-2-8　髋离断假肢　　　　　　　　　　图 7-2-9　大腿假肢

3. 膝离断假肢（图 7-2-10)　适用于膝关节离断、小腿胫骨粗隆以内的截肢者。

4. 小腿假肢(图 7-2-11)　适用于小腿胫骨粗隆以远的小腿截肢者。

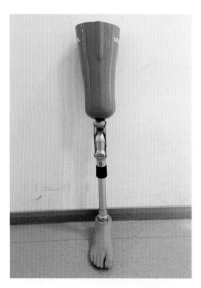 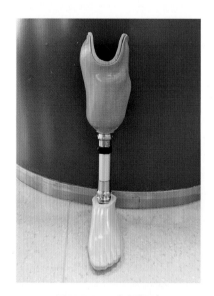

图 7-2-10　膝离断假肢　　　　　　　　　图 7-2-11　小腿假肢

5. 踝部假肢（图 7-2-12）　适用于赛姆（Syme）截肢和皮罗果夫（Pirogoff）截肢者。

6. 部分足假肢（图 7-2-13）　适用于踇趾、部分或全部足趾截肢,跖骨截肢（transmetatarsal amputation）、跖跗关节离断（lisfranc amputation）、跗间关节离断或跗横关节离断（chopart amputation）等患者的假肢。部分足假肢大体分为装饰性足趾套、足套式、小腿式部分足假肢。

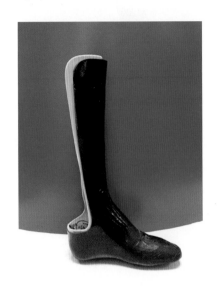

图 7-2-12　踝部假肢

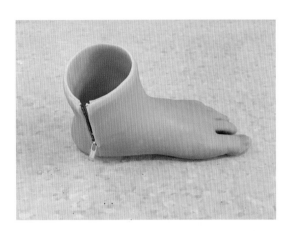

图 7-2-13　部分足假肢

二、按结构分类

（一）壳式假肢（exo-skeletal prosthesis）

壳式假肢又称为外骨骼式假肢（图 7-2-14）,外形似人体肢体形状。传统假肢都是壳式假肢,多用木材、皮革、铝板或塑料制作。这种假肢的接受腔与筒壁一体化,既起到承重作用,又具有造型功能。由于接受腔承重不合理,多难以进行符合生物力学对线原理及科学装配,用量逐年减少。但目前一些采用新材料制作的轻型假肢或游泳型假肢均采用壳式假肢,其特点是轻便、防水,已成为新型假肢品种之一。

（二）骨骼式假肢（endo-skeletal prosthesis）

骨骼式假肢又称内骨骼式假肢（图 7-2-15）。其结构与人体肢体相似,由位于假肢内部的连接管或支条等承担外力。它由各种标准化、系列化的假脚、关节及连接件组合而成,外层装配柔软并具有弹性的泡沫装饰外套,颜色近似健肢肤色,较为逼真,特别适合于穿裙子的女性截肢者;另外,部件基型少,装配容易,便于对线调整,可以缩短患者等候安装假肢的时间。缺点是目前使用的泡沫塑料装饰外套容易破裂。

三、按驱动假肢的动力来源分类

1. 自身力源假肢　又称内动力假肢,如索控式肘离断假肢。

2. 外部力源假肢　又称外动力假肢,如肌电式前臂假肢。

3. 混合力源假肢　具备自身力源和外部力源的假肢,如混合式上臂假肢（假肢肘关节采用索控,腕手结构采用肌电控制）。

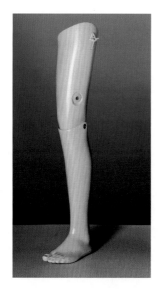

图 7-2-14　壳式假肢

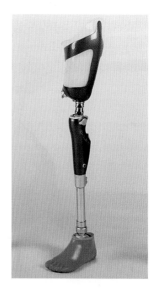

图 7-2-15　骨骼式假肢

四、按假肢功能分类

1. 装饰性假肢　作用主要是弥补肢体缺失,不具备其他功能。
2. 工具型假肢　适用于生产作业,根据工作和日常生活活动来选择、更换专用的工具假手。
3. 运动专用假肢　提供给运动员或运动爱好者使用,适合不同运动项目的需要,如水中运动的防水假肢。

第三节　制作假肢的材料

制作假肢的主要材料包括金属材料、塑料、木材、皮革、织物等,根据假肢的不同种类和装配要求选择不同材料和工艺加工。传统的假肢多采用木材、皮革为主要材料,现代假肢主要采用塑料、金属材料。

一、金属材料

金属材料具有很好的强度和耐用性,主要有不锈钢、碳素钢、铝合金、钛合金等,用于制作假肢关节或体积较小而强度较好的零部件。不锈钢的主要特性是表面有防锈的功能,在假肢的部件中应用较多,碳素钢表面需防锈处理。钢质材料质地较重。铝合金材料相对钢质材料质地较轻但体积较大,适用于活动强度不大的患者。钛合金是高科技合成材料,重量轻而强度高,但价格较贵。

二、常用热塑塑料

(一)热固性树脂材料

1. 丙烯酸树脂　主要用于制作各种残肢接受腔,这类树脂制品强度高,人体很少对其产生过敏。制品分为软树脂和硬树脂两种,以不同的比例混合调拌,做出不同强度的塑料制品,通常采用各种增强织物、增强纤维预制其中。

2. 不饱和聚脂树脂　基本性能和用途与丙烯酸树脂相近似,虽价格较便宜但单体中含有苯乙烯,操作中需防止中毒。

3. 环氧树脂　该材料机械性能较好,目前主要用于制作假肢的膝铰链、踝铰链和假脚的储能部件,直接接触皮肤易产生过敏。

（二）热塑板

热塑板经过一定的温度加热以后使其软化且透明,可在石膏阳模上塑型,用来制作各种残肢接受腔。

1. 聚丙烯（polypropylene,PP）板　聚丙烯板是塑料中密度最低的,呈白色、半透明,强度、硬度及刚性较高,但抗冲击性较差。目前采用聚丙烯与聚乙烯的共聚物,不但有较高的强度和刚性,而且具有良好的抗冲击能力,主要用于制作假肢接受腔,成型温度200℃左右。

2. 聚乙烯（polethylene,PE）板　聚乙烯板在热塑材料中结构最简单,按其分子量的不同,可分为高、中高、低分子量多种类型。分子量越高,刚性、硬度和机械强度就越好高。低分子量聚乙烯呈乳白色、半透明,触摸表面有蜡样感,有良好的柔韧性,主要用于制作大腿假肢的硬框式软接受腔（ISNY接受腔）,软接受腔采用富有弹性的透明聚乙烯制作而成,将残肢收纳。患者穿着较舒适、轻便。成型温度160℃左右。中高分子量多种类型聚乙烯,适合制作可支撑体重的承重框架即假肢外接受腔,成型温度185℃左右。

3. 低温热塑板　低温热塑板是塑料复合板材,经过60~100℃温度使其软化后可直接在肢体上塑型。具有良好的可塑性,可重复加温软化、再塑型,多数材料的加热时间约3~5min,冷却时间一般是3~5min,低温热塑板有不同的厚度和颜色,部分材料在加热前呈白色,加温后变成透明状。主要用于制作假肢临时接受腔。

（三）热塑性泡沫塑料板

热塑性泡沫塑料板多采用聚乙烯材料经过发泡、切片工序制作而成。质轻、柔韧性好,多为肤色。主要用于制作假肢的内接受腔,成型温度110℃左右。

（四）聚氨酯（polyurethane）泡沫塑料

1. 硬质聚氨酯泡沫塑料　硬质聚氨酯泡沫塑料具有强度高、韧性好、结皮致密坚韧、成型工艺简单、生产效率高等特点。一般采用两份一组的液体混合,通过浇注、发泡成型。主要用于制作假肢接受腔与踝足部件、大腿假肢的接受腔与膝关节部件之间的连接。具有重量轻、易加工的特点。

2. 软质聚氨酯泡沫塑料　软质聚氨酯泡沫塑料是一种密度较低、质轻、经过开孔的泡沫塑料,具有良好的回弹性。原材料加工呈块状,可加工成肢体形状。主要用于制作假肢外形。

3. 聚乙酯（polystyrene）模型塑料　一般采用两份一组的液体混合,通过浇注、固化工序。主要用于复制假肢内接受腔的内部形状。

（五）硅橡胶（silicon）

硅橡胶是高分子量的硅氧烷聚合物,它具有无味无毒、不怕高温和抵御严寒的特点,有良好的弹性及电绝缘性、耐氧抗老化性、耐光抗老化性以及防霉性、化学稳定性等。由于具有了这些优异的性能,使得硅橡胶在现代医学中广泛发挥了重要作用。适用于制作假肢的残肢套、内接受腔、残肢末端及骨凸起部位的防压垫。

（六）聚乙烯醇（polyvinyl alcohol，PVA）薄膜

聚乙烯醇（PVA）是一种水溶性聚合物，特点是致密性好、结晶度高，黏接力强、制成的薄膜柔韧平滑、耐油、耐溶剂、耐磨耗、气体阻透性好，以及经特殊处理具有的耐水性，用途广泛，对人体无毒、无味、无害。是制作假肢接受腔分离层的辅助材料。

三、木材

木材种类较多，制作假肢多用椴木，椴木质量轻、易雕刻，是传统假腿、假手制作的常用材料。过去制作的木腿，包括接受腔，膝、踝铰链、假脚芯均由木材制作。采用木材制作部件最多的是踝部部件。制作前木材必须经过严格的干燥处理，制作的部件其表面必须做防潮处理。

四、皮革

常用的天然皮革为经过加工的成品牛皮或羊皮。传统的皮腿接受腔、腿外形、假脚均采用皮革制作。现代假肢制作过程中，皮革应用较少，主要用于制作悬吊带等。如今，极似真皮特性的人造革几乎达到真皮的效果，其价格与天然皮革相比有明显优势。

五、弹性橡胶

1. 天然橡胶　是从一种天然的植物分泌物中提取的橡胶质，在其中添加相关的添加剂，经加工成型后成为天然的橡胶制品。这种制品经济、耐用、质地较重。这种材料主要制作假脚或踝部活动的缓冲部件。

2. 合成橡胶　是介于橡胶、塑料之间的一种材料，种类较多，有良好的耐磨性与弹性。主要用于假肢的弹性部件、关节的缓冲部件。

六、各种织物

1. 尼龙织带　在干、湿情况下弹性和耐磨性都较好，尺寸稳定，缩水率小，具有挺拔、不易皱折、易洗、快干的特点，多为白色，有不同规格。一般用于上肢假肢的悬吊带。

2. 各种袜套　不同材料织成的织物，常用的有棉纤维袜套、腈纶袜套、涤纶袜套、玻璃纤维织物或袜套、碳纤维织物等，这些织物主要用来增强塑性塑料的强度。

3. 假肢外套织物　通常采用较薄的尼龙丝袜套，套在假肢外层，近似肤色，具有装饰性作用。

4. 弹性织物　多为聚氨酯弹性纤维织物，主要用来制作假肢的悬吊带。

5. 尼龙搭扣　分为毛面（阴面）和勾面（阳面），相互接触易黏附在一起，有不同宽度供选择，主要用于悬吊装置的搭接。

第四节　假肢的结构

一、假肢接受腔

假肢接受腔（prosthetic socket）能将残肢舒适地收纳在其中，是人体-机械系统的界面部

件。接受腔适配即指接受腔与残肢之间相互配合的状态。功能上符合解剖学、生理学以及生物力学的相互配合状态称之为"良好适配"。

（一）接受腔的功能

假肢接受腔是假肢装配对线的基础部件，又是决定装配质量、残肢承重部位舒适与否、上肢肘腕手功能的代偿和下肢站立行走功能代偿效果好坏的至关重要的部件，其主要功能包括：

1. 容纳残肢，包容残肢的软组织，将人体残肢与假肢连接在一起。

2. 将人体残肢的作用力传递到假肢的远端，达到残肢控制假肢运动的目的。

3. 通过接受腔口，发挥假肢和残肢的连接和悬吊作用。

4. 通过接受腔不同形状，在符合人体解剖学和人体生物力学原理的基础上，利用残肢在接受腔内的合理承重部位，起到支撑和承受体重作用。

5. 通过残肢与接受腔的连接，使截肢者感到残肢与假肢有良好的一体感。

（二）接受腔的分类

假肢接受腔分为上肢和下肢假肢接受腔，上肢接受腔主要分为前臂和上臂接受腔，下肢接受腔主要分为大腿和小腿接受腔。

1. 上肢假肢接受腔的类型　上肢假肢接受腔应当按照双层接受腔的方式设计，对于电动的上肢假肢接受腔，应当为控制电路或电路的连接线缆留有足够的空间，同时，可防止汗液渗透到控制电路和机械部分，起到一定的保护作用。上肢假肢接受腔按照材料可分为树脂接受腔、板材接受腔和碳纤维接受腔；按照接受腔的口型可分插入式接受腔、全接触式接受腔、明斯特式接受腔、西北大学式接受腔和负压悬吊式接受腔。

2. 下肢假肢接受腔的种类　下肢假肢接受腔种类较多，根据结构和功能分为不同种类，主要分为大腿假肢接受腔和小腿假肢接受腔。

（1）大腿假肢接受腔：按生物力学原理分类，可分为四边形接受腔（quadrilateral socket）、坐骨包容接受腔（ischial containment socket）、马罗解剖学接受腔（Marlo anatomical socket，MAS）（图7-4-1~图7-4-3）等；按悬吊方式分类，可分为插入式接受腔、吸着式接受腔及全接触式接受腔；按结构形式分类，可分为硬框式软接受腔（ISNY接受腔）、柔性全接触接受腔（硅胶接受腔）。

（2）小腿假肢接受腔：小腿假肢按结构来分可分为传统的壳式小腿假肢与现代骨骼式小腿假肢，相应地，其接受腔也可以分为传统的开放型接受腔（多用皮革、金属条、木材制成）、髌韧带承重接受腔以及全接触式接受腔等，其中，髌韧带承重接受腔按其接受腔的悬吊方式，又分为PTB（环带式）、KBM（楔子式）、PTS（包膝式）和PTK（髁部夹持式）四种。

二、功能部件

（一）上肢假肢的功能部件

1. 腕关节及假手

（1）腕关节（图7-4-4、图7-4-5）：上肢假肢的腕关节是手部装置与前臂连接的部件。正

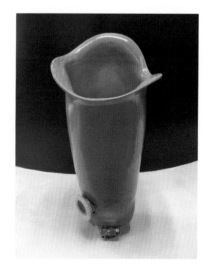

图 7-4-1　四边形接受腔

常人的腕关节可以完成掌屈、背伸、尺侧外展和桡侧外展四种动作,因此在设计上肢假肢的腕关节结构时,应首先考虑代偿这些功能。此外,前臂截肢还丧失了前臂的旋前、旋后动作,也要由腕关节结构来代偿。到目前为止所有设计的腕关节均以代偿腕部的屈伸和旋前、旋后功能为主。假肢的腕关节模仿人体腕关节的动作,还是假手与臂筒连接的重要部分。目前使用的腕关节,最基本的作用是安装假手的手部构件,还可以发挥屈曲、旋转的功能。结构和功能不同的腕关节通过旋盘被固定于前臂筒上,并借助远端的螺栓与假手相连接。手的旋前及旋后功能可以无级调整。这类摩擦腕关节有不同的型号和规格。

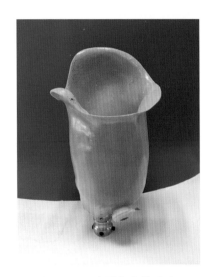

图 7-4-2　坐骨包容接受腔

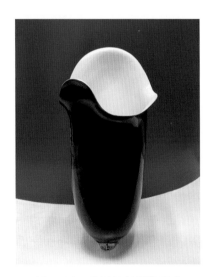

图 7-4-3　马罗解剖学接受腔

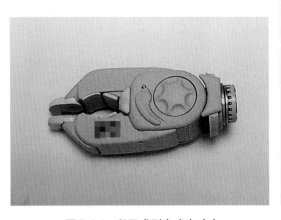

图 7-4-4　积层成型盘式电动夹

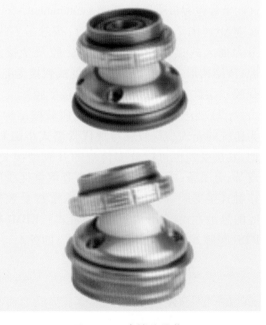

图 7-4-5　摩擦腕关节

（2）假手：内部的机械骨架俗称手架，套在外面的装饰塑胶套俗称手皮。对于前臂假肢，腕手结构对其功能起主要作用。

有相当一部分人更看重假手的外观，因而配置装饰假手，也称美容手。这类假手内部是金属骨架，外包海绵，最外层是硅胶加长手皮，外观十分逼真。装饰手不具备动作功能，一种手头靠弹簧长闭，可以被动地由健手打开；另一种手头没有弹簧装置，手指内部骨架是软金属丝，可以被动地由健手弯曲成截肢者需要的形态。

为了增加假手的功能，人们设计了索控手，通过肩部关节的相对位置改变拉动绳索实现手掌开合及旋腕动作。手头有常开型和常闭型两类：常闭型索控手的拇指和其他手指处于对掌闭合位，依靠弹簧提供闭合转矩，截肢者通过体位变化牵拉控制索使手张开。这类假手结构简单，持物时不用持续用力，但截肢者不易控制握力大小。常开型索控手与常闭型相反，弹簧提供张开转矩使手头处于张开状态，截肢者通过控制绳索控力来控制手头握力。由于其结构更复杂，并且在抓握物体时需要持续用力，能耗大，我国截肢者很少使用。

肌电手利用电池动力驱动电机可以实现旋腕（内、外旋）、对掌闭合及张开等动作，随着锂电池和电机技术的提高，现在的肌电手续航时间大大增加，重量也有所减轻，因此，前臂肌电手已经得到广泛使用。肌电假肢使用身体以外的电力作为动力源，称为体外力源假肢；索控手和绝大部分下肢假肢都利用自身身体的力量为动力，称为自身力源假肢。

2. 肘关节 上肢假肢的肘关节用于肘上截肢的患者，肘关节结构是重要的部件；前臂残肢过短，假肢则需要使用一种特殊的肘铰链。正常人的肘关节是一种复合关节，主要完成屈曲伸展动作，同时肘关节屈曲时前臂的旋转也起很大作用。因此，在设计上肢假肢的肘关节结构时，应首先考虑代偿屈曲功能，使前臂筒做屈曲动作，同时又能以最小的力使肘部在任何伸臂位置上固定。到目前设计的肘关节以代偿肘部的屈伸功能为主，用于装饰性和索控式上肢假肢中，通常采用肩带来控制肘关节结构。①组件式适用于长残肢的肘部部件：带棘轮锁装置的单轴肘关节借助前臂管与假手连接，并通过积层成型盘与上臂相连。前臂管和积层成型盘的旋转位置可分别调整。②组件式适用于短残肢的肘部部件（12R2）：带棘轮锁装置的单轴肘关节通过前臂管与远端部件连接，并借助上臂管的积层成型盘与上臂杆相连。前臂管和积层成型盘的旋转位置可分别调整（图7-4-6）。

3. 肩关节 上肢假肢的肩关节用于肩离断假肢和上肢带摘除假肢，连接肘关节与肩部接受腔，主要代偿肩部的屈曲、外展功能。

（1）装饰性假肢的肩关节：装饰性假肢的肩关节主要类型包括普通肩关节、万向球式肩关节和外展式肩关节（图7-4-7）。

（2）索控型假肢的肩关节：上述装饰性假肢的肩关节也可用于索控型假肢中，此外，还用于上肢带摘除患者。主要类型有：①隔板式肩关节；②万向球式肩关节。

（二）下肢假肢的功能性部件

1. 踝关节和假脚 踝关节和假脚是下肢假肢的基本部件，种类很多，各有特点，用于代偿人体脚的支撑和行走功能。可以根据截肢者需要选择使用各种假脚。按材料假脚可分为橡胶脚和聚氨酯脚。前者重，但便宜；后者轻，但价格贵。目前使用较多的假脚有静踝软跟脚、单轴动踝假脚、多轴踝假脚、储能假脚。

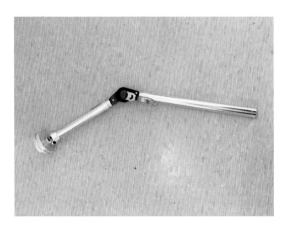

图 7-4-6　组件式肘关节

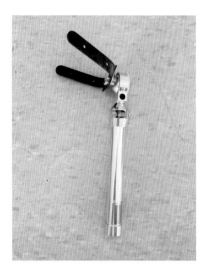

图 7-4-7　装饰性假肢的肩关节

按功能可分为：

（1）静踝软跟脚：又称 SACH（solid ankle cushion heel）脚，静踝软跟脚的踝关节是固定的，利用脚后跟的海绵缓冲脚跟落地时的冲力。这种脚结构简单、维修少、重量轻、降低了步行中的能量消耗，较适合年老体弱者用。它的优点是外观近似于真脚；在假脚和小腿之间没有像动踝假脚那样的缝隙；大批量生产，降低了成本，价格较低。其缺点为不能像单轴动踝假脚那样调整跖屈和背屈角度。截肢者要换一双后跟高度不同的鞋，则不得不另换一只新脚。而且随着塑料海绵的老化，SACH 脚会逐渐失去弹性（图 7-4-8）。

（2）单轴动踝假脚：单轴动踝假脚的踝关节为单轴，步行中假脚跟落地时假脚可跖屈，缓冲了脚跟落地的冲击力。主要特点是踝关节轴的位置设有一个可在矢状面转动的轴，使踝能做跖屈、背屈动作（图 7-4-9）。

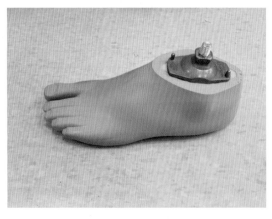

图 7-4-8　SACH 脚

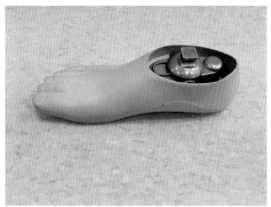

图 7-4-9　单轴动踝假脚

（3）多轴踝假脚：又称万向脚，步行中假脚可实现背屈、跖屈、内翻和外翻活动，能适应不平的路面，但结构复杂、重量大，较适合年轻、爱活动的人使用。分为双向轴（矢状面轴、额状面轴)和三向轴(矢状面轴、额状面轴、水平面轴)动踝假脚。双向踝动踝假脚增加了内翻、外翻功能,可以较好地缓冲步行中来自侧方的分力,适应不平的路面。三向轴动踝假脚功能良好,更适合愿意多活动的小腿截肢者使用,缺点是结构复杂、维修需求多、价格贵、重量大。(图7-4-10)

(4)储能假脚:采用高回弹性能材料制成。步行中,假脚在承重时储存能量,脚尖离地前储存的能量释放,也就是依靠假脚的弹力推动人体前进,适合截肢的田径运动员和年轻需快步行走的人使用。这种假脚在步行的站立中期(从足平放到足跟离地)储存了体重下压而产生的能量。较早的储能假脚是美国西雅图脚(Seattle foot),重量轻,储存、释放能量效果好。很适合老年人使用。美国Van Phillips使用碳纤维与合成树脂制成弹簧板状的小腿储能假肢,称为飞毛腿假脚(Flex foot),它包括脚和小腿部分,重量轻、耐用,具有很高的回弹力(释放的能量等于储存能量的95%),曾创A_3级截肢者100m跑世界纪录11.63s。(图7-4-11)

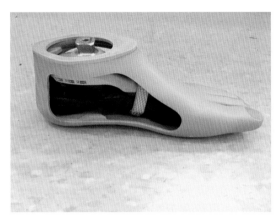
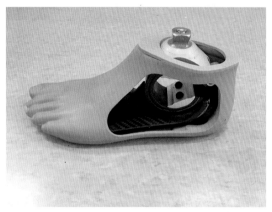

图7-4-10　多轴踝假脚　　　　　　　　　　图7-4-11　储能假脚

2. 膝关节　人体膝关节的运动功能相当复杂,假肢膝关节的类型、品种也是所有假肢关节中最多的。膝关节是膝部假肢、大腿假肢和髋大腿假肢中重要的功能部件,也是结构最为复杂的部件。对膝关节功能的最基本要求是在支撑期能保持稳定,在摆动期能屈膝。膝关节种类很多,功能各异。

(1)按照转动轴的数量,膝关节分为单轴膝关节和多轴膝关节。

(2)按照支撑期稳定控制方法,膝关节分为手动锁关节、承重自锁关节、几何锁关节、液压关节。

(3)按照摆动期控制方法,膝关节分为机械关节、气压关节、液压关节、微电子控制关节。

(4)根据材料的不同,有单一合金钢、不锈钢、钛合金的膝关节,也有用铝合金与不锈钢、碳纤维与不锈钢复合的膝关节。对于长残肢的大腿假肢和膝离断假肢,有比较适用的膝离断关节。(图7-4-12)

3. 髋关节　髋关节仅用于髋大腿假肢。能够进行屈伸运动是其基本的功能要求。在现代骨骼式髋大腿假肢中,有些髋关节的内收和外展角度可以调整,有些髋关节的内旋和外旋角度可以调整。而传统皮革髋大腿假肢使用的铰链式髋关节,只能进行基本的屈伸运动。

一些稳定性和摆动控制功能较好的四连杆膝关节也可以用作髋关节。将膝关节用作髋关节时,注意将膝关节前后旋转 180° 使用。髋关节结构可分为两类:一类是用于髋部假肢的仿生髋关节结构;另一类是适用于短残肢大腿假肢,用于辅助悬吊,控制大腿假肢运动的结构。髋关节应能平滑地转动,其最小夹角应不大于 70°。(图 7-4-13)

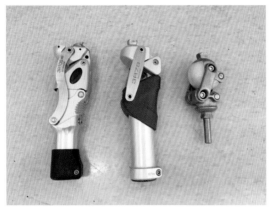

图 7-4-12　各种膝关节

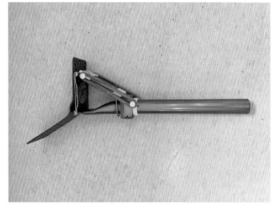

图 7-4-13　髋关节

三、连接部件

(一)上肢假肢的连接部件

1. 腕关节连接器(图 7-4-14)　用于连接装饰性前臂假肢的腕关节,可分为:

(1) 带螺栓的连接器:这种连接器借助远端的螺栓和近端的卡箍装置连接装饰手与前臂筒。手的旋前及旋后位置可以调整。

(2) 带内螺栓的连接器:这种连接器借助远端的内螺栓和近端的卡箍装置连接假手与前臂筒。手的旋前及旋后位置可以调整。

(3) 屈曲连接器:这种连接器既是屈曲件又是连接件,它借助远端的螺圈和近端的卡箍装置连接假手与前臂筒。手的旋前、旋后及屈曲均可以调整。

(4) 滚花旋盘:滚花旋盘分别通过近端和远端的螺栓连接装饰手与屈曲调节器。

2. 木制腕接头　木制腕接头被固定在前臂筒上借助螺栓与装饰手连接(图 7-4-15)。

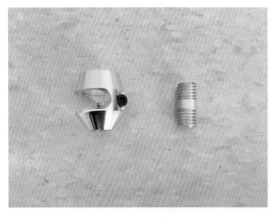

图 7-4-14　腕关节连接器

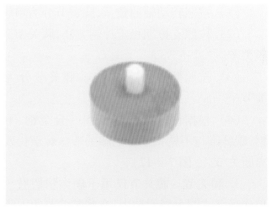

图 7-4-15　木制腕接头

（二）下肢假肢的连接部件

在下肢假肢中，还有一些特殊部件，如旋盘、扭矩吸收装置、悬吊带等。这些部件可以满足患者的特殊需要。除了假脚和关节等功能部件之外，骨骼式假肢还有许多起支撑和连接作用的零部件，以及其他一些特殊用途的功能部件。金属管（钢管、铝管、钛合金）或碳纤维管，称为骨骼式结构，使用的都是标准件，组装容易、装配快。

四棱台系统组件是最常用的组件，也是开发产品最多的一类组件。除了各种标准形式的连接方盘、管接头、连接座之外，还有偏心连接盘、双头管接头、带角度的管接头、可调连接盘、可调管接头等。这一系列的组件，特别适合于进行角度调整，但旋转和平移调整较困难。而那些增加了移动和旋转调节功能的可调接头，则较好地解决了这些问题。

除了四棱台系统组件外，还有一类特别适用于板材塑料接受腔的系列组件。在这类组件中，球面连接盘或类似结构的部件是非常重要的对线调整装置。这一系列的组件的优点是既可以进行平移调整，又可以进行角度调整。但调整起来没有四棱台系统组件方便。

1. 管夹式连接器　连接器是组件式假肢功能单位（假脚、膝关节、髋关节和接受腔）之间的连接部件。根据假肢种类、残肢长度和接受腔材料不同，可选用不同结构的连接件。用于连接支撑管和可调四棱锥。（图 7-4-16）

（1）短连接管：连接小腿假肢的假脚与接受腔以及大腿假肢的膝关节与接受腔。

（2）长连接管：连接膝离断假肢、大腿假肢和髋离断假肢的假脚与膝关节。

2. 接受腔连接块　接受腔连接块连接接受腔与连接盘。包括带可调四棱锥的接受腔连接盘、连接假肢远端的管夹式连接器和接受腔连接块、带调节螺丝的接受腔连接盘、连接假肢远端的可调四棱锥和接受腔连接块及带旋转调节器的接受腔连接盘。可调节接受腔的内、外旋转。（图 7-4-17）

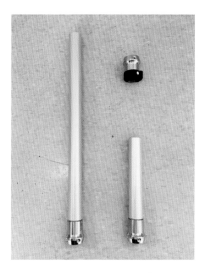

图 7-4-16　管夹式连接器

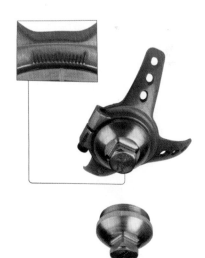

图 7-4-17　接受腔连接块

3. 可调的层压支撑座　连接假肢远端的管夹式连接器和接受腔。如带旋转调节器的层压支撑座，连接假肢远端的可调四棱锥和接受腔。接受腔的内、外旋可进行调节。（图 7-4-18）

4. 带金属丝架的接受腔连接板　用于假肢早期适配，将石膏接受腔连接到接受腔连接块上。如哈伯尔曼接受腔连接盘,用于临时假肢,通过侧面的支条连接膝关节和接受腔。前倾式管夹连接套,连接膝关节的可调四棱锥和髋关节的支撑管。这种连接盘只有钛制品可供使用。(图 7-4-19)

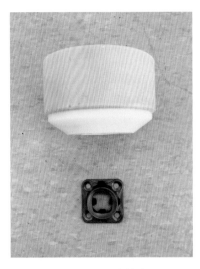
图 7-4-18   支撑座

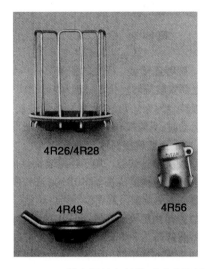
图 7-4-19   带金属丝架的接受腔连接板

5. 扭矩式连接盘   下肢绕纵轴方向的生理旋转运动具有很重要的意义。佩戴假肢的患者这种运动受到限制,而且由于扭矩,残肢的软组织会在接受腔内移动。通过在假肢内设置旋转装置可减轻这种运动障碍,且步态也能改善。扭矩式连接盘有可调式旋转装置,并可调节相邻的假肢部件。这种旋转装置有两种型号可供使用。(图 7-4-20)

6. 带支撑管的扭矩式连接盘   这种连接盘既是旋转装置又是连接部件。它连接于膝离断假肢、大腿假肢和髋离断假肢的假脚和膝关节之间或连接于小腿假肢的假脚和接受腔之间。它绕纵轴方向旋转,所以能使假肢的综合运动更好,并能减少接受腔与残肢之间的剪切力。这种扭转助力是可以调节的。

7. 带连接板的扭矩式连接盘   这种连接盘既是旋转装置又是连接部件。它连接大腿假肢的接受腔连接块和膝关节。旋转功能与带支撑管的扭矩式连接盘相同。(图 7-4-21)

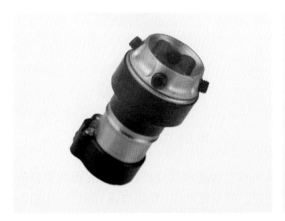
图 7-4-20   扭矩式连接盘

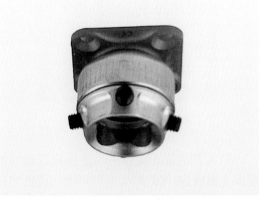
图 7-4-21   带连接板的扭矩式连接盘

8. 旋转连接盘　假肢的膝关节结构是不能做"复合运动"的,例如用于盘坐。通过在膝关节上部安装旋转连接盘,假肢的远端便可相对接受腔做旋转运动,即小腿屈曲后还可以向内外旋转。为连接到相邻部件上,旋转连接盘的下部有一对开口,上部带一个可调四棱锥。旋转运动时,只需按一下开关键,可自动地锁住。(图 7-4-22)

四、悬吊装置

(一)上肢假肢悬吊装置

1. 定义　上肢假肢悬吊装置亦称固定装置或固定牵引带,分为背带、悬吊带等各种带状装置。控制系统主要指在自身力源假肢中,利用控制索系统,或者在体外力源假肢中利用残肢肌电信号、微动开关或声音控制上肢假肢动作的系统。

在索控式假肢中很难将悬吊装置和控制系统分开,例如背带就是用于悬吊上肢假肢穿戴于肩部、胸廓等处,并将上肢区域及躯干的动作转换为绳索牵引力以控制假手动作的专用带状装置。从上述定义可以看出背带既起到悬吊固定假肢的作用,又有牵引的功能。(图 7-4-23)

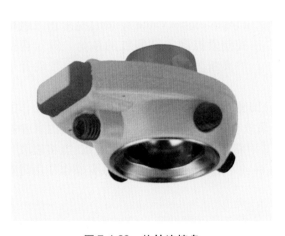

图 7-4-22　旋转连接盘

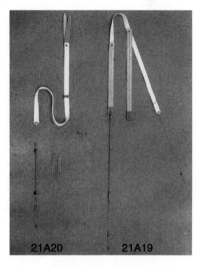

图 7-4-23　背带

2. 上肢假肢的悬吊与固定　上肢假肢在截肢者穿戴时要受到假肢自重和所提携物品所产生的向下拉力,必须通过必要的接受腔结构或附加的固定装置来实现假肢的悬吊。同时,还必须克服假肢接受腔与残肢之间的相对旋转与侧向运动,使截肢者能够利用残肢良好地操纵假肢的各种动作。概括而言,上肢假肢的悬吊可以通过以下两方面的机制来实现。

(1)悬吊带系统:悬吊带系统包括背带、肩背带、上臂背带、围箍、围挡等皮革带,这是传统上肢假肢的悬吊固定方法。迄今仍在相当一部分上肢假肢中应用,只是材料、结构和形式都在不断改进。作为上肢假肢组成部分背带及控制索系统是将假肢与截肢者身体相连接,并操纵假手及关节运动的结构,其功能有以下四个方面:悬吊假肢、操纵假手装置的开合、肘关节的屈曲、肘关节的锁定。

（2）利用残端的解剖结构，即接受腔对肘关节、肩关节、肩胛带的包容，实现悬吊固定，具体形式可参考上肢接受腔部分。

3. 控制索系统　控制索系统（control cable system）是指在索控式上肢假肢中，连接于上肢假肢背带与肘关节或手部装置之间能有效传递上肢区域或躯干动作的绳索系统整体（图7-4-24）。可分为以下系统。

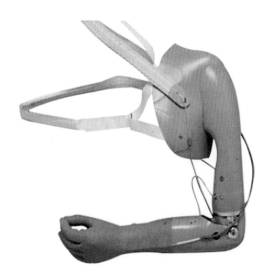

图7-4-24　控制索系统

（1）单式控制索系统：单式控制索系统（single control cable system）是用一根绳索进行单一控制的系统。其代表性的系统是索控式前臂假肢的手部装置操纵系统。前臂假肢的牵引带没有弹性，通过控制索控制手部装置的开闭。

（2）复式控制索系统：复式控制索系统（dual control cable system）是用一根绳索可起到两个控制功能效果的控制系统。一般用在索控式肩部假肢和索控式上臂假肢上，用来操纵肘关节的屈曲和手部装置的开闭。

（3）三重控制索系统：三重控制索系统（triple control cable system）是采用三组单式控制索控制上肢假肢的系统。例如直接式肩离断假肢通过肩胛带的运动带动背带来控制，分别控制手部装置、屈肘和锁肘。

（4）钢丝套索：钢丝套索（bowden cable）即鲍登索，是索控式假肢中用于传递动作的部件，由易弯曲的钢丝缆索和包覆在外部的金属软套管构成。类似于自行车线闸的带弹簧套管的钢丝套，其特点是牵引力的传递效率高。对背带的基本要求有以下几点：能将假肢可靠悬吊固定在残肢上；截肢者佩戴后舒适，无压痛或不适；操作方便，力求减少操作使用时对衣袖的磨损；为操纵假肢提供力源。

（二）下肢假肢悬吊装置

悬吊装置是保证在使用中不脱落和步行中减小残肢在接受腔中上下窜动的重要措施。悬吊功能不好是磨破残肢的常见原因。传统的大腿假肢和小腿假肢多用于末端开放的插入式接受腔，不得不用宽而笨重的大腿围帮和腰带悬吊。接受腔技术的进步，如硅橡胶吸着式接受腔具有良好的悬吊功能。

1. 腰带、裆带、大头带的悬吊　适用于传统的皮腿、铝腿假肢的悬吊。

2. 希莱森腰带（Silensian belt）　用布或皮革制成，可与吸着式悬吊合用。腰带简便，使用舒适，有一定的控制假肢旋转的功能。缺点是不如吸着式悬吊省事。

3. 吸着式悬吊（suction suspension）　接受腔底部安装气体阀门，当接受腔承重时残肢向下挤压，排出底部空气。当提起假肢时，底部出现负压，使假肢吸着在残肢上。这种假肢不需另外悬吊装置，使用方便，但当残肢周长减少时会使假肢漏气、脱落。

五、假肢外套

组件式假肢的装饰外套是用预制的泡沫块因人而异制作的。泡沫外套通过连接帽与假肢相连,并通过连接套与连接腔相连。最后在修整的泡沫套口上再套上贝伦套。

外包泡沫塑料海绵,再套上肤色织物,外观较好,女性可以穿裙子,由于假肢外包一层海绵,碰到硬物时不会硌破裤子(图7-4-25~图7-4-27)。

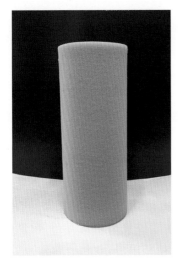

图7-4-25　前臂假肢海绵外套

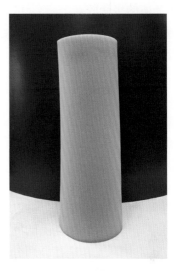

图7-4-26　小腿假肢海绵外套

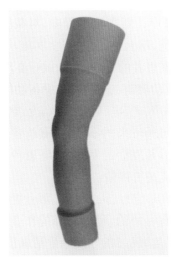

图7-4-27　大腿假肢海绵外套

第五节　假肢的装配流程

一、假肢装配原则

假肢的装配在假肢康复团队的配合下完成,注重装配假肢的经济性、合适性和规范性。

1. 经济性　医师和假肢技师在充分评估截肢者的残存功能和使用环境后,选择经济性的假肢材料和部件。

2. 适合性　医师和假肢技师要根据截肢者障碍选择合适的假肢材料和部件。假肢技师要制作合适的接受腔。

3. 规范性　医师、假肢技师、康复护士、物理治疗师、作业治疗师、社区治疗师、社会福利工作者都要按职责进行规范操作。

二、假肢康复团队的组成与职责

1. 组成　假肢康复团队的组成为:患者和家属、医师、假肢技师、康复护士、物理治疗师、作业治疗师、社区治疗师、社会福利工作者等。

2. 职责

1) 患者和家属:面对现实,配合治疗,积极康复。

2) 医师:从事矫形外科医师或康复医学科医师,具备截肢、安装假肢及康复的知识和经验;职责是领导整个假肢康复团队的运作,为截肢者制定个体化的康复方案,根据团队成员的专业特长,对团队工作进行合理分工。整合患者各项评估结果,开具假肢处方,对制作好的假肢进行验收,指导患者穿戴、使用,及假肢护理和健康宣教。

3) 假肢技师:评估患者身体及残肢的情况,根据医师处方使用专用设备进行假肢的制作和适配,指导患者的穿戴及使用训练,进行假肢的维护服务。

4) 康复护士:在总的康复医疗计划实施过程中,对截肢者进行生命体征检测、基础护理;配合医师和其他康复专业人员,结合 ADL 的需要实施功能促进护理;开展健康宣教,训练患者学习自我护理的技巧;掌握患者的心理动态,做好心理护理工作。

5) 物理治疗师:对患者的运动功能、感觉功能、平衡功能、步态等进行评估,根据评估结果和医疗计划,运用物理方法(如声、光、电、磁、热、水、冷、热、力等)为患者实施治疗,帮助患者减轻疼痛、局部肿胀等身体障碍所带来的不适;对截肢者全身肌肉力量进行训练,加强残肢肌肉的训练和控制;防止截肢后并发症的发生,训练患者对假肢的控制;对患者穿戴假肢后的运动、平衡、感觉、步态等功能进行评估。

6) 作业治疗师:对患者的 ADL 能力、认知能力、职业能力及社会生活能力等进行评估,根据评估结果和医疗计划,应用有目的的、经过选择的作业活动,指导患者进行 ADL 训练、感知觉训练、手功能训练、认知康复训练,指导使用生活辅助器具、轮椅、假手及其他辅助性用品、用具等,改善生活自理能力,尽快适应截肢后的生活,以及穿戴上假肢后的生活;指导患者进行一些职业性的活动练习,帮助其尽快回归社会;指导患者进行文娱治疗、音乐治疗、书法绘画等艺术治疗,调整其精神及心理状态。

7) 心理治疗师:对患者的心理状况进行密切监测和咨询,对心理障碍进行评估,根据评估结果和医疗计划进行治疗。截肢前对患者进行心理疏导和鼓励,消除社会偏见,结合典型案例进行讲解,使其尽早了解一些有关假肢装配和截肢者康复的知识;截肢后对患者进行抚慰,鼓励患者积极参加康复活动、积极参加残疾人的集体活动,尽量满足截肢者的合理要求;对假肢使用的训练过程进行指导和鼓励,宣传和鼓励帮助及关心残疾人的好现象,批评歧视伤害残疾人自尊心的言词和行为。

8）社区治疗师：为患者在回归家庭和社区后出现的功能问题及咨询提供解答和指导。

9）社会福利工作者：根据医疗卫生系统的相关政策，为患者提供医保、社保等支付方式及社会福利信息，为出院患者解决住房、交通工具的改造和选择等问题，为患者所面临的社会问题提供建议。

三、假肢装配的基本流程

（一）处方前评估

处方前检查的评估是为了确定患者是否能安装假肢；为患者选择何种类型的假肢；分析患者装配假肢的功能预后。处方前的评估内容包括身体状况检查和残肢评定。

1. 身体状况检查　对患者全身情况进行总体评估，包括躯体状况和心理状况的评估，排除不适合安装假肢或者影响假肢安装的全身因素。一般情况下，以下表现暂不考虑安装假肢：

（1）体质极度衰弱无法操纵假肢者。

（2）平衡与协调功能严重障碍者。

（3）血液病或出血性疾病患者。

（4）严重心脏病患者。

（5）严重高血压、低血压患者。

（6）意识障碍或认知功能严重障碍者。

（7）视力严重障碍者。

（8）严重精神疾病、癫痫、癔症患者等。

2. 残肢评定　残肢评定（stump assessment）就是对患者的残肢情况，如外形、皮肤、感觉、长度、关节活动度等进行全面、综合的检查。

（1）外形：如圆柱形、圆锥形、沙漏状、折角状、鳞茎状等，理想的残肢外形是圆柱形。

（2）皮肤：有无病理性瘢痕、皮肤粘连、内陷、开放性损伤、植皮、皮肤病等。

（3）感觉：检查残肢感觉是否有减弱、缺失或感觉过敏；是否有残肢痛或幻肢痛。

（4）长度：是指残肢起点与残肢末端之间的距离。残肢末端分为骨末端与软组织末端，通常所说的残肢末端是指软组织末端。

（5）围长：是指残肢的周径或周长。如上臂截肢围长的测量，是以腋下为起点，每隔3cm测量一次周长，直至残肢末端。

（6）肌力：是指残肢肌肉的最大主动收缩力。进行残肢评定时，应对各关节主要肌群进行肌力检查，如髋关节的伸肌、屈肌、外展肌，膝关节的伸肌（股四头肌），肘关节的屈肌（肱二头肌），前臂伸腕肌等。

（7）关节活动度：指残肢关节从起点到终点的运动弧，即残肢关节活动范围。

（二）假肢处方

截肢者术后经过一系列假肢配置前的准备和穿用临时假肢或临时接受腔的训练，残肢定型后，一般手术6个月后即可更换正式假肢。

假肢处方应由医生、假肢技师、物理治疗师与截肢者本人及其家属共同商议决定。假肢处方的内容应该包括截肢者的一般情况,如姓名、性别、年龄、残肢条件、关节功能、居住环境、交通条件、文化程度、职业、假肢费用来源等,还包括假肢的类型、主要技术尺寸、假肢长度、主要部件选择和配置中特殊的技术要求等,这些因素应统一考虑(表 7-5-1、表 7-5-2)。

表 7-5-1 上肢假肢处方

姓名: 男、女		年 月 日出生		岁
地址:		电话:	职业	
截肢原因: 时间:		截肢位:(左、右、双侧) 残肢长:		cm

有关医学情况:

假肢处方			
假肢名称(以截肢部位命名)			
结构形式: 壳式□	骨骼式□		
接受腔: 插入式□	全触式□	吸着式□	
悬吊方式: 髁部□	肘铰链□	肩背带□	
假手部件: 索控手□ 工具手□	钩状手□ 肌电手□	装饰手□ 电动手□	
腕关节: 摩擦旋转定位□	固定□	屈腕□	快换□
肘关节: 单轴□ 中心牵引锁□	多轴□ 侧方牵引锁□	带手动锁□	
肩关节: 外展式□	隔板式□	万向球式□	
背带: 8 字形肩背带□	9 字形肩背带□	其他□	

特殊的医学要求和注意事项:

签字   年   月   日

表 7-5-2 下肢假肢处方

| 姓名： | 男、女 | 年 月 日出生 | | 岁 |

| 地址： | | 电话： | 职业 |

| 截肢原因： | 时间： | 截肢位：（左、右、双侧） | 残肢长： cm |

医学情况（异常 有、无）

假肢处方

半骨盆、髋离断	大腿	膝离断	小腿	赛姆	部分足	足趾
（接受腔）加拿大式	插入式 全触式 吸背式 其他	插入式 全触式 开口式 其他	插入式 PTB 式 PTS 式 KBM 式 其他	插入式 开口式 其他	足套式 小腿式 PTB 式 其他	

（内衬套）有、无　　　　　　（材料）皮革、毛毡、橡胶海绵、塑料海绵、硅橡胶、其他

（支撑结构）壳式：皮革与金属条、木、铝合金、合成树脂、其他
　　　　　　骨骼式：　　　　　　　　其他：

（髋关节）加拿大式（　　　　　　）、侧铰链式（　　　　　　　　）

（膝关节）单轴铰链式（　　　）　　壳式单轴膝关节（　　　）　　助伸装置（　　　）
　　　　　多轴（　　　）　　　　　气（液）压控制（　　　）
　　　　　前方轴（　　　）　　　　侧方轴（　　　）
　　　　　承重自锁（　　　）　恒定摩擦阻尼（　　　）　可变摩擦阻尼（　　　）

（踝关节）单轴、多轴、固定（　　　）（假脚）SACH 脚、农田脚、橡胶脚、聚氨酯脚

（悬吊装置）肩吊带、髋吊带、腰吊带、骨盆吊带、腰斜吊带
　　　　　　大腿皮上勒、其他（　　　）

（材质）布带、皮革、合成纤维、其他

（附件）旋转盘、扭转缓冲器

特殊的医学要求和注意事项：

　　　　　　　　　　　　　　　　　　　签字　　　　年 月 日

（三）假肢制作

假肢制作包括设计、测量、绘图、制取石膏模型与配置等，均由假肢技师完成。

1. 设计　根据假肢处方确定假肢的结构形式、材料、关节的种类、使用何种附件，填写制作单或施工卡。

2. 测量及绘图　测量假肢（部位）和健肢的有关尺寸，供配置时使用。

3. 取型和修型　一般来说假肢为保证合格，都要在截肢者相关部位取石膏阴型。然后灌注石膏浆，凝固后剥去石膏绷带即为阳型。再根据生物力学要求在一定的部位上添加或削刮石膏即为修型。

4. 制作与配置　包括各个零部件的准备与制作。将预制件、外购件按设计要求进行组装，再经过工作台对线和静态对线调整，一具假肢就初步完成了。

（四）假肢训练

假肢经过试样、适配、检验、修改、加工为成品后，即可开始对穿戴着进行功能训练。必须对患者进行使用假肢的训练，以便患者掌握正确的穿戴方法，有效发挥假肢的功能。包括教会穿脱假肢和根据不同截肢平面和不同假肢品种进行必要的功能训练。由于假肢在承重方式、控制方法等各方面和健肢有很大的不同，如果不进行正确、系统的使用训练，会形成不良姿势或步态。不良姿势或步态一旦形成，纠正起来将十分困难。

（五）临床适配性检查

假肢完工后和正式交付截肢者前，应对假肢的质量、截肢者功能代偿情况、功能训练所达到的熟练程度以及截肢者身体和心理状况进行一次综合性的检查和评定，由处方医师、假肢技师和物理治疗师共同参加。原处方医师负责检查假肢配置是否符合原处方的各项要求和该假肢的常规配置要求，对不符合要求的项目原处方医师有权要求制作师即时修改或反复修改，直至医师满意、签字，才能交付截肢者使用。

（六）随访

假肢使用过程中截肢者的情况可能有些变化，有些假肢使用一段时间后需检查穿戴效果，进行相应的调整，这些都要求医师做定期复查和疗效随访。对儿童配置的假肢，一般半年左右随访一次。复查和随访不但可以对假肢做必要的修改、调整，而且对于医师、假肢技师总结经验教训，并根据临床实际问题、实际需要进行和开发新的假肢是至关重要的。

（赵正全）

参 考 文 献

[1] [美]Delisa JA. 康复医学理论与实践[M]. 南登崑，主译. 3 版. 北京：世界图书出版社，2004.

[2] 赵辉三. 假肢与矫形器学[M]. 2 版. 北京：华夏出版社，2011.

[3] 舒彬. 临床康复工程学[M]. 北京：人民卫生出版社，2013.

[4] 郭铁成等. 康复医学临床指南[M]. 5 版. 北京：科学出版社，2013.

[5] [美]Cioppa-Mosca J. 骨科术后康复指南手册[M]. 周谋望，主译. 天津：天津科技翻译出版公司，2011.

[6] 武继祥. 假肢与矫形器的临床应用[M]. 北京：人民卫生出版社，2012.

[7] 喻洪流. 假肢矫形器原理与应用[M]. 南京：东南大学出版社，2011.

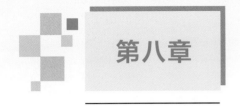

第八章

截肢与截肢后的康复

第一节 截 肢

一、截肢概述

（一）截肢定义

截肢（amputation）是指基于疾病或创伤需要将部分肢体或全部切除，其中关节部位的截肢称为离断。假肢技术的发展促进了截肢观念的转变和截肢手术的变革。

（二）截肢的原因

1. 严重创伤　在我国因创伤截肢的患者占截肢原因的比例在逐年下降，但目前仍占首位。

2. 引起末梢血液循环障碍的疾患　动脉硬化、糖尿病、血栓闭塞性脉管炎、动脉瘤、动静脉瘘等，在发达国家占截肢原因的首位，在我国发生率呈逐年上升趋势。

3. 肿瘤　肿瘤截肢常作为有效的外科治疗手段，肢体良性肿瘤有肢体功能障碍和疼痛者应进行截肢，肢体原发性恶性肿瘤未发现有转移者，一旦确诊应尽早截肢，继发性肿瘤引起肢体剧烈疼痛者需要截肢。

4. 感染　肢体感染已经危及生命，如气性坏疽感染或严重毒血症者应考虑截肢。另外，慢性骨髓炎、关节结核、化脓性关节炎等长期反复发作引起肢体功能丧失者也应考虑截肢。

5. 神经损伤　先天性脊髓膜膨出、麻风等神经损伤引起肢体功能出现严重障碍者需考虑截肢。

6. 小儿先天性发育异常　主要指下肢畸形可能需要早期截肢手术。

（三）截肢的目的

截肢的目的是将已经失去功能的肢体截除，重建与修复性手术使残肢能发挥应有作用，并通过肢体康复、心理康复和安装假肢重建截除的肢体功能。

（四）假肢技术发展对截肢手术的影响

1. 截肢不单是破坏性手术，更应视为一种重建与修复性手术。

2. 截肢不是治疗的结束,而是截肢康复的开始。

3. 截肢是为假肢安装做准备,是伤残者回归社会的第一步。

4. 截肢平面主要决定于手术的需要,通过术中的判断尽可能地保留肢体长度。

5. 残端形状以圆柱形为宜,而不是传统的圆锥形。

6. 康复工作要早期介入。

二、术前评估和截肢平面的选择

(一)术前评估

术前评估由外科医师、康复医师、护士、物理治疗师、作业治疗师、假肢技师、心理医生和社会工作者组成的康复协作组共同完成,康复协作组成员应尽早明确临床诊断,同时做出功能评估、心理评估,共同参与制定临床治疗方案及康复治疗方案。

临床治疗方案包括:截肢平面的确定及手术风险评估;康复治疗方案包括:截肢后功能评估和康复训练,假肢及其他辅助器具应用方案及心理评估与疏导。制定临床治疗方案与康复治疗之前,需要兼顾患者对术后功能恢复的期望值。

患者对术后功能期望值较高。但假肢并不能完全代偿或补偿正常肢体的功能术前,应与患者进行良好的沟通,客观告知患者术后功能与患者期望值存在差距,有效降低患者的期望值,利于建立患者的依从性与信心。同时需要向患者阐述术后康复治疗的积极意义及重要性,说明假肢能够达到的代偿或补偿功能。医患之间针对治疗方案进行良好的沟通,能够建立良好的医患信任体系,优化治疗效果。

(二)截肢平面的选择

上肢以手指切除为最多,前臂截肢、上臂截肢、腕关节离断、肩关节离断和肘关节离断则依次递减。下肢以足趾切除为最多,其后依次为小腿截肢、大腿截肢、膝关节离断和髋部截肢。

上肢常用截肢平面:①肩部截肢;②上臂上段截肢;③上臂中段截肢;④肱骨髁截肢、肘关节离断;⑤前臂最高位截肢;⑥前臂高位截肢;⑦前臂中下 1/3 截肢;⑧前臂低位截肢、腕关节离断;⑨部分手截肢(图 8-1-1)。

下肢常用截肢平面:①髋离断截肢、膝上最高位截肢;②大腿上 1/3 截肢;③大腿中段截肢;④大腿下段截肢;⑤股骨髁上截肢、膝关节离断;⑥小腿上段截肢;⑦小腿中段截肢;⑧小腿下段截肢;⑨赛姆截肢;⑩部分足截肢(图 8-1-2)。

1. 肩部截肢(shoulder disarticulation)　尽可能保留肱骨头。从美观的角度,保留肱骨头能使肩关节保持正常外形;从假肢的角度,圆的肩关节外形有利于假肢接受腔的适配、悬吊和稳定,有助于假肢的佩戴;从生物力学角度,肱骨头的保留有助于假手的活动控制。

2. 上臂截肢　又称为经肱骨截肢(transhumeral amputation,TH)或肘上截肢(above-elbow amputation,AE)。尽量保留长度,原因是上臂假肢的功能取决于残肢的杠杆力臂长度、肌力和肩关节活动范围,长残肢则有利于假肢的悬吊和控制。上臂假肢内包含有肘铰链和肘关节旋转盘,肘关节绞链的作用是使肘关节在最大伸直、屈曲或伸屈之间的某一个位置上稳定关节,旋转盘的作用是代替肱骨旋转。肘关节绞链装置位于假肢接受腔远端大约3.8cm 处,为使假肢肘关节与健侧肘关节能保持在同一个水平,上臂截肢的截骨平面至少应距离肘关节线近端 3.8cm,为安装肘铰链预留足够的空间。经肱骨髁的截肢,其假肢装配和功能与肘关节离断相同,而肘离断假肢的功能远远优于上臂假肢,故有条件经肱骨髁水平截肢时,就不要在肱骨髁水平以上截肢。

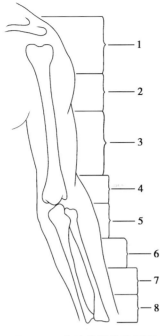

图 8-1-1　上肢常用截肢平面

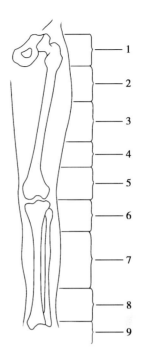

图 8-1-2　下肢常用截肢平面

3. 肘离断截肢(elbow disarticulation)　如果可以保留肱骨远端,肘关节离断是理想的截肢部位。由于肘关节侧方铰链的设计与应用,肘离断假肢的外观与功能获得兼顾;肱骨内、外髁有利于假肢的悬吊及控制,且肱骨的旋转可以直接传递到假肢,故不应对肱骨远端进行装饰性矫正。

4. 前臂截肢　又称为经桡骨截肢(transradial amputation,TR)或肘下截肢(below-elbow amputation,BE)。前臂截肢应尽量保留长度,即使是很短的残肢也要保留。通过前臂近端的截肢,即使保留极短的前臂残肢,如仅有 4~5cm 长,也比肘关节离断或上臂截肢更可取。残肢越长,杠杆功能越大,旋转功能保留得越多。当残肢长度保留 80%,残肢旋转活动角度为100°;残肢长度保留 55%,残肢旋转活动角度仅为 60°;残肢长度保留 35%,残肢旋转活动角度为 0°。前臂远端呈椭圆形,有利于假肢旋转功能的发挥。残肢肌肉保留越多,获得肌电信号越容易,更有利于肌电假肢的安装。

5. 腕离断截肢(through wrist amputation)　腕关节离断的假肢功能要优于前臂截肢,因为它保留了前臂远端的下尺桡关节,从而使前臂旋转功能得以完全保留,尽管只有 50%的旋前和旋后运动被传递到假肢,但是这些运动对患者非常重要,它可以使残肢功能得到最大限度的发挥。

6. 部分手截肢(partial hand amputation)　包括腕掌关节离断、掌骨截肢和指骨截肢。桡腕关节的屈伸运动可以被假肢应用,应设法保留;腕掌关节离断是可以选择的截肢部位;掌骨截肢和指骨截肢,尤其是拇指截肢,应尽量保留其长度;多手指截肢时尽量保留手的捏和握功能。

7. 半骨盆截肢(hemipelvectomy amputation)　尽量保留髂嵴和坐骨结节,增加假肢的悬吊功能和承重面积。

8. 髋离断截肢（hip disarticulation）　尽量保留股骨头和颈,在小转子下方截肢,以增加承重面积,提高假肢稳定性和残肢控制假肢的能力。

9. 大腿截肢　又称为经股骨截肢（transfemoral amputation,TF）或膝上截肢（above-knee amputation,AK）。尽可能保留长度,从坐骨结节下 3～5cm 处大腿极短残肢,带锁定装置的硅橡胶内衬套可解决假肢悬吊,效果优于髋离断截肢。大腿长残肢截肢应以大腿中下 1/3 交界处为宜。距离股骨髁关节面 5cm 内截肢,等同于膝离断截肢。

10. 膝离断截肢（knee disarticulation）　膝关节离断保留了完整的股骨,具有较长的杠杆臂和较大的负重面积。膝离断假肢是依靠股骨内外侧髁悬吊,假肢接受腔上缘高度在坐骨结节以下,髋关节的活动范围基本不受限制,故膝关节离断的假肢效果优于大腿假肢。由于膝离断假肢是完全依靠残端承重,故离断关节面应避免瘢痕,同时髌骨不保留。

11. 小腿截肢　又称为经胫骨截肢（transtibial amputation,TT）或膝下截肢（below-knee amputation,BK）。对于小腿短残肢,只要保留髌韧带的附着部,便能获得膝关节功能,其假肢效果明显优于膝关节离断;由于小腿远端软组织少、血运不良,故选择小腿中段截肢为宜。

12. 赛姆截肢（Syme amputation）　赛姆截肢（图 8-1-3）是胫腓骨远端髁上截肢,将内外侧髁的基底部关节面切除并圆滑处理,再将跖侧足跟皮瓣覆盖在残端上,皮瓣为双马蹄形,由于残端被完整、良好的足跟皮肤所覆盖,具有稳定、耐磨、不易破溃等特点,从而使残端具有良好的负重能力。

13. 部分足截肢（partial foot amputation）　包括:①经趾骨截肢;②经跖骨截肢（transmetatarsal amputation）;③利斯弗朗截肢（Lisfranc amputation）;④肖帕特截肢（Chopart amputation）;⑤皮罗果夫截肢（Pirogoff amputation）等（图 8-1-4）。部分足截肢的原则是尽量保留足的长度,也就是保留前足杠杆力臂的长度,使步态周期的站立相末期获得足够的后推力。当前足杠杆力臂的长度太短时,将对快步行走、跑和跳跃造成极大的障碍。

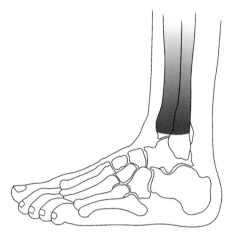

图 8-1-3　赛姆截肢

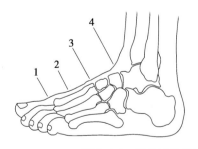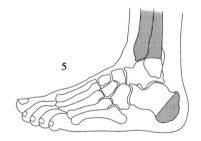

图 8-1-4　部分足截肢（阴影部分为骨骼的保留部分）

三、术中残肢处理

（一）皮肤处理

无论哪个水平截肢,残端都要有良好的皮肤覆盖,良好的残肢皮肤应有适当的活动性、伸缩力和正常的感觉。伤口愈合所产生的瘢痕,在假肢接受腔的活塞运动中可能会造成残肢疼痛和皮肤损伤。外伤性截肢应根据皮肤存活情况进行处理,不要因为追求常规截肢手术时皮肤切口的要求而短缩肢体;肿瘤截肢经常采用非典型皮肤切口和皮瓣。

1. 上肢截肢　残肢的前后侧皮瓣等长。前臂长残肢、腕关节离断时,屈侧的皮瓣长于伸侧,目的是使瘢痕移向伸侧。

2. 下肢截肢

(1) 小腿截肢:前长后短的鱼嘴形皮瓣目前已不再被普遍采用,更多采用的是需要加长的后方皮瓣,其皮瓣带有腓肠肌,实际上是带有腓肠肌内外侧头的肌皮瓣,其皮瓣的血运比较丰富,并且给残肢端提供了更好的软组织垫。

(2) 大腿截肢:皮瓣设计应前长后短,皮瓣切口在侧面的交点应超过截断平面。切开后,筋膜下分离,将皮瓣上翻,或分离出厚 1cm 的股直肌瓣,在与前侧皮瓣等长处切断,随同皮瓣上翻(图 8-1-5)。

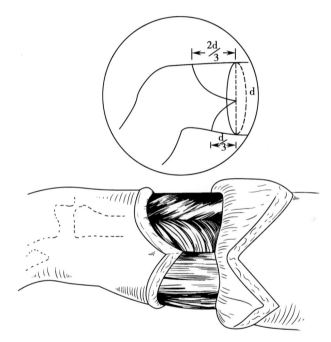

图 8-1-5　大腿截肢的皮瓣设计

(二) 肌肉处理

以往截肢是将肌肉于截骨平面切断,任其回缩,肌肉失去了附着点而产生失用性萎缩,形成圆锥状残端,适合于传统假肢的装配。缺点:残端容易水肿,肌肉萎缩,静脉回流障碍和营养障碍,容易造成残肢疼痛等严重的并发症。现在广泛采用肌肉固定术或(和)肌肉成形术,目的是改善肌肉功能和残端血液循环,防止幻肢痛。截肢时肌肉的处理方法大致分为三种:

1. 肌筋膜缝合法　肌筋膜缝合法是指相对骨轴成直角方向切断肌肉,皮肤与肌筋膜之间不剥离而缝合肌筋膜的方法。这种用残肢肌筋膜包住骨断端的方法,因肌肉本身固定性差,肌肉的收缩导致肌肉向残肢近端聚集,而骨端部则凸出于皮下,影响假肢适配。所以,应尽量避免实施此种手术方法。

2. 肌肉缝合法、肌肉成形术（myoplasty）　肌肉缝合法是注重残肢的生理功能,将肌肉按截肢前相同的拉紧状态分别缝合各个拮抗肌。术后可减轻肌肉萎缩,循环状况也较好。

3. 肌肉固定缝合于骨端部的方法（myodesis）　此种方法与前者相同,应保证肌肉的拉紧状态与截肢前相同。不过还要将肌肉穿过骨端部所钻的孔并牢固地固定在骨端部。采用这种方法,肌肉的拉紧状态与截肢前相近,残端可得到良好的功能。但对于血液循环障碍病症,因易引起肢端坏死,不适宜使用此种手术方法。

（三）神经处理

1. 丝线直接结扎　先用丝线结扎,而后切断神经。

2. 丝线神经外膜结扎　将神经外膜纵行切开,把神经束剥离,切断神经束,而后将神经外膜结扎闭锁,使神经纤维被包埋在闭锁的神经外膜管内,以免切断的神经残端向外生长而形成神经瘤。

（四）骨骼处理

一般骨与骨膜在同一水平切断,禁止骨膜剥离过多以避免骨端环形坏死。

1. 大腿截肢　股骨断端边缘平、圆,勿残留破碎的骨膜。

2. 小腿截肢　胫腓骨断端边缘平、圆,应将胫骨断端前方的骨尖削成小的楔状面,边缘平圆。胫腓骨可以等长,或腓骨稍短些。胫腓骨融合可增加残肢末端承重功能,适用于成人长残肢,但儿童小腿截肢时禁忌做此手术。

（五）血管处理

进行截肢手术时,即使是细小的血管也要完全止血,以免形成血肿。大的动静脉在切断前应先进行分离,然后双重结扎或结扎加缝扎,并且动、静脉要分开结扎,要防止血管感染,而较小的血管单一结扎即可。仔细止血非常重要,在缝合残肢残端前应该放松止血带,把所有出血点钳夹后用丝线结扎或电凝止血。手术完结时要放置橡皮引流条或负压引流管,以减轻组织水肿、感染。

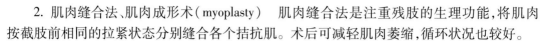

第二节　截肢后的康复评估与治疗

一、康复评估

截肢后的康复评定主要包括患者基本情况评定、身体功能评定、残肢评定。评定的目的是判断患者能否装配假肢以及确定准确的假肢处方和康复训练处方。

（一）一般情况

1. 患者基本情况评定　包括截肢原因、年龄、身高和体重、性别、职业、生活环境、活动量、经济来源及支付能力。

1）截肢原因:截肢原因与安装假肢有密切关系,比如血管性疾病和代谢性疾病引起的截肢,要求假肢接受腔避免患者的皮肤磨损,避免因皮肤磨损继发感染,从而在选择接受腔材料时应考虑硅胶材料;肿瘤截肢安装假肢时应检查肿瘤的恶性程度、是否有转移等因素。

2）年龄:儿童和少年活动量大,生长速度快,需要结构简单、运动性能强的假肢;青壮年活动量大,需要有较强运动功能和仿真功能的假肢;中年活动量一般,需要结构稳定和有一定仿真功能的假肢;老年活动量较小,需要结构非常稳定的假肢。

3）身高和体重：下肢假肢连接件的长短与身高有一定关系，下肢假肢的零部件均有承重的千克级别，所以要根据不同的体重选择假肢零部件。

4）性别：通常情况下男性更关注假肢的运动功能，女性更关注假肢的外观是否逼真。

5）职业：重体力劳动强度的职业需要运动性能强、承重量大的假肢，中体力劳动强度的职业需要有较强运动性能和承重量较大的假肢，轻体力劳动强度的职业需要有较好稳定性和仿真性的假肢。

6）生活环境：通常情况下山区上、下陡坡较多，需要稳定性好的假肢，丘陵地区路面不平，需要有较强稳定性的假肢，平原地区路面较好，需要运动性较好的假肢。

7）活动量：低级别活动量是指仅在室内活动，中低级别活动量是指在室外平整路面的活动，中级别活动量是指在室外不同路面的活动，高级别活动量是指在山区活动或有较强冲击力如跳跃、打球、滑雪等活动。根据患者活动量的级别选择假肢的活动级别。

8）经济来源及支付能力：根据患者的经济来源来了解支付能力，从而确定假肢的类型。

2. 残肢关节活动度 又称残肢关节活动范围，是指残肢关节从起点到终点的运动弧。对上肢截肢者主要评定肩关节和肘关节有无正常的活动度；对下肢截肢者主要评定髋关节屈伸、内收、外展、内外旋，以及膝关节的屈伸运动。残肢活动度与假肢对线相关。

3. 残肢形态

1）残肢理想外形：残肢外形有多种，如圆柱形、圆锥形、沙漏状、折角状、鳞茎状等。为适应全面接触、全面承重接受腔的安装，理想的残肢外形是圆柱形，而不是圆锥形等形状。如果假肢负重力线不良或假肢接受腔不合适，可造成患者步态异常。

2）残肢畸形：正常残肢无畸形。若截肢后残肢摆放不当或长时间缺少运动，则可能导致关节挛缩或畸形。大腿截肢易出现髋关节屈曲外展畸形、小腿截肢易出现膝关节屈曲畸形，均不利于安装假肢。

4. 皮肤情况 检查有无病理性瘢痕、皮肤粘连、内陷、开放性损伤、植皮、皮肤病等。正常时无以上情况的皮肤外观。检查皮肤局部组织量、硬度、皮肤颜色、和皮肤亮度和感觉等；观察有无感染、溃疡、窦道、游离植皮、残肢皮肤松弛、臃肿、皱缩以及骨残端粘连的瘢痕，这些都影响假肢的佩戴。

5. 残肢感觉

1）残肢感觉减弱，甚至缺失：通常发生于合并神经损伤时。

2）残肢感觉过敏：多见于部分足切除患者的残端。

3）残肢痛：残肢痛是指截肢患者在术后一段时间残留肢体存在的疼痛。引起残肢痛的常见原因是神经瘤。需要详细了解疼痛的程度、发生时间、诱因，如残端骨突或骨刺、残肢端皮肤紧张、残端血液循环不良、神经瘤等，便于制定康复方案。

4）幻肢痛：截肢患者在术后一段时间对已经切除的肢体存在着一种虚幻的疼痛感觉，即幻肢痛，疼痛多为持续性的，以夜间为多见，其特点和程度不一，少有剧烈疼痛。幻肢痛也是比较常见的，尤其是在截肢前就存在有肢体严重疼痛者，如肢体恶性肿瘤、血栓闭塞性脉管炎，截肢后患者可能仍然感觉到原有肢体的疼痛，可以非常严重。

（二）残肢评估

残肢评定（stump assessment）就是对患者的残肢情况，如长度、关节活动度、形状、皮肤等进行全面、综合检查，为评估患者是否适合安装假肢，以及适合安装何种类型假肢提供直接依据，预测患者预后。

1. 残肢长度　残肢长度是指残肢起点与残肢末端之间的距离。残肢末端分为骨末端与软组织末端,通常所说的残肢末端是指软组织末端。残肢长度与健侧长度的差值及假肢连接件类型相关。

(1) 上臂残肢长度

1) 定义:上臂残肢长度是指肩峰到上臂残肢末端的距离。

2) 测量方法:肢体放松,测量肩峰到残肢末端之间的距离。

3) 评定标准:根据上臂残肢长百分比来评定。上臂残肢长百分比 = 上臂残肢长度(cm)/上臂全长(cm)×100%,上臂全长是指肩峰至肱骨外髁的距离。双侧上臂截肢者,上臂全长 = 身高×0.19。①上臂长残肢:上臂残肢长度超过上臂全长的 90%;②上臂中残肢:上臂残肢长度为上臂全长的 50%~90%;③上臂短残肢:上臂残肢长度为上臂全长的 30%~50%;④上臂极短残肢:上臂残肢长度不及上臂全长的 30%。

(2) 肘离断残肢长度

1) 定义:肘离断残肢长度是指肩峰到残肢末端(相当于肱骨外髁)的距离。

2) 测量方法:同上臂残肢长度的测量。

(3) 前臂残肢长度

1) 定义:是指肱骨外髁到前臂残肢末端的距离。

2) 测量方法:在肘关节 90°屈曲、前臂旋转中立位(拇指向上)状态下,从肱骨外髁和鹰嘴处作标记,测量肱骨外髁至残肢末端的距离。

3) 评定标准:根据前臂残肢长百分比来评定。前臂残肢长百分比 = 前臂残肢长度(cm)/前臂全长(cm)×100%,前臂全长是指屈肘 90°,前臂旋转中立位时肱骨外髁至尺骨茎突的距离。双侧前臂截肢者,前臂全长 = 身高×0.21。①前臂长残肢:前臂残肢长度大于前臂全长的 80%;②前臂中残肢:前臂残肢长度为前臂全长的 55%~80%;③前臂短残肢:前臂残肢长度为前臂全长的 35%~55%;④前臂极短残肢:前臂残肢长度少于前臂全长的 35%。

(4) 腕离断残肢长度

1) 定义:是指肱骨外髁到桡骨茎突或前臂残肢末端的距离。

2) 测量方法:同前臂残肢长度测量。

(5) 手掌残端长度

1) 定义:手掌残端长度又称残掌长,是指手掌截除后的残端长度。

2) 测量方法:测量尺骨茎突与掌骨残端之间的距离。

(6) 手指残端长度

1) 定义:手指残端长度又称残指长,是指手指截除后的残端长度。

2) 测量方法:测量手指根部至手指残端之间的距离。

(7) 大腿残肢长度

1) 定义:大腿残肢长度是指坐骨结节到大腿残肢末端的长度。

2) 测量方法:患者俯卧位,坐骨结节做标记,测量坐骨结节与残肢末端之间的距离。

3) 评定标准:①大腿极短残肢:大腿残肢在坐骨结节平面以下 3~5cm;②大腿短残肢:小粗隆以远,近侧 1/3 经股骨的截肢;③大腿中残肢:大腿中 1/3 与下 1/3 之间的截肢;④大腿长残肢:远侧 1/3 段经股骨的截肢。

(8) 膝离断残肢长度

1) 定义:膝离断残肢长度是指坐骨结节到大腿残肢末端(相当于股骨外上髁)的距离。

2）测量方法:患者俯卧位,在坐骨结节处做标记,测量坐骨结节至大腿残端之间的距离。

（9）小腿残肢长度

1）定义:小腿残肢长度是指髌韧带中间点(MPT)到小腿残肢末端的距离。

2）测量方法:确定髌韧带中间点(MPT),即髌骨下端和胫骨粗隆上缘之间的中间点;用专用卡尺测量 MPT 到残肢末端之间的距离,即为小腿残肢长度。

3）评定标准:①小腿长残肢:将小腿划分为三等份,在小腿下 1/3 范围内的截肢,为小腿长残肢;②小腿中残肢:将小腿划分为三等份,在小腿中 1/3 范围内的截肢,为小腿中残肢;③小腿短残肢:将小腿划分为三等份,在小腿上 1/3 范围内的截肢,为小腿短残肢。

（10）赛姆截肢残肢长度

1）定义:赛姆截肢残肢长度指髌韧带中间点到残肢末端的距离。

2）测量方法:同小腿残肢长度的测量。

（11）跗骨残端长度

1）定义:跗骨残端长度是指跗骨截除后的残端长度。

2）测量方法:测量脚后跟与跗骨残端之间的距离。

（12）跖骨残端长度

1）定义:跖骨残端长度是指跖骨截除后的残端长度。

2）测量方法:测量脚后跟与跖骨残端之间的距离。

（13）足趾残端长度

1）定义:足趾残端长度是指足趾截除后的残端长度。

2）测量方法:测量足趾根部与足趾残端之间的距离。

2. 残肢围长　残肢围长是指残肢的周径或周长。如上臂截肢围长的测量,是以腋下为起点,每隔 3cm 测量一次周长,直至残肢末端。残肢围长与假肢接受腔的围长相关,目的是为了解残端水肿的情况和判断假肢接受腔的合适程度,尽量做到每周测量一次。

（1）上肢残端:从腋窝(尺骨鹰嘴)每隔 2.5cm 测量一次,直至末端

（2）下肢残端:从坐骨结节、胫骨外侧髁每隔 5cm 测量一次,直至末端。

3. 残肢肌力　是指残肢肌肉的最大主动收缩力。进行残肢评定时,应对各关节主要肌群进行肌力检查,如髋关节的伸肌、屈肌、外展肌,膝关节的伸肌(股四头肌),肘关节的屈肌(肱二头肌),前臂伸腕肌等。残肢的肌力大小与假肢的关节选择相关。主要肌群力量,至少达三级以上才能佩戴假肢。

（三）其他功能评估

1. 心肺功能评定　截肢后安装假肢下肢步行、上肢完成日常生活需要消耗能量,患者心肺功能是否能负担这些工作就需要对其心肺功能进行评定。心功能评定包括对体力活动的主观感觉分级、心脏负荷试验和超声心动图等。肺功能评定包括简易肺功能评级和肺功能测定。最常用的评定方法是心功能分级(美国心脏学会)和简易肺功能评级。

2. 其他肢体功能　截肢后往往只注重残肢的功能评定,而忽略其他肢体的功能,外伤截肢常伴有多肢体功能障碍,所以应评定其他肢体的功能。

3. 心理评估　从心理学的角度来讲,无论是医护人员与截肢者,还是假肢技师与截肢者,任何关于肢体切除手术、术后的残端护理、假肢适配与穿戴训练等方面的心理变化都将会影响双方沟通的效果。沟通的形式、技巧和效果与截肢者的心理特征密切相关。因此,评

估患者心理特点有助于医患关系的处理,并最终影响到医疗服务态度和医疗服务质量。

（四）截肢康复组

截肢需要有许多医学专业人士的参与,采用康复组的形式工作,其组成人员包括:①医师:包括掌握截肢知识和技术的外科医师、康复医师;②护士:经过专科训练的护士;③治疗师包括物理治疗师、作业治疗师,负责患者的康复训练;④假肢技师:负责假肢的设计、制作及装配;⑤心理医师;⑥社会工作者和职业咨询者。

治疗组从患者确定进行截肢术就开始工作,共同设计截肢手术方案;做好患者及家属的心理工作,进行有关问题的咨询;实施术前、术后的康复训练和康复护理;截肢后立即进行有计划的康复训练、假肢装配,社会工作者要为患者做好回归社会、回家生活和就业的准备工作。

（五）假肢处方

理想的假肢处方是截肢康复组全体成员在广泛收集截肢者各方面信息的基础上,根据截肢者全面康复治疗方案的要求,结合康复机构的康复技术水平和假肢装配条件,经过反复细致的讨论,并与截肢者及其家属、费用支付者等进行充分沟通交流之后做出的假肢处理方案。假肢处方应包含以下内容:

1. 一般情况   包括姓名、性别、年龄、身高、体重、职业、居住环境、活动能力、单位、住址及联系方式等。

2. 截肢情况   包括截肢原因、时间、截肢部位、截肢医院、残肢情况等。

3. 医学情况   如手术方式、影像学检查结果、心肺功能状态等。

4. 社会情况   写明截肢者职业、假肢费用及家庭经济状况等。

5. 假肢选择   假肢结构、主要部件的材料、规格、型号以及特殊部件。

6. 假肢接受腔选择   式样、材料、悬吊方式等。

7. 必要的辅助用具   如残肢袜套、拐杖、助行器等。

8. 注意事项。

二、康复治疗

截肢后的康复治疗是指截肢术后的处理、康复训练、临时与正式假肢的安装和使用,直到重返家庭与社会的全过程。截肢后康复的主要目的是保留残肢功能,通过安装假肢和残肢训练,代替和重建已切除肢体的功能,防止或减轻截肢对患者身心活动造成的不良影响,促进术后残肢恢复,提高假肢装配的效能。

（一）促进残肢修复

1. 保持合理的残肢体位   截肢后,由于残端肌力的不平衡,容易导致关节挛缩畸形。关节挛缩发生后,对假肢的安装与使用带来不利影响。关节挛缩重在预防,最简单的办法是将残肢置于功能位。如小腿截肢后将膝关节完全伸直,尤其是坐位时更要注意;大腿截肢后应将髋关节保持伸直位,且不要外展,如条件允许可尽量采取俯卧位休息。

2. 皮肤护理

1）防止伤口感染:保持伤口清洁,及时换药。

2）保持残肢卫生:拆线前保持皮肤清洁和干燥,拆线后应每天睡前:①用中性肥皂清洗残肢,用水将残肢清洗干净、不留任何皂液;②用柔软的毛巾将残肢擦拭干净;③检查残肢皮肤（根据需要可使用一个镜子）,如果发现任何问题（如颜色变红、水疱、感染等）,应及时处理和治疗；④在残肢上涂保湿霜使其保持水分。

3. 减少出血的治疗　截肢术后应常规在患者床头备好止血带，较少量出血可以局部加压包扎止血和冷冻治疗，如果出现大量出血立即应用止血带，送手术室进行手术探查和彻底止血。一般的血肿可以局部穿刺，将血抽出后加压包扎，也可以根据情况拆除一两针缝线，将血肿引流后加压包扎。

4. 残肢定型　为减轻残肢肿胀，促进残肢萎缩定型，可将残肢进行加压包扎，如弹力绷带包扎、佩戴弹力袜套、石膏硬绷带包扎等，这些技术通称残肢包扎技术。其中较常用的方法是弹力绷带包扎技术，使用方法为伤口拆线后，立即进行弹性绷带包扎，包扎时需注意小腿残肢采用 10cm 宽、大腿残肢采用 12.5~15cm 宽的弹性绷带；全日包扎，白天每隔 4~5h 放松几分钟后重新缠绕绷带；绷带越往残肢末端部压力越大，夜间包扎稍松，减轻残肢压力，利于睡眠。

（1）弹力绷带包扎技术

1）大腿残肢的绷带包扎技术：①从前方腹股沟部开始，完全绕过残端，到后方臀大肌沟部，至少往返两次；②在后方折返后，从内向外缠绕数次，以防向下滑脱；③从残端尖部向上方 8 字形缠绕，近端松远端紧，越到尖部越紧；④为了固定好，可绕过对侧髋部上方，在残端外方交叉；⑤从骨盆斜下的绷带，至少要两次，至少覆盖会阴部，以防裸露部分的肌肉突出；⑥最后绕过腰部结束（图 8-2-1）。

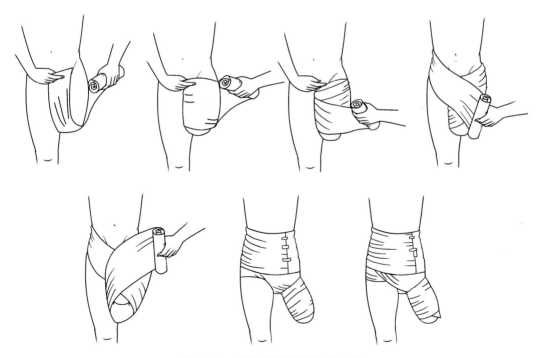

图 8-2-1　大腿残肢的绷带包扎技术

2）小腿残肢的绷带包扎技术：①前方从髌骨下方开始，后方到腘窝部，至少往返两次；②从后方折返绷带，然后从内向外环绕数次，以防绷带滑脱；③8 字形环绕残端尖部；④用图 8-2-1 的方式继续缠绕，最后绕到股骨髁上部分；⑤为了不影响关节活动，髌骨应暴露在外；⑥越靠尖端的越紧，最后在膝上方结束（图 8-2-2）。

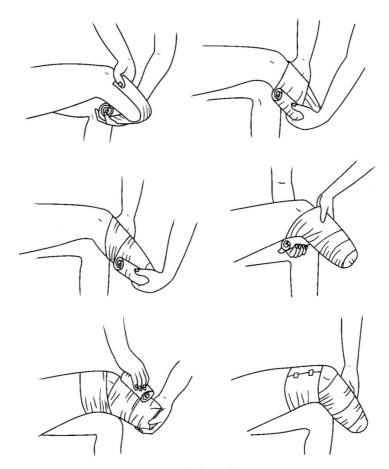

图 8-2-2   小腿残肢的绷带包扎技术

　　3）上臂残肢的绷带包扎技术：参照大腿残肢的包扎。为防止绷带滑落，包扎时应将绷带缠绕至对侧腋下（图 8-2-3）。

　　4）前臂残肢的绷带包扎技术：参照小腿残肢的包扎。为避免对肘关节活动的影响，包扎时应将肘关节后方暴露（图 8-2-3）。

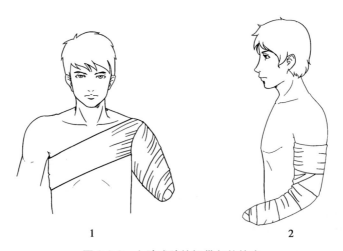

1   2

图 8-2-3   上肢残肢的绷带包扎技术

（2）硬绷带包扎技术（rigid dressing）：硬绷带包扎是用石膏绷带作为主要材料缠在已用辅料包扎好的残肢上,预防血肿和减少肿胀,促进静脉回流,固定肢体。一般方法是用 U 形石膏固定,应用 2 周直到伤口拆线,伤口愈合。优点是压迫均匀、固定可靠,有效地减少残肢肿胀,使残肢尽早定型,为尽早安装正式假肢创造条件。应用硬绷带包扎技术,先用纱布包扎截肢伤口,再用 U 形石膏绷带包扎固定。小腿残肢的 U 形石膏应该在残肢的前后方呈 U 形,石膏夹板超过膝关节,将膝关节固定于伸直位。大腿残肢的 U 形石膏应该在残肢的内外侧呈 U 形,外侧石膏夹板增加厚度并且超过髋关节,保持髋关节伸直、股骨放在 150° 的内收位,避免髋关节发生屈曲外展挛缩畸形。

（3）术后即装假肢：在手术台上,截肢后立即采用临时接受腔和假肢的一些基本部件装配而成的简易假肢称为术后即装假肢（immediate postoperative prosthetic fitting,IPPF）,对无菌条件要求较高,国内较少开展。

（二）物理治疗

1. 运动治疗 运动治疗是利用某些器械或徒手,进行各种主动或被动运动的一种训练方法。一般说来,下肢截肢者术后第二天即应在床上进行呼吸运动和健侧肢体运动,3~4 日起便可开始残肢的主动运动。拆线后,则应根据肌力的增加情况,从徒手训练开始,逐步增加到使用沙袋、滑轮牵引等的抗阻训练。这些训练包括姿势保持、残肢训练、躯干肌训练、健侧肢体训练等方面。

1）体适能训练：增强体能的运动训练包括坐地排球、轮椅篮球、上肢拉力训练、引体向上、水中运动、利用残肢端在垫上站立负重、健肢单腿跳等训练。目的是增强躯干和健侧肢体的肌力及肌耐力。

2）关节活动度训练：上臂截肢应及早进行肩关节活动训练,防止肩关节挛缩,影响肩关节外展功能。前臂截肢后应加强肩、肘关节活动训练,防止肘关节僵直。大腿截肢,术后早期一定要强调髋关节的内收和后伸运动训练,如不注意,很快便可发生髋关节屈曲外展畸形,短残肢发生畸形的机会更多,畸形更严重,这将影响到假肢的穿戴。小腿截肢,膝关节的屈伸运动训练是很重要的,尤其是膝关节的伸展运动。

3）肌力训练：上臂截肢主要训练患侧肩关节周围肌力。训练患侧屈曲、伸展、内收等肌力;提高残肢肌肉耐力训练,可利用滑车、重锤进行残肢抗阻力训练。大腿截肢主要做患侧髋关节的屈、伸、外展和内收肌肉的抗阻力训练。小腿截肢主要训练患侧股四头肌,可以做抗阻力的伸、屈膝活动训练,同时要训练小腿残留的肌肉,方法是进行患侧膝关节的屈伸运动,以避免残肢肌肉萎缩。

4）使用助行器的训练：由于截肢者使用拐杖行走身体易前屈,对其进行拐杖使用指导时,应特别注意纠正身体的姿势,另外,截肢者为保持平衡,其残肢往往多呈屈曲位,应注意纠正。

5）站立与步行训练：站立训练包括利用残肢端在垫上进行站立负重训练、单腿站立训练,方法是让截肢者在平衡杠内对镜子单腿站立,骨盆保持水平,由双手扶杠后到单手扶杠最后双手离杠,适当延长单腿站立的时间,最后让患者练习单腿跳。步行训练要充分利用双拐,这样既训练了双拐的使用,又训练了健侧下肢的肌肉力量,对截肢后尽早离床活动和增强全身体能也是非常有利的。

截肢后的患者要尽早进行残肢负重训练,可以用充气临时性假肢或用保护垫将残端包扎后练习。如双侧下肢截肢的患者,可以借助自制支撑架练习残端负重的步行。单腿截肢的患者在平行杠内将木凳调成相应的高度,凳上垫一软垫,身体重心向残肢转移,逐渐使残端适应负重。

2. 增强残肢皮肤强度的训练   为促进残端皮肤角质化,可取治疗用泥,置于残肢的残端进行挤压,每日 10~20 次;或将残端在泥上做按压、支撑等动作,训练残端皮肤的耐受性。进而取细沙土在残端处揉搓,每日 5 次,每次 2min,每次间隔 5min。再让患者将残端置于沙土内挤压、旋转 1min 左右,检查如无皮肤破损可反复进行 4~5 次。当残端皮肤已形成角质层,可用米粒代替治疗用泥或细砂,进行相同方法的训练,进一步提高残端皮肤的耐磨性。

3. 物理因子治疗   物理因子的作用是减轻肿胀、增加或减少血运。在截肢者的康复治疗中主要用于预治和治疗各种残肢并发症,如肿胀、疼痛、挛缩、粘连、溃疡、炎症等。

(1) 残肢肿胀可采用蜡疗、音频电疗、红外线、按摩、磁疗等治疗。

(2) 残肢痛及幻肢痛可采用蜡疗、超短波、紫外线、经皮神经电刺激疗法、共鸣火花、磁疗、超声波、直流电药物离子导入等治疗。

(3) 皮肤溃疡及窦道可采用紫外线、红外线、共鸣火花、音频电疗、激光等治疗。

(4) 皮肤及皮下组织感染可采用紫外线、超短波、磁疗、直流电药物离子导入等治疗,配合抗生素药物治疗,效果更好。

(5) 关节挛缩畸形可采用低、中频脉冲电,超声波、音频电疗。

(6) 其他可采用冷疗、热疗、水疗等治疗。

(三)作业治疗

1. 功能训练   上肢功能训练、手功能训练、增强肌力训练、改善 ROM 训练、平衡训练、ADL 训练、家务劳动训练、感觉训练、减痛训练等。

2. 上肢残肢肌电信号训练   在肌电假手安装之前,患者需要对残肢肌肉进行长期训练,以准确驱动肌电假手。此项训练是以生物反馈法进行的,即通过训练,反复的启发、诱导和鼓励,不断增强患者的信心,使他们从仪表的摆动或指示灯的变化,感觉到肌电信号发放水平在随着意识控制幻肢动作而相应地发生变化,从中悟出要领,建立起联系。

3. 辅助器具配备和使用训练   配备弹力绷带等便于残端塑型;配备轮椅、助行器具、个人卫生辅助器具以利完成日常活动。

4. 家居环境改建。

5. 职业康复   职业能力评估可采取个案面谈、就业意愿评估、工作需求分析、功能性能力评估、职业能力评定、工厂探访和监察(人体功效学)等。职业康复治疗包括职业咨询、小组治疗、工作强化训练、工作协调性训练、就业选配技能培训和社会康复。

(四)心理治疗

心理治疗的目的是使截肢者精神处于稳定、松弛状态,树立独立生活、回归社会的信心。主要方法:

(1) 了解截肢者的心理状态,通过分析和鼓励截肢者面对现实,增强生活信心。

(2) 要让截肢者尽早地了解一些有关假肢装配和截肢者康复的知识,配合治疗和训练。

(3) 改善截肢者心理状态,尽早安装临时性假肢,鼓励患者下床活动,防止并发症的发生;促进残肢定型,有利于假肢的装配。

(4) 鼓励截肢者积极参加文体活动,改善截肢者抑郁和焦虑的情绪。

三、残肢并发症的处理

1. 残肢皮肤破溃、感染和形成窦道 截肢术后由于残肢血液循环差、神经营养不良，假肢接受腔的摩擦和受压，残端皮肤张力过大，很容易引起皮肤破溃、感染和形成窦道。

（1）常见原因：引起残肢皮肤破溃的原因包括两方面的因素：残肢自身的因素和假肢的因素。①残肢自身的因素：残肢条件差，尤其是因外周血管疾病和糖尿病造成的截肢，残肢创面不容易愈合，容易破溃和感染。残端瘢痕增生，由于瘢痕表面凹凸不平，耐磨能力差，也很容易破溃。②假肢的因素：假肢接受腔不适配，残肢窜动、局部受压过大，均容易引起皮肤损伤和感染。

（2）处理方法：包括控制好原发疾病，如糖尿病，改善营养和全身状况。加强创面换药，进行紫外线、超短波等物理治疗。对经久不愈的窦道需进行手术扩创。对残肢瘢痕可使用硅凝胶套，避免和减少皮肤瘢痕受压或摩擦。对接受腔不适配，需修整或更换接受腔。

2. 残端骨外突、外形不良 残端骨外突多由截肢手术处理不当，或儿童截肢后骨残端的过度生长引起。对较大的骨刺需手术切除。对较严重的圆锥形残肢，如果有足够的长度，可将突出的骨端切除，同时行肌肉成形术或肌肉固定术，以形成圆柱形残肢。

3. 残肢关节挛缩

（1）常见原因：①术后残肢关节长期置于不正确的体位，如小腿截肢术后膝关节屈曲，膝下垫枕头；②没有尽早进行关节的被动活动和主动活动；③关节没有做合理的固定，如大腿截肢术后，髋关节应置于伸直内收位；④残肢关节周围瘢痕增生挛缩。

（2）处理：截肢术后预防关节挛缩最有效的方法是术后将残肢关节置于功能位，尽早开展关节的被动活动和主动活动，以维持关节的活动范围。如已发生关节挛缩，应进行关节松动术，拉伸挛缩关节，改善关节活动范围。严重的关节挛缩畸形需行关节松解手术，术后再进行康复治疗。

4. 残肢痛

（1）常见原因：引起残肢痛的原因较多。①残肢有神经纤维瘤，由于神经残端过度生长，形成神经纤维瘤。患者可出现明显的疼痛、触痛和压痛。②残端血液循环障碍，尤其是因糖尿病和周围血管疾病引起的截肢，容易出现残肢缺血、缺氧和诱发疼痛。③残端有骨刺，压迫残端皮肤，引起疼痛。④残端有感染，引起残肢红肿、疼痛，严重时可有全身中毒症状。⑤残端瘢痕增生粘连，刺激末梢神经，引起疼痛。⑥假肢接受腔不适配，容易损伤皮肤，引起感染，出现疼痛。

（2）处理方法：残肢痛的处理方法包括消除病因、对症处理和修整接受腔等。①消除病因：包括治疗好原发病，如控制好血糖，改善残肢血液循环；抗感染治疗，消除局部炎症；手术切除神经纤维瘤、削平骨刺；抑制瘢痕增生，松解粘连；②对症处理：包括使用镇痛药物、超短波和低中频电治疗、石蜡疗法和残肢按摩等治疗方法；③修整接受腔，对于接受腔不适配引起的疼痛，应修整接受腔，缓解残肢疼痛。

5. 幻肢痛

（1）常见原因：幻肢痛又称肢幻觉痛，系指患者感到被切断的肢体仍在，且在该处发生疼痛，疼痛性质有多种，如电击样、切割样、撕裂样或烧伤样等。表现为持续性疼痛，阵发性加重，各种药物治疗往往无效。引起残肢痛的原因尚不十分清楚，目前大多数人认为是运动知觉、视觉和触觉等在心理和生理上的异常现象。

（2）处理方法

1）物理治疗：经皮神经电刺激（TENS）、超声波、低频电治疗、干扰电治疗、残肢按摩。

2）中枢性镇痛剂：阿米替林、卡马西平、神经妥乐平。

3）心理治疗：催眠、松弛、合理情绪疗法。

4）针灸治疗：针刺残肢周围穴位和阿是穴。

5）穿戴假肢：尽早穿戴假肢有减轻幻肢痛的效果。

6）手术治疗：神经瘤切除术，残肢肌肉成形修整术。

（刘夕东）

参 考 文 献

[1] 武继祥.假肢与矫形器的临床应用[M].北京:人民卫生出版社,2012.

[2] 刘夕东.康复工程学[M].2版.北京:人民卫生出版社,2018.

[3] 舒彬.临床康复工程学[M].北京:人民卫生出版社,2013.

[4] 王珏.康复工程基础——辅助技术[M].西安:西安交通大学出版社,2008.

[5] 赵辉三.假肢与矫形器学[M].北京:华夏出版社,2005.

[6] 缪鸿石.康复医学康复理论与实践[M].上海:上海科学技术出版社,2000.

[7] 南登崑.康复医学临床指南[M].2版.北京:科学出版社,2005.

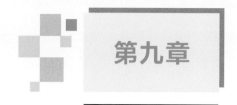

第九章

上 肢 假 肢

上肢假肢的基本结构包括接受腔、功能性部件、连接部件、悬吊装置和外套。其中接受腔要根据患者的残肢状况进行单独订制;功能性部件需要根据患者自身残肢条件和对假肢功能的需求来选择;连接部件在上肢假肢较少,只在装饰性假肢中使用,其作用是连接肩关节、肘关节或手头;悬吊装置是根据患者的截肢部位来选择;而外套也只是在装饰性假肢中使用。

一、接受腔

接受腔(socket)是假肢最重要的部件,其作用是:包容残肢、悬吊假肢、传递力和传递运动。一具好的假肢离不开良好适配的接受腔,接受腔与残肢之间相互配合的状态,功能上要符合解剖学、生理学以及生物力学原理。

上肢假肢比下肢假肢的受力要小很多,残肢的关节活动范围比较大,而假肢的功能又非常有限,因此接受腔的对线相对比较少,只要遵循对称的原则就可以了。所以上肢假肢的接受腔种类也不多,主要是按照材料、悬吊机制和截肢平面分类。

（一） 按照材料分类

分为塑料板材接受腔和合成树脂接受腔。塑料板材接受腔的特点是:制作时间短,可以在石膏阳型没有烘干的情况下进行接受腔的加工制作。而合成树脂接受腔要求在石膏阳型烘干的情况下才能制作接受腔,否则将无法保证接受腔的质量,甚至可能造成软树脂不固化的情况出现。但是合成树脂接受腔明显的优势是:在接受腔中存在预埋件时,其处理起来就非常方便了,特别是肌电控制假肢的预埋件比较多,比如电极、电池盒等部件。

（二） 按照悬吊机制分类

1. 骨性结构悬吊　是前臂假肢和腕离断假肢的典型代表,其利用患者残肢的骨性凸起进行悬吊,穿戴方便是其显著的特点。

2. 辅助悬吊　是肩关节离断和上臂假肢的首选,这类悬吊方法需要借助牵引带或悬吊带进行,特点是上臂索控式假肢,牵引带既有悬吊作用,同时也是控制假肢的功能部件之一。

3. 负压悬吊(图 9-1-1) 是上肢假肢近几年发明的新型悬吊方式,它是利用安装在内接受腔远端的单向排气阀门将接受腔内部的空气排出,在接受腔的内部形成的负压状态而达到悬吊假肢的目的。

(三) 按照截肢平面分类

是上肢假肢最常用的分类方法,截肢位置的不同,接受腔的口型也有不同,其悬吊机制也有不同。

1. 部分手截肢的假肢接受腔

(1) 手指截肢:部分手截肢的假肢由于类型有很多种,因此没有固定的接受腔形式;通常单个手指截肢且保留至少一个指间关节的假肢不需要接受腔,用塑料或硅橡胶材料制作的假手指可直接套在残肢上(图 9-1-2)。多个手指截肢的假肢与单个手指截肢的假肢类似,一般不需要接受腔。

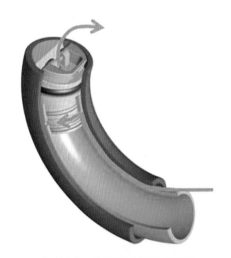

图 9-1-1 负压悬吊接受腔原理

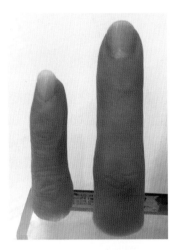

图 9-1-2 单个手指假肢

(2) 掌骨截肢:掌骨截肢的假肢通常是按照残肢的形状用丙烯酸树脂制作接受腔,之后再将其他部件安装至接受腔。此类假肢的悬吊主要是依靠残肢的膨出、接受腔加盖的方式。对于需要安装肌电假肢的患者来说,他们应当克服由电池和电极及其控制电路所带来的外观不佳的现象。这种假肢由于截肢的部位千差万别,因此接受腔也没有固定的形式(图 9-1-3)。

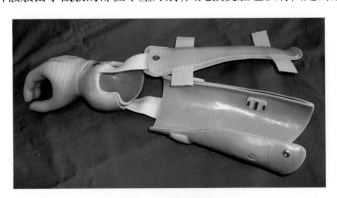

图 9-1-3 掌骨截肢假肢

2. 腕关节离断截肢的假肢接受腔　标准的腕关节离断截肢的假肢接受腔都是双层的，内接受腔是用软树脂加增强材料制成。无论是装饰性假肢、索控式假肢还是肌电控制假肢，都是按照双层接受腔制作的，接受腔的上部不超过肘窝线及尺骨鹰嘴。腕离断假肢是靠残肢的尺骨茎突和桡骨茎突来悬吊的，因此，在内接受腔制作时采用软树脂并在尺骨茎突和桡骨茎突的近端开口，以保证假肢可以顺利地穿脱；而在此处应预埋塑料片，以便安装悬吊固定带。悬吊

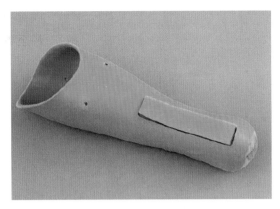

图 9-1-4　腕离断假肢

固定带安装在开口处，且绕残肢一周后从外接受腔的内侧穿出到外接受腔外部，之后在外接受腔外部用尼龙搭扣黏接固定。（图 9-1-4）

腕离断假肢的悬吊主要依赖于尺骨茎突和桡骨茎突凸起，而有些患者尺骨茎突和桡骨茎突都已切掉，这样就无法悬吊，这时的残肢等同于前臂长残肢截肢，因此接受腔的设计应按照前臂假肢接受腔的方法来设计。

3. 前臂截肢的假肢接受腔　可根据残肢的长度分为：①中等长度残肢前臂截肢；②短残肢前臂截肢；③长残肢前臂截肢。

前臂假肢接受腔的设计受到三方面因素的制约：①悬吊机制；②前臂的旋转功能；③稳定适配的要求。随着假肢技术在材料、工艺方面的发展，出现了各种形式的接受腔，这些接受腔的产生都是综合解决上述几个因素而获得的。

（1）中等长度残肢前臂截肢

1）明斯特式接受腔（Muenster socket/Münster socket）：明斯特式接受腔是一种包髁式前臂接受腔，是德国的 Hepp Kuhn（亥普·库恩）于 1950 年发明的，采用包容肱骨髁和鹰嘴上部悬吊，接受腔口型尽量接近肱二头肌肌腱，形成一个腱槽，可省去固定于上臂的皮围背带、环带和肘铰链。其适用范围广，长残肢、短残肢者均可适用，尤其适合于安装前臂肌电控制假肢（图 9-1-5）。

2）西北大学式接受腔：西北大学式接受腔（Northwestern University socket）也是一种包髁式前臂接受腔，是由美国西北大学于 1971 年开发的接受腔形式，与明斯特式接受腔的区别在于接受腔的前臂肘弯处根据前臂残长割出一定的口型。由于前侧的开口形状更适宜肘关节的屈伸运动，此外，对髁部的包容性更好。因此，更适合于中、长残肢的患者（图 9-1-6）。

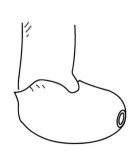

图 9-1-5　明斯特式接受腔

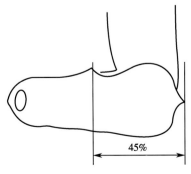

45%

图 9-1-6　西北大学式接受腔

（2）短残肢前臂截肢(图 9-1-7)：前臂极短残肢的长度一般都是≤80mm，这么短的残肢的屈曲角度严重受限，通常在 45°左右，甚至更小。残肢的屈曲角度过小，安装假肢后手部无法到达嘴边，无法解决日常生活中的吃饭、喝水等问题。倍增式铰链的出现，解决了这一难题。倍增式铰链假肢的接受腔是由三部分组成：上臂围箍、残肢接受腔和前臂筒。这三个部分分别安装在倍增式铰链的三个杆上，当肘关节屈曲时，安装在前臂筒与上臂之间的夹角始终是接受腔与上臂之间夹角的两倍。从而解决了肘关节屈曲角度太小的难题。但是，这种假肢目前几乎已无人安装了，其主要原因是这种假肢的前臂被人为地分成了两截，假肢的外观不好看，即使患者穿上衣服，依然可以从衣服外面感到假肢的不完美。

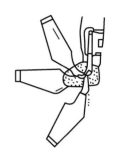

图 9-1-7　倍增式铰链假肢

（3）长残肢前臂截肢：可参考腕离断截肢。

4. 肘关节离断截肢的假肢接受腔　通常肘关节离断的假肢接受腔也是做成双层的，结构类似于腕离断假肢接受腔。它的悬吊方式是依靠肱骨内、外髁的膨出来进行的。因此，在制作内接受腔时应当采用软树脂材料，在适当的位置开口，以便穿脱假肢。如果是索控式假肢或混合型假肢，由于需要牵引控制，所以牵引带同时也可以起到悬吊的作用。牵引带需铆接在外接受腔适当位置，这样皮肤不与金属铆钉接触，避免了由于出汗造成金属氧化所带来的不必要的皮肤损伤。当制作装饰性假肢时，可采用单层接受腔，将铰链式肘关节黏接于接受腔中层（在接受腔真空成型时预留空间），接受腔为开口式，用尼龙搭扣固定接受腔开口处的盖板，以达到固定和悬吊假肢的目的(图 9-1-8)。由于肘关节离断的残肢很长，接受腔都不应包住肩关节，而应该将肩关节完全开放，这样做肩关节原有的活动范围没有损失，同时又解决了假肢的穿戴问题。肘关节离断假肢的接受腔同样适合于上臂长残肢截肢的假肢，由于上臂长残肢安装肘关节时很有可能造成上臂长、前臂短，此时可考虑采用肘关节离断的接受腔方式。

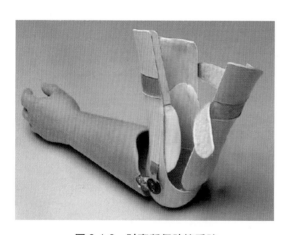

图 9-1-8　肘离断假肢接受腔

5. 上臂截肢的假肢接受腔　所有的上臂假肢接受腔都必须制作成双层的，患者穿戴假肢后残肢会出汗，这些汗水不能直接流到假肢部件上，如果流到金属部件上，将会造成金属部件的氧化，使之无法运动；汗水流到电子部件上将会造成短路，甚至烧毁部件，使假肢无法使用。

上臂假肢的接受腔应包住肩关节，这样肩关节也可以起一定的悬吊作用，尤其是索控式假肢接受腔，增大的接触面积对控制假肢是非常有利的。上臂长残肢患者的假肢接受腔不能太高，这样可能会影响假肢的穿脱，有可能接受腔的外侧上缘要露出三角肌(图 9-1-9)。

6. 肩关节离断截肢的假肢接受腔　肩离断假肢的接受腔为包肩式，通常肩胛带离断的患者的假肢接受腔需要包裹更大的面积，以便有效地悬吊。肩关节离断患者应当首选装饰性假肢，其他类假肢的装配效果还有待于进一步探讨(图 9-1-10)。

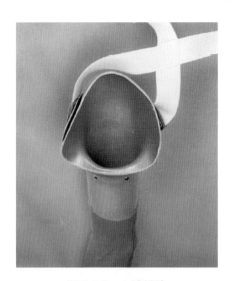

图 9-1-9　上臂假肢

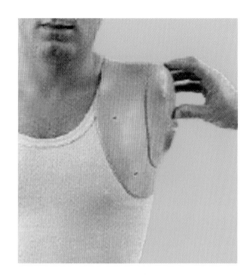

图 9-1-10　肩离断假肢

二、腕关节及手部装置

上肢假肢功能性部件可以按照控制方式不同分为：装饰性、索控式和肌电控制三类，也可将索控式与肌电控制混合安装称为混合式。

（一）装饰性假肢的腕关节及手部装置

装饰性假手又称美容手，是为了弥补上肢外观缺陷，以恢复手外观为装配的主要目的、注重肢体外观形状的假肢。这种假手将装饰外观和身体平衡作为首要考虑的因素，多用于包括腕离断及其以上的截肢平面。

骨骼式假手：是将各个部件固定在支架上，具有结构简单、轻便和利用健侧手被动打开的特点，在外部套美容手套后外观较好（图 9-1-11）。有的产品还具有握力可调功能。由于这类假手具有对掌捏合功能，因此目前都设计成对掌式。与骨骼式装饰性假手配套的腕关节主要有三种：

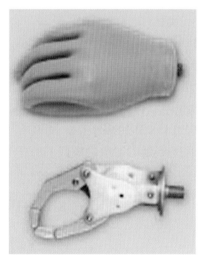

图 9-1-11　骨骼式假手

1. 骨骼式腕关节（不带屈腕式）　由铝合金及尼龙制成，通过螺纹与骨骼式假手或发泡式假手连接，旋腕的摩擦力阻力可调（图 9-1-12）。这类腕关节也适合于上臂及肩关节离断患者安装。

2. 骨骼式腕关节（带屈腕式）　由铝合金及尼龙制成，通过螺纹与骨骼式假手或发泡式假手连接，旋腕的摩擦力阻力可调，且腕关节可屈伸（图 9-1-13）。这类腕关节也适合于上臂及肩关节离断患者安装。

3. 摩擦式腕关节　由尼龙、铝合金及合成橡胶制成，当腕关节旋紧时，由于橡胶圈被压缩，故在轴向产生压力，压缩橡胶圈，使腕关节在旋转时有一定的摩擦力，摩擦力的大小可以通过腕关节旋紧的程度决定（图 9-1-14）。这类腕关节也适合于前臂患者安装。

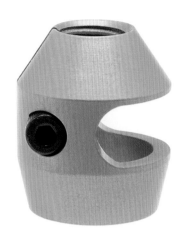

图 9-1-12　骨骼式腕关节(不带屈腕)

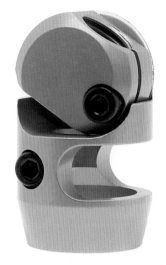

图 9-1-13　骨骼式腕关节(屈腕式)

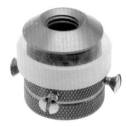

图 9-1-14　摩擦式腕
关节

（二）发泡式假手

是由聚氨酯类材料发泡而成,其不具备捏合功能,因此可以做成与正常手一样的外形,腕部为椭圆形,与健侧腕关节形状相近。此类手的外形比骨骼式假手更加逼真,手指可以根据患者需要进行适当的弯曲,以达到手形更加逼真的效果,但是不具备抓握物体的功能(图 9-1-15)。

与发泡式假手配套的腕关节:此类腕关节由杨木及尼龙制成,可以将木制材料部分打磨成椭圆形,与发泡式假手的腕部相匹配。尼龙部分制成螺纹状,与假手相连(图 9-1-16)。

（三）索控式假肢的腕关节及手部装置

1. 机械手　又称功能手或索控式假手,是一种自身力源的假手,也是主动型手的一种。索控式假手通常分为壳式和骨骼式两种。索控式假手在前臂患者中应用较多,可以满足患者日常生活的基本需要,它具有手的外形,由患者自身的残肢和健侧肢体的关节协调运动,通过牵引索控制,完成假手的开合。

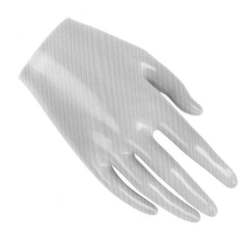

图 9-1-15　发泡式假手

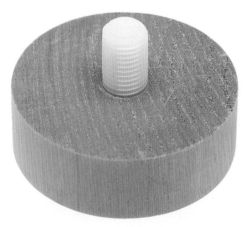

图 9-1-16　发泡式假手腕关节

机械手可分为常闭式假手和常开式假手两类。常闭式假手(图9-1-17)顾名思义是指在没有外力作用下假手处于闭合状态且自锁,当有外力作用时,随着牵引索的行程增大,假手的张开距离也随着增大;当外力取消时,假手依靠手内的弹簧自动闭合或握住物体。常开式假手(图9-1-18)是指在没有外力作用时,假手处于张开状态,当需要闭合抓取物体时,随牵引索的行程假手闭合,闭合时的握力与牵引索的行程成正比,可以由患者自行控制,但是握力很难精确控制,因此,在抓取易碎的物体时较难掌握。当外力取消时,假手可自行张开,这种假手对于需要长时间握住物体的情况时,几乎无法控制;也有的假手设计成任意位置自锁的结构,这种假手结构较复杂。

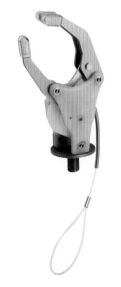 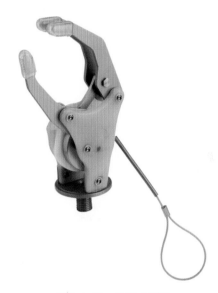

图 9-1-17　常闭式假手　　　　　　　　　图 9-1-18　常开式假手

2. 钩状手　是由金属材料制成,其外部没有装饰手套,形状各异。例如钩状(图9-1-19)、环状等。可根据患者日常生活特点选用各种不同形状的假手,各种假手之间可以快速更换。由于这类假手的形状不是手的形状,目前在国内已很少使用。

3. 工具手　由金属材料制成,其工作部分由各种生活中的实用物体经过特殊改造而成,如:牙刷、梳子、餐刀、餐勺等,将这些用具的一端经过改造可以与假肢进行快速的更换,从而满足日常生活的不同需要(图9-1-20)。

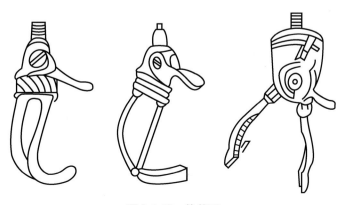

图 9-1-19　钩状手

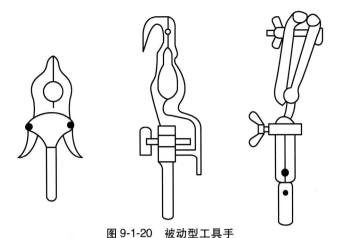

图 9-1-20　被动型工具手

4. 腕关节　其主要作用是连接手头与前臂,常用的有两种方式:

(1) 摩擦式腕关节:与本节"二、腕关节及手部装置"中"4. 摩擦式腕关节"内容相同。

(2) 万向摩擦式腕关节(图 9-1-21):此腕关节是在上述摩擦式腕关节的基础上增加了球面连接,使得腕关节可以具有万向功能,极大地方便了患者的使用。

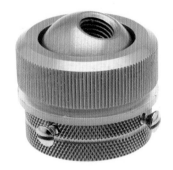

图 9-1-21　万向摩擦式腕关节

(四) 肌电控制假肢的腕关节及手部装置

肌电式假手是用患者残肢发出的肌电信号来控制假手的,是体外力源假肢的一种。动力由锂离子电池提供。

1. 按照电极数量分　双电极式与单电极式。

双电极式假手是指假手的控制需要两个电极,一个电极控制假手的张开,另一个电极控制假手的闭合,这种方式与日常生活中手的控制方式相近;而单电极式假手适合于没有肌电信号、只有一侧可以检测到肌电信号或双侧肌电信号无法分离的患者。

2. 按照假手尺寸分　假手有不同的尺寸,尺寸的大小与患者健侧手的尺寸有关;按照年龄与性别选择不是很好的选择方法,应该按照患者健侧手的实际尺寸选择较为准确。常见的尺寸规格见表 9-1-1。

表 9-1-1　常见假手尺寸规格

手头规格/in(1in=2.54cm)	手掌围长/mm	中指长度/mm	腕关节直径/mm	适合人群
7	177	67	40	少年
$7\frac{1}{4}$	185	76	45	成年女性
$7\frac{3}{4}$	197	78	50	成年男性
$8\frac{1}{4}$	210	80	54	成年男性

3. 按照控制系统分　控制系统按照信号处理方式可分为数字控制与模拟控制。数字控制方式的优点是：信号在传输过程中的损耗最小，在采用微处理器控制时，可以通过软件的编程达到多种控制模式，以方便不同患者的选择，且可靠性非常高。而模拟控制电路不需要进行复杂的模/数(A/D)转换，电路比较简单，但是抗干扰能力较弱。现在已较少采用了。

4. 阈值控制与比例控制模式　此种控制方式属于数字控制范畴。阈值控制适合于患者的肌电信号较低，达不到高电平输出的要求，这种假肢的抓握速度是恒定的，而握力与握紧的时间成正比。而比例控制假肢可以根据患者的肌电信号大小成比例地控制假手的抓握速度和握力，为精细抓握提供条件。通常采用脉宽调速的方式控制假肢的运动速度(图9-1-22)。

加速感应手是在比例控制肌电手的基础上发展起来的，它除了具有比例控制肌电手的全部功能外，还增加了传感器，当手中的物体在重量增加时，传感器会将这一变化的信息传给微处理器，微处理器经过计算会将增加握力的信号输出给电机，使假手自动增加握力，以保证手中抓握的物体不会滑落。这一技术的采用，使得抓握物体更加轻松自如，不必时刻担心物体滑落，特别是患者肌电信号很弱无法用较大的握力抓握物体的情况(图9-1-23)。

目前还有一种多自由度超级仿生手，它的每个手指都有一个电机，通过微处理器的处理将两路肌电信号的不同组合进行编码，从而达到各个手指的不同组合动作，可以实现多种方式的抓握，例如：三指捏笔写字、拇指与示指的精细抓握、鼠标模式和握拳等多种动作(图9-1-24)。

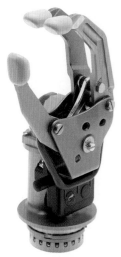 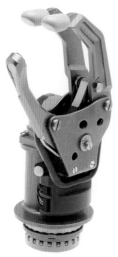 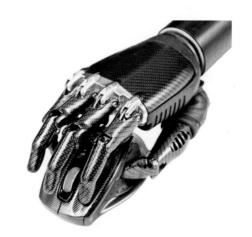

图 9-1-22　比例控制假手　　图 9-1-23　加速感应手　　　　图 9-1-24　超级仿生手

5. 腕关节　肌电假肢的腕关节有两种控制方式，分为主动控制(即肌电信号控制)和被动控制(图9-1-25)。其中带有肌电控制屈腕功能的假肢不能有肌电控制旋腕功能，二者不能同时兼备，而被动功能则可以与主动控制功能兼得。有

腕关节

主动控制腕关节　　被动控制腕关节

屈腕　　旋转　　屈腕　　尺侧、桡侧屈　　旋转

图 9-1-25　腕关节功能示意图

的厂家将腕关节与手头安装在一起，不能分离，因此在选择假肢时应当考虑残肢的长度是否允许安装腕关节；也有的厂家腕关节与手头可以分别选择。

6. 腕关节主要功能

（1）被动控制屈腕功能（图9-1-26）：在腕关节处设有一个按钮，按住这个按钮，腕关节屈腕锁被打开，手动将腕关节屈曲到特定角度，松开按钮，腕关节将锁定在这个角度。假手的开闭由肌电信号控制。

（2）被动控制屈腕和尺侧、桡侧屈功能（图9-1-27）：在腕关节处设有一个按钮，按住这个按钮，腕关节屈腕锁被打开，手动将腕关节掌侧、背侧屈曲到特定角度或尺侧、桡侧屈曲到一定的角度，松开按钮，腕关节将锁定在这个角度，实现了被动腕关节的万向屈曲功能。

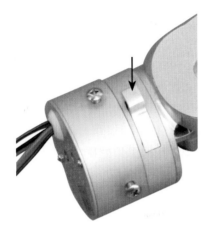

图9-1-26 被动屈腕腕关节

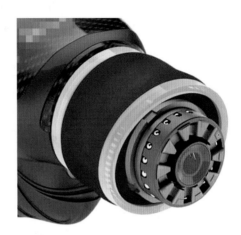

图9-1-27 被动万向腕关节

（3）被动旋转功能（图9-1-28）：用健侧手抓住假手，使腕关节旋转到所需的角度。被动的旋腕角度可以达到旋前、旋后各约330°。

（4）肌电控制可屈伸腕关节（图9-1-29）。这种腕关节可以由肌电信号控制腕关节的屈伸，其范围为0°~45°。腕关节的屈伸与手头的开合需要进行信号切换。

（5）肌电控制旋腕腕关节（图9-1-30）。这个腕关节可以360°双向旋转，旋转速度可控，并有一定的自锁力矩。

腕关节的控制是由一个叫做四通道控制器的控制部件控制，它将两个电极产生的信号，

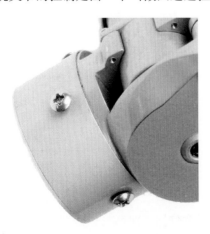

图9-1-28 被动旋腕腕关节

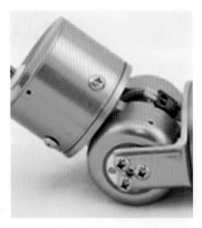

图9-1-29 肌电控制可屈伸腕关节

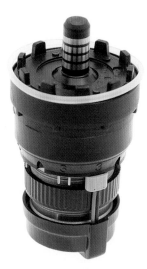

图 9-1-30　肌电控制旋腕腕关节

经过处理变为四路信号,从而完成手头的抓握和腕关节的双向旋转(图 9-1-31)。四通道控制器可由假肢技师根据患者肌电信号的状态进行个性化设置,也就是说可根据患者的肌电信号不同设置不同的切换方式。

方式一:不需要切换。屈腕肌群信号控制假手的闭合与腕关节的旋前,当屈腕肌群慢速收缩时,假手闭合;屈腕肌群快速收缩时,腕关节旋前。伸腕肌群信号控制假手打开和腕关节旋后,控制方法如上述。

此种方式的特点:①手头的开合、腕关节的旋前旋后之间不需要切换,避免了很多患者由于手术问题造成的无法切换的难题产生;②控制非常容易,肌肉的收缩速度可以通过个性化设置,满足所有患者的要求。

方式二:需要切换。屈腕肌群控制假手闭合,伸腕肌群控制假手打开;当需要腕关节旋转时,必须在规定的时间内屈腕肌群与伸腕肌群信号同时达到规定的数值以上,这个信号促使假肢的状态由开闭手方式转换为旋腕方式,之后放松所有肌肉,此时屈腕肌群信号控制腕关节旋前,而伸腕肌群信号控制腕关节旋后,而假手不会有任何动作产生。

此种方式的特点:①手头的开合与腕关节的旋转互相不影响;②对于不能产生满足切换条件的患者来说是不能安装此类假肢的。

在残肢长度允许的情况下,应当优先考虑安装具有旋腕功能的假肢,这样可以使已损失的腕关节旋腕功能得以恢复,在假肢实践中已得到证实;但是有些意见认为安装腕关节增加了假肢的重量,对假肢使用不利。其实重量只是增加了 100g 左右,患者戴上假肢训练一段时间后,所增加的重量可以忽略不计,而功能却有很大的提高。

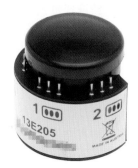

图 9-1-31　四通道控制器

三、肘关节

(一) 装饰性假肢的肘关节

装饰性肘关节是美容上臂假肢专用的肘关节,属于被动式肘关节,依靠健侧手来控制肘关节的屈伸和锁定。

1. 骨骼式肘关节　这类肘关节的内部是由铝合金制作的骨骼式结构的肘关节,外部需用塑料泡沫进行包装。其外观可由假肢技师按照患者健侧前臂的尺寸和形状打磨,外观优美、自然。带手动锁定装置,可锁定在不同的屈肘角度。肘关节的上部积层成型盘通过抽真空工艺与假肢接受腔相连,肘关节可以屈伸、内旋和外旋,前臂部可以旋前和旋后(图 9-1-32)。

2. 壳式肘关节　这类关节的外部是预制成型的壳式结构,通常用塑料制作;内部为关节体的结构部件(图 9-1-33)。

3. 带锁肘关节　屈肘角度可根据患者需求在任意位置锁定,贝伦索可以限制肘关节不能处于过伸位,上臂部可被动旋转(图 9-1-34)。

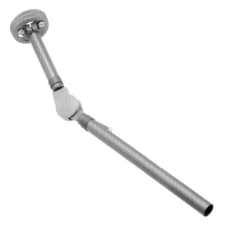

图 9-1-32 骨骼式肘关节

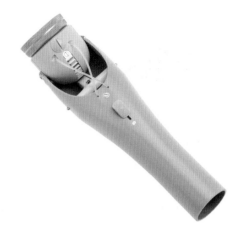

图 9-1-33 壳式肘关节

4. 铰链式带锁肘关节 以健侧手被动方式来实现肘关节屈曲的锁定和解除,通过棘轮锁将关节锁定在不同的屈肘位。屈肘角度可根据患者需求锁定,锁定位置共 18 个,且每隔 7.2°为一个锁定位置(图 9-1-35)。这种锁是由患者健侧手拉动锁肘牵引带来操作的,也可以使用肩背带来控制,不过若使用肩背带控制显得有些烦琐。

铰链式带锁肘关节是安装在接受腔外侧的,本身不占用假肢安装空间,因此可以为上臂长残肢或肘关节离断的患者安装使用。由于这种铰链式带锁肘关节是双侧支条结构,且锁具只有单侧设计,因此为了操作简单,也可以双侧支条都选用不带锁具的,这样肘关节处于自由状态,对于对肘关节要求不高的患者也是个不错的选择。

5. 棘轮式肘关节 这种肘关节也是双侧支条结构,可以将肘关节通过棘轮锁定在三个不同的角度,这三个不同的角度是渐进式的;当肘关节屈曲到约 135°时,肘关节解锁,并且回复到伸直位。肘关节的屈曲需要借助健侧手的帮助或患者用抬腿的方式,触碰到前臂部以达到屈肘的目的,这样的控制方式可以为双侧上臂截肢的患者安装(图 9-1-36)。

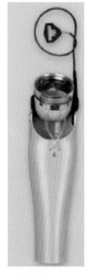

图 9-1-34 带锁肘关节

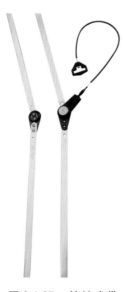

图 9-1-35 铰链式带锁肘关节

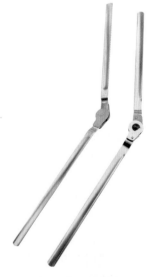

图 9-1-36 棘轮式肘关节

（二） 索控式假肢的肘关节

索控式肘关节也叫机械式肘关节，是由牵引索控制肘关节的屈伸和锁定状态，对于上臂患者无法使用肌电控制假肢来说是个不错的选择。与体外力源型假肢相比，它具有重量轻、不需另外力源的优点，但必须佩戴索控系统，从而影响了穿戴的舒适性。

1. 铰链式锁肘关节 这种肘关节的铰链在关节体的两侧，即肱骨内、外髁的位置，不占用残肢长度的安装空间，因此特别适用于肘关节离断或上臂长残肢的患者（图9-1-35）。

2. 组件式肘关节 这种肘关节的控制部分全部安装在肘关节体内部，因此会占用一部分安装空间，在为患者选择这类肘关节时，应考虑患者的残肢长度（图9-1-37）。

3. 组件式带前臂自动平衡系统的肘关节 这种肘关节内部有一助力结构，可使前臂在摆动时自动平衡，且在肘关节屈曲时可以提供外力，帮助肘关节更容易屈曲，这个助力结构可根据患者情况进行个性化设置，以达到最优，尤其适合于上臂较短的残肢（图9-1-38）。

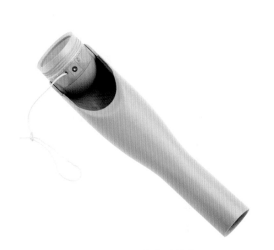

图 9-1-37 组件式肘关节

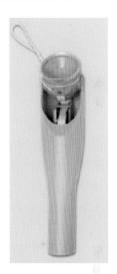

图 9-1-38 组件式带前臂自动平衡系统的肘关节

（三） 肌电控制假肢的肘关节

是由肌电信号控制的肘关节，该关节可以在肌电信号的控制下完成肘关节的屈伸，被动控制肘关节的旋转。但是这种关节不适合上臂长残肢和肘关节离断的患者安装；也有人将关节反向安装，这样可以部分减少上臂过长的问题。

肌电控制肘关节是上臂患者安装的假肢，其最少的自由度应该是双自由度，即手头的抓握和肘关节的屈伸，而三自由度增加了腕关节的旋转，这样必须要求患者控制肌电信号的能力很强，具有有很好的信号切换能力，否则无法控制假肢。

1. 锁定式肘关节 这类肘关节的特点是由肌电信号控制肘关节的屈伸同时锁定，即肘关节在没有肌电信号时处于锁定状态，当有肌电控制信号

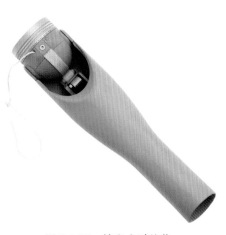

图 9-1-39 锁定式肘关节

时,肘关节可以屈伸在限定的角度范围内(图9-1-39)。

2. 自由摆动式肘关节　这类肘关节的特点是由肌电信号控制肘关节屈伸同时锁定,当处于伸直状态时肘关节呈自由摆动状态,患者在行走时,前臂部可以随身体的走动而自然摆动(图9-1-40)。

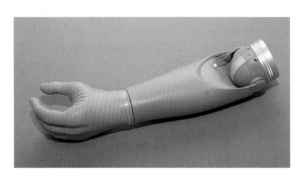

图9-1-40　自由摆动式肘关节

四、肩关节

（一）装饰性假肢的肩关节

这类肩关节均为骨骼式设计,该类关节适合于肩关节离断和上肢带解脱术患者,特别适合于放弃佩戴功能型假肢和控制功能型假肢有困难的高位截肢患者。这种假肢重量轻、操作简单、只能被动运动,由组件式部件构成,并通过带连接罩的因人而异的泡沫海绵外套构成假肢的外形。包裹肩部的接受腔通过背带固定于肩胛带上。

1. 万向球式肩关节(图9-1-41)　奥托博克公司的12S7是其代表作,特点是适合典型的肩离断患者,它的球形结构使它可以屈伸不受限制(安装泡沫海绵后会受到限制),外展角度受限。但不适合带有肱骨头的患者安装。

2. 外展式肩关节(图9-1-42)　外展式肩关节装有双轴,可完成外展和屈伸运动,且外展和屈伸运动范围不受限制(安装泡沫海绵后会受到限制),特别适合于带有肱骨头截肢的患者安装。肩关节可以安装在肱骨头的端部,确保假肢的肩部宽度与健侧一致。

（二）索控式假肢的肩关节

索控式假肢的肩关节与装饰性肩关节相同,通常肩关节离断安装索控式假肢时,都是将

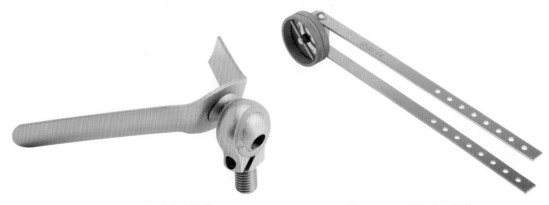

图9-1-41　万向球式肩关节　　　　　　　图9-1-42　外展式肩关节

肩关节锁定,或者不安装肩关节而直接将接受腔与上臂筒连接形成一体,这样才能利用身体动作通过索控系统控制假肢。

（三）　肌电控制假肢的肩关节

由肌电信号控制,肩关节可以屈伸,是多自由度肩离断假肢的必选。此类假肢重量较大,当肘关节屈曲到90°时,由于上臂的自平衡能力,必然造成接受腔前侧受力较大、后侧受力较小(接受腔与残肢表面产生间隙,无法准确拾取肌电信号)的情况产生,这时再控制假肢就变得非常困难,因此,安装此类假肢,对接受腔的适配要求非常高。

五、电动假肢控制部件

目前电动的控制方式主要有开关信号控制和肌电信号控制,这两种控制方式各有利弊。肌电信号控制方式最符合正常人对手的抓握控制,因此也是假肢最常用的控制方式。而开关信号控制方式是在患者的肌电信号无法达到肌电控制的要求时才采用的方式,这种控制方式的设计比较简单,控制也较容易。

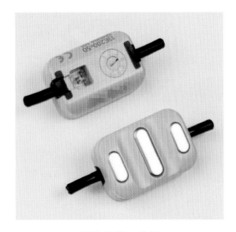

图 9-1-43　电极

1. 电极(图 9-1-43)　是肌电控制假肢的核心部件之一,电极是将人体由于肌肉收缩而产生的表面肌电信号进行拾取的装置,同时还需要将这个信号进行放大、滤波和处理,过滤掉干扰信号,而保留有用的信号,为有效地控制假肢提供可能。

2. 压力开关(图 9-1-44)　压力开关是安装在接受腔内部的控制部件,当残肢在压力开关表面施压时,压力开关将输出一个开关信号,这个信号通过控制电路的处理,即可控制手头的张开,当压力取消后,手头将自动闭合。

3. 摆动开关(图 9-1-45)　摆动开关也是安装在接受腔内部的控制部件,当残肢在摆动开关的一端施压时,摆动开关将输出一个开关信号,这个信号通过控制电路处理,即可控制手头的张开;当残肢在摆动开关另外一端施压时,这个信号通过控制电路处理,即可控制手头的闭合。摆动开关也可以用来控制腕关节的旋转。

4. 拉力开关(图 9-1-46)　拉力开关一般都是安装在双层接受腔中间,通过身体的动作,对拉力开关产生行程,安装在拉力开关内部的微动开关受压后将输出一个电信号,经过处理后就

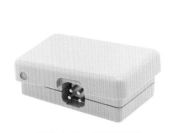

图 9-1-44　压力开关

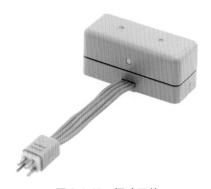

图 9-1-45　摆动开关

可控制假肢。通常拉力开关是用来控制肘关节的屈伸的,也可以用来控制手头和腕关节。

　　5. 拉力传感器(图9-1-47)　拉力传感器是近几年新开发的控制部件,它也是通过身体的动作,对拉力传感器产生行程,而这个行程的长短不同,拉力传感器的输出信号就不同,从而控制带有比例控制的假手的开合。

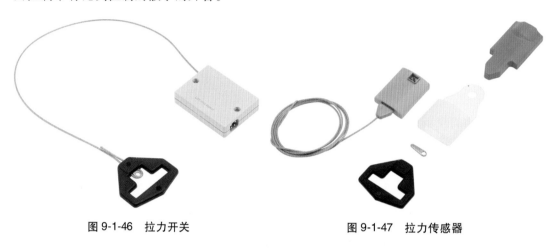

图9-1-46　拉力开关　　　　　　　　　　　　　图9-1-47　拉力传感器

第二节　上肢假肢的选配

一、部分手假肢的选配

　　1. 部分手指假肢的选配　部分手指截肢的情况非常复杂,有单根手指截肢、多根手指截肢等;其中单根手指截肢又可分为带有掌指关节和不带有掌指关节。带有掌指关节截肢时,可以利用剩余的残指直接安装假肢(图9-2-1);当截肢位置是掌指关节离断时,残指无法安装假肢,只能借助旁边的手指安装,例如示指掌指关节离断,此时示指无法安装假肢,只能借助中指安装(图9-2-2)。

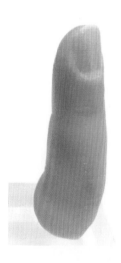

图9-2-1　有掌指关节的单根手指假肢

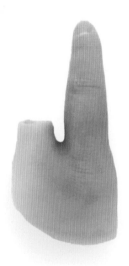

图9-2-2　掌指关节离断的单根手指假肢

两只手指及多余两只手指截肢的情况,与上述单指截肢相同。

2. 掌骨截肢假肢的选配　掌骨截肢的假肢通常有三种选择,装饰性假肢、功能性假肢和肌电控制假肢。

(1) 装饰性假肢(图9-2-3):由硅橡胶材料制成,这类假肢的外观较好,但是它抓握力很小,不能抓握较重或较大的物体,对于注重外观而忽略功能的患者应该是首选,由于需要一定的制作时间,且需要第三方支持,因此制作周期较长。

(2) 功能性假肢(图9-2-4):对于需要一定功能而价格低廉的患者选用功能性假肢较适合。掌骨截肢假肢不仅要恢复其外观,而且还要考虑恢复其功能,例如简单抓握。

这种假肢的拇指和其余的四指通过铰链连接在一起,做动作时,拇指与前臂部固定在一起,残肢部分与四指固定在一起,当残肢做背伸动作时,带动四指完成开手动作;残肢做掌屈动作时,残肢带动四指完成闭手动作。

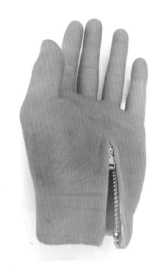

图 9-2-3　掌骨截肢硅胶手套

(3) 肌电控制假肢(图9-2-5):对于功能要求高的患者可以考虑选用肌电控制的假肢。肌电控制的掌骨截肢假肢不但有阈值控制方式,还可选用比例控制方式,从而为假肢的精确

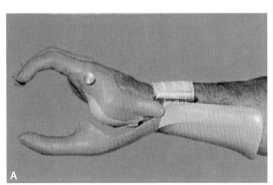
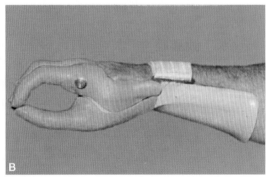

图 9-2-4　掌骨截肢功能性假肢
A. 背伸引起开手动作;B. 掌屈引起闭手动作

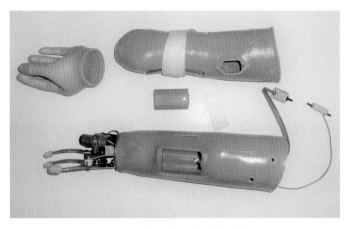

图 9-2-5　掌骨截肢肌电控制假肢

抓握提供可能。但是由于这种假肢是由电池驱动的,所以电池的安装一定会影响到假肢的外观,因此患者应当明确地知道并接受此问题的存在。

二、腕离断假肢的选配

1. 腕离断假肢接受腔的选配　腕关节离断截肢的假肢可根据截肢手术情况选择接受腔的形式。标准的腕关节离断截肢手术应当是将尺骨茎突和桡骨茎突完整地保留,我们可以利用尺骨茎突和桡骨茎突来悬吊假肢;由于解决了假肢的悬吊,在接受腔的选择上可优先选择不包住肘关节的插入式接受腔,这样就解放了肘关节,使得患者的前臂旋转功能得到了最大的发挥(图9-2-6)。当腕关节离断手术没有将尺骨茎突和桡骨茎突特别是尺骨茎突完整地保留时,假肢的悬吊必须借助肘关节进行髁上悬吊(此种情况也适合于前臂长残肢截肢的情况),西北大学式接受腔是首选。

2. 腕离断假肢的选配　腕离断假肢有三种类型,即肌电控制假肢、索控式假肢和装饰性假肢。

(1)肌电控制假肢:当患者的肌电信号达到 $40\mu V$ (进口假肢一般为 $20\mu V$),且腕关节屈肌群与腕关节伸肌群的肌电信号拮抗良好时,可优先考虑选择肌电控制假肢。肌电假肢的控制方式是目前比较成熟的,其技术含量也是较高的,由于生产厂家大多数采用了微处理器控制,可实现多种控制方式,对于患者根据自身条件选择控制方式种类的可能性又多了,无疑对于患者精确控制假肢提高了可能。

肌电控制假肢的动力是由锂离子电池提供的,因此电池的安装空间是腕离断假肢无法解决的,所有这类假肢的外观要比健侧略粗,显得不太美观(图9-2-7)。

(2)索控式假肢:当患者的肌电信号无法满足肌电假肢所需的信号要求,同时又要求假肢有一定的自主控制功能时,可考虑选择装配索控式假肢。索控式假手的手头可选择常闭式外侧牵引式假手,患者可利用自身力源控制假手的开合,能够握持一定重量的物体(图9-2-8)。

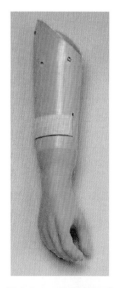

图 9-2-6　腕离断假肢

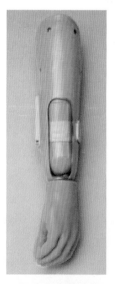

图 9-2-7　腕离断肌电控制假肢

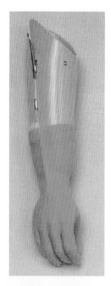

图 9-2-8　腕离断索控式假肢

（3）装饰性假肢：患者对于假肢的功能性要求不高，且主要看中假肢的外观首选是骨骼式假手。骨骼式假手可以用健侧手被动张开，假手利用弹簧的弹力自动闭合，可握持较轻的物体（图 9-2-9）。由于可握持较轻的物体，因此，它的拇指与示指处于对掌位，与健侧手的形状还是存在一定的差异。

装饰性假手另一类是发泡式假手（图 9-2-10），静态时假手不是对掌位，因此不能握持物体，但是其外观更接近于健侧手，且有多种型号可供选择。

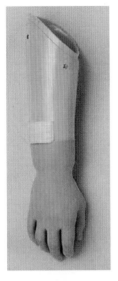

图 9-2-9　腕离断装饰性假肢

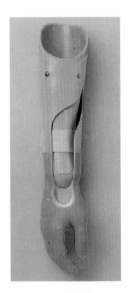

图 9-2-10　腕离断发泡式假手

表 9-2-1～表 9-2-6 是发泡式假手的各种型号与尺寸对照表，可按照患者健侧手的尺寸选择假手尺寸、型号。

表 9-2-1　发泡式假手尺寸规格一览表（用于儿童假肢左手）

型号规格			实际尺寸/mm				
外手套	内手芯	规格	手掌围长（B）	中指长度（C）	腕关节围长（A）	肘关节下围长（D）	拇指尖到肘关节长（E）
		115×38L	110	38	107	147	211
		130×51L	126	46	112	150	262
		142×50L	140	46	124	148	294
8S6 =	8S9 =	151×58L	140	54	123	164	294
		158×54L	158	54	133	188	341
		168×68L	163	59	135	181	380
		168×70L	164	64	145	180	376
		170×65L	163	57	146	182	397

表 9-2-2　发泡式假手尺寸规格一览表（用于儿童假肢右手）

型号规格			实际尺寸/mm				
外手套	内手芯	规格	手掌围长（B）	中指长度（C）	腕关节围长（A）	肘关节下围长（D）	拇指尖到肘关节长（E）
8S6 =	8S9 =	115×37R	113	37	107	144	215
		134×52R	133	47	113	156	263
		139×51R	141	49	125	158	277
		151×59R	142	54	126	168	298
		159×53R	159	53	134	185	352
		158×68R	160	63	140	181	355
		166×70R	161	63	142	176	360
		170×65R	165	61	142	180	370

表 9-2-3　发泡式假手尺寸规格一览表（用于成年女性假肢左手）

型号规格			实际尺寸/mm				
外手套	内手芯	规格	手掌围长（B）	中指长度（C）	腕关节围长（A）	肘关节下围长（D）	拇指尖到肘关节长（E）
8S5 =	8S8 =	165×72L	160	68	140	200	384
		174×74L	172	67	151	190	408
		180×80L	167	72	159	225	488
		182×84L	179	73	154	204	290
		184×75L	180	66	149	226	461
		184×78L	182	70	155	221	400
		185×75L	180	70	152	202	402
		188×79L	185	77	163	225	433
		190×77L	188	66	148	210	444
		190×93L	185	82	182	222	467
		192×78L	186	69	154	223	403
		194×82L	188	73	157	215	468
		195×78L	195	69	165	214	460
		195×79L	190	70	166	228	408
		208×89L	197	77	175	234	456

表 9-2-4 发泡式假手尺寸规格一览表(用于成年女性假肢右手)

型号规格			实际尺寸/mm				
外手套	内手芯	规格	手掌围长(B)	中指长度(C)	腕关节围长(A)	肘关节下围长(D)	拇指尖到肘关节长(E)
		167×72R	165	66	149	204	394
		175×76R	170	67	148	185	410
		176×80R	173	71	156	215	470
		190×84R	187	74	157	210	285
		187×74R	181	69	153	221	407
		184×78R	184	73	153	215	426
		181×75R	180	69	157	205	405
8S5 =	8S8 =	187×89R	185	76	160	235	433
		190×77R	186	66	152	215	438
		186×92R	184	88	178	218	464
		191×78R	189	72	163	224	395
		189×84R	185	73	56	214	488
		195×78R	194	73	167	223	437
		200×79R	196	74	178	235	405
		210×89R	201	79	180	235	458

表 9-2-5 发泡式假手尺寸规格一览表(用于成年男性假肢左手)

型号规格			实际尺寸/mm				
外手套	内手芯	规格	手掌围长(B)	中指长度(C)	腕关节围长(A)	肘关节下围长(D)	拇指尖到肘关节长(E)
		202×74L	195	73	160	226	480
		203×83L	200	70	166	233	420
		203×85L	195	76	162	232	481
		205×81L	202	72	171	180	196
		206×80L	206	80	184	250	483
		206×87L	200	80	160	220	420
		207×86L	197	80	166	227	483
		208×85L	205	75	176	236	475
		211×88L	202	81	170	243	460
8S4 =	8S7 =	212×93L	201	81	175	245	510
		213×85L	213	73	187	243	462
		214×82L	210	74	179	250	450
		218×85L	218	75	180	233	498
		220×91L	210	77	189	236	453
		221×81L	218	68	182	245	468
		228×84L	2324	73	180	245	445
		228×88L	223	78	186	250	345
		232×94L	228	81	184	270	533
		238×92L	223	76	187	255	465

表 9-2-6　发泡式假手尺寸规格一览表(用于成年男性假肢右手)

型号规格			实际尺寸/mm				
外手套	内手芯	规格	手掌围长(B)	中指长度(C)	腕关节围长(A)	肘关节下围长(D)	拇指尖到肘关节长(E)
		206×76R	200	73	167	212	468
		199×82R	192	72	160	227	422
		206×85R	196	76	166	236	465
		205×81R	199	76	175	180	190
		205×80R	205	80	185	255	474
		215×88R	207	81	166	240	468
		209×86R	205	82	168	231	471
		212×83R	208	76	186	240	475
		212×86R	215	81	174	246	463
8S4 =	8S7 =	215×93R	206	85	175	239	502
		218×85R	211	76	187	245	460
		215×83R	210	71	185	246	444
		218×83R	214	75	180	240	470
		214×90R	208	78	181	230	453
		225×82R	225	76	183	239	460
		222×84R	218	79	173	244	444
		228×89R	220	86	194	247	419
		230×93R	225	80	184	250	540
		244×94R	223	76	189	255	455

三、前臂假肢的选配

前臂截肢的假肢选配方法是按照截肢部位来选配,即短残肢、中等长度残肢和长残肢。

1. 短残肢　短残肢的患者无论选配哪一种假肢,都不涉及安装空间不足的问题,也就是说选配任何一款假肢都不会产生假肢侧比健侧长的问题。但是,短残肢的患者在穿戴假肢后会产生屈曲角度小的问题,对于解决患者吃饭、喝水问题会增加很大的难度;虽然选用倍增式铰链来增加肘关节屈曲角度是可行的,但是这种假肢的外观和假肢的整体性会较差,现在基本上没有患者选择了。

肌电控制假肢功能好,容易控制,特别是单自由度假肢;选配双自由度假肢可以增加前臂的旋前和旋后功能,可以扩大假肢的应用范围,毕竟单自由度假肢限制了使用范围,特别是双臂截肢的患者,应当至少有一只假肢选配双自由度假肢。双自由度假肢比单自由度假肢大约重100g,对于功能的增加而使用范围的扩大,牺牲这点重量是值得的。患者刚刚戴上假肢时会感觉假肢较重,这是由于残肢过短、力臂小造成的,属于正常现象,穿戴一段时间后,残肢的肌力增加了就不会感觉假肢很重了。

索控式假肢功能简单,只有抓握功能,且抓握力很小。对于短残肢的患者来说,由于残肢太短,无法控制假肢的旋转,特别是牵引假手张开时,假肢的旋转几乎是无法克服的,尽管我们采取了一定的抗旋措施,但其效果并不明显。

2. 中等长度残肢　最好的残肢长度,可以选配所有类型的假肢安装。这样的残肢条件应当优先选配肌电控制假肢（图9-2-11），而还应当尽量考虑带有旋腕功能或者屈腕功能的假肢，在经济条件允许的情况下还可选配智能仿生假肢。

对于肌电信号不满足安装肌电控制的患者，应当考虑索控式假肢，价格较低，控制也比较容易。只要很少的时间训练，就可以掌握假肢的控制。

对于优先考虑假肢装饰作用的患者，装饰性假肢也是不错的选择，重量轻、外观逼真，不需要训练就可掌握。

3. 长残肢　由于残肢过长，选择的余地有限，这样的患者选配假肢时可以等同于腕离断假肢的选配，只是接受腔的选择受到残肢长度的限制，西北大学式接受腔比较适合。

残肢过长不能选佩戴有旋腕或屈腕功能的假肢，即使选择单自由度的肌电假肢，由于所有的假手和腕关节都有一定的尺寸，可能假肢安装完毕后，假肢会比健侧略长一点，患者必须清楚地认识到这一点。

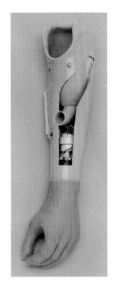

图9-2-11　带旋腕功能的前臂肌电控制假肢

四、肘离断假肢的选配

肘关节离断截肢术是标准的截肢手术，它保留了完整的肘关节，可以很好地控制假肢。

1. 肌电控制假肢的选配　当患者的肌电信号满足安装肌电假肢的条件时就可选配肌电假肢。由于所有肌电控制肘关节都有一定的尺寸，大多数肌电控制肘关节的长度在100mm左右，因此倾向于安装肌电控制假肢的患者在肘关节的选择上只有铰链式索控肘关节可选，只有这样才能做到双侧等长。前臂部分应当尽量选择带有腕关节旋转功能的假肢，可以最大限度地进行功能补偿。安装带有腕关节旋转功能假肢的患者，在安装假肢前的功能康复训练尤其重要，对于假肢的正确控制、抓握假肢的使用是必不可少的步骤（图9-2-12）。

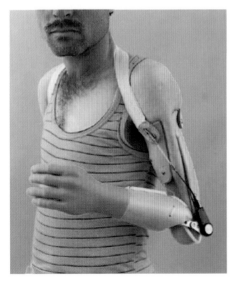

图9-2-12　铰链式肘离断肌电控制假肢

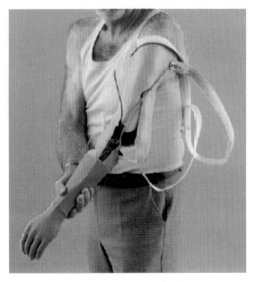

图9-2-13　索控式假肢

新截肢的或者很早截肢但一直没有安装肌电假肢的患者在初次测试肌电信号时,很可能肌电信号达不到要求,此时不应当放弃对肌电假肢的渴望,很多情况下患者经过一段时间耐心的、正确的训练,肌电信号是可以达到要求的。应当鼓励患者战胜眼前的困难,一具好的假肢对残肢的功能恢复非常重要。

2. 索控式假肢的选配　经过训练仍然无法满足安装肌电控制假肢要求的患者,可选配安装索控式假肢。这种假肢是利用患者自身的形体动作,通过牵拉安装在牵引带中的尼龙绳或钢丝绳,带动假肢,使假肢可以完成肘关节屈曲、锁定、开手、闭手动作等(图9-2-13)。

3. 装饰性假肢的选配　特别注重假肢外观和重量的患者首选装饰性的肘关节离断假肢(图9-2-14),重量轻和较好的外观是其特点,肘关节选带锁或不带锁的均可。

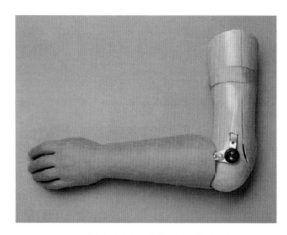

图 9-2-14　装饰性假肢

五、上臂假肢的选配

上臂截肢的假肢选配也可以按照残肢的截肢部位划分,即:短残肢、中等长度残肢和长残肢。上臂假肢的悬吊是靠牵引带(也有悬吊作用)来悬吊的。牵引带在假肢接受腔的前后固定,通过后背、健侧腋下进行悬吊和牵引,在患者的健侧腋下会有一定的压力,尤其是索控式假肢的压力会更大,造成患者的腋下不适,这种不适只有通过不断的调整和患者的逐步适应来解决。

1. 短残肢　短残肢的患者选择安装肌电控制假肢尤其重要,残肢过短的患者虽然属于上臂截肢,实际上这样的患者肩关节活动范围非常有限,应当首选肌电控制的假肢。三自由度的上臂假肢可以提供肘关节屈伸、肘关节锁定、腕关节旋转和手部的抓握功能,为患者恢复上肢功能、回归社会提供可能。

当患者的肌电信号不能达到控制肌电假肢的要求时才可考虑使用索控式上臂假肢,由于患者的残肢很短,肘关节的屈曲与残肢的屈曲角度呈正比关系,且与残肢所能承受的阻力有关,因此,短残肢的上臂患者选择索控式假肢时,必将损失部分肘关节的屈曲角度,且肘关节屈曲时所消耗的体能会更大。

当患者残肢肌力较弱、肌电信号又不能达到控制肌电假肢所需的要求时,可以考虑选配装饰性上臂假肢。这种假肢不需要残肢的控制,只要正常穿戴,就可以满足装饰假肢的要求。特别适合老年人、对假肢重量敏感的人群选配。

2. 中等长度残肢　可以选配所有的上臂假肢。当患者的肌电信号可以满足控制肌电信号的要求时，应当首选肌电控制假肢，且最好是三自由度的假肢。如果选择索控式假肢，患者必须要清楚地认识到由于牵引带的存在，必然造成腋下的不适，中的长度的残肢，可以很好地控制假肢的各种动作（图 9-2-15）。

装饰性假肢对于中等长度残肢的患者来说最好不选，但是装饰性假肢重量轻的优势是比较明显的，由于假肢较轻，所有健侧腋下的压力也会随之减弱，特别适合肌电信

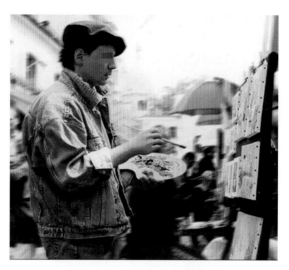

图 9-2-15　上臂肌电控制假肢

号不能满足控制肌电假肢要求的、同时患者残肢肌力不足以控制索控式假肢的患者选配。

3. 长残肢　上臂截肢长残肢的患者在选配假肢时，应当参考肘关节离断假肢的选配。

当选择肌电控制假肢时，可以将肘关节反向安装，这样可以有限减少上臂所增加的长度，从而实现肌电假肢的安装。但是这样安装也有其不利的一面，上臂增加的长度少了，要想保证全臂的等长，必然要减少前臂的长度；实际上这种选择的假肢安装完毕后，还是上臂超长、前臂过短，在使用时当肘关节屈曲到最大角度时，手头距头部的距离过长，对于解决患者吃饭、喝水还是有一定的困难。

由于患者残肢过长，假肢穿脱时有很大的困难。在选择假肢制作处方时应当慎重考虑。

六、肩离断假肢的选配

肩关节离断患者在选择假肢时，首先应该考虑假肢的实用性。肩关节离断截肢是上臂最高位截肢，想利用假肢恢复更多的功能，就目前的技术而言还是不太现实的。

1. 装饰性肩离断假肢（图 9-2-16）　是肩离断假肢的首选，良好的外观和非常轻的重量，是其最主要的特点。这种假肢的手部可以被动张开、自动闭合；肘关节可以被动屈伸和锁定、解锁；前臂可被动旋转；肩关节也可被动地做屈伸和内收、外展动作。由于肩关节离断的手术对肱骨头的去留不同，在选择部件时应当有所区别，否则无法达到外观逼真的效果。

2. 索控式肩离断假肢　由于肩关节离断截肢的患者假肢动作有限，特别是上臂的屈曲动作无法完成，因此安装索控式假肢有些功能是无法完成的，例如肘关节屈曲角度太小，所以患者很难控制这样的假肢（图 9-2-17）。

3. 肌电控制肩离断假肢　肌电控制肩离断假肢很少选用，接受腔的面积太大时，患者无法承受由于气温造

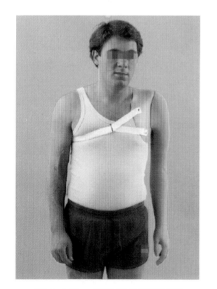

图 9-2-16　装饰性肩离断假肢

成的热和出汗,接受腔面积小时,又无法有效地稳定假肢;当肘关节屈曲到 90°时,无法保证安装在接受腔后面的电极与皮肤的有效接触,使得假肢无法控制。通常肩关节离断安装肌电控制假肢时,将肩关节固定,相当于上臂假肢。由于肩关节无法活动,也大大限制了假肢的功能(图 9-2-18)。

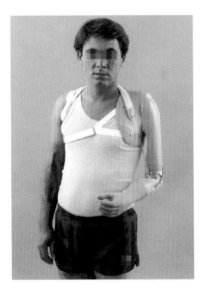

图 9-2-17　索控式肩离断假肢

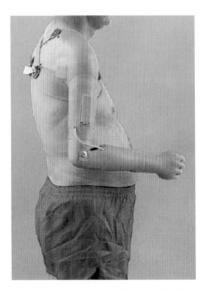

图 9-2-18　肌电控制肩离断假肢

第三节　上肢假肢装配后的康复训练

通常在术后 2~3 周截肢创面已愈合并拆除手术缝线后,就进入假肢装配前的康复治疗阶段。假肢装配前康复的目的是增强患者自信心和独立使用假肢的能力,促进残肢恢复,为假肢装配做准备。在这一阶段康复的主要内容包括残肢塑型、残肢脱敏、维持残肢的活动范围、肌力训练、肌电信号的检测和训练、介绍假肢知识和功能目标等。

残肢通常在术后 21 天基本完全愈合,因此有研究认为上肢截肢后第 1 个月是假肢安装的黄金期;在这个时间内开始安装假肢,假肢的接受度和使用水平会明显提高。但是在这个阶段就开始安装假肢对于没有完全消肿的残肢来说,需要根据患者残肢的不断变化进行接受腔的调整或更换。

一、索控式假手的康复训练

(一) 装配假肢前的康复训练

装配假肢前的康复训练内容包括:维持关节活动范围训练和肌力训练。

1. 维持关节活动范围训练　维持关节活动范围是康复治疗的一个基本目标。维持肩胛带、盂肱关节、肘关节和前臂的活动范围对使用假肢以及尽可能发挥假肢的功能极其重要。肩胛骨活动有限,会限制肩的外展活动。肩的前屈活动可用来操控假肢前臂屈曲和假手打开,肩关节的伸展活动可被用来操控假肢锁肘。前臂截肢患者,肘关节的屈伸和前臂的旋前、旋后非常重要,术后要尽可能维持仍存在于桡骨和尺骨之间的活动,以维持前臂可能存在的旋前、旋后活动范围。不幸的是,临床上前臂截肢患者前臂活动范围通常被忽略,因为这个活动范围常在 2~3 周内就丧失了。前臂截肢后,必须训练残肢肘关节全关节范围的屈伸活动和前臂的旋转活动。如果前臂屈肘功能受限,会妨碍假肢的一些重要功能,如妨碍前臂靠近嘴、靠近胸部等的活动。当患者发现由于肘关节活动受限而造成前臂假肢不能完成一些简单动作时,他们会放弃使用假肢。

截肢术后,应尽早进行关节活动范围的训练,所有接近截肢部位的关节每天都必须进行至少 3 次的全关节活动范围的训练。肩关节离断术后的训练包括双肩关节的前屈、后伸和外展、内收活动,有无肩离断假肢需要健侧的肩部活动提供动力,同时还要训练肱骨的外展和内收、前屈和后伸、旋前和旋后。前臂截肢患者,除了以上的训练外,还需要训练肘关节的屈伸和前臂的旋转活动。这些活动要求患者主动完成,如果患者不能主动完成或关节活动受限,则需要治疗师做关节的被动运动和牵伸,每天至少 2 次。当关节活动达到一定范围时,患者应开始主动活动,并在关节活动范围内的末段用力收缩,以牵伸肌肉、肌腱和各种受限的软组织。如前臂的旋前、旋后活动受限,由治疗师被动牵伸达到一定的活动范围后,应要求患者主动进行旋前、旋后活动,并在活动末段用力收缩,以牵伸肌肉和软组织,改善活动范围。

2. 肌力训练　肌力训练对残肢操控假肢极为重要。肌力训练应与关节活动范围训练同时进行。重点训练残肢和肩胛带肌肉的力量,以增强承受假肢重量和控制假肢的能力。当手术愈合后,就可以开始进行上肢温和的肌肉收缩训练。这时患者可以主动开始收缩运动,但不能进行抗阻活动。伤口完全愈合后,训练强度逐渐加大,目的是增加上臂和前臂的肌力,尤其是肱二头肌的肌容积和肌力。上臂截肢患者通常通过增加残端对接受腔的压力来增加接受腔的稳定性,如果残肢肱二头肌和软组织松软而无张力,残肢内的骨骼会在其中游离活动,影响接受腔的稳定,并可能导致局部软组织挫伤。截肢患者通过肌肉收缩训练,可以减轻残端软组织的松软,增强肌力,增加接受腔的稳定性。后期的肌力训练通常采用渐进性抗阻训练,阻力可采用不同重量的沙袋、哑铃凳。同时应增加体能训练和患者使用假肢所需要完成的特殊活动的训练。

（二）假肢控制训练

不管假肢设计和制作得如何灵活、精巧,患者如果缺乏自身主观努力,不积极配合和进行必需的康复训练,那么就不能充分发挥好假肢的功能,也就得不到满意效果。这就要求治疗师要对患者进行必要的心理康复指导:充分调动患者的积极性,增强患者的自信心,并进一步进行康复指导训练,使患者体会到假肢给他们日常生活和工作带来的方便,使患者逐步熟练并掌控使用假肢的方法与技巧,从而发挥假肢的代偿功能。通过训练让患者早日回归家庭和社会。前臂假肢的康复训练包括早期康复训练、控制训练和使用假肢训练。

1. 早期康复训练　在这一阶段需要让患者熟知假肢、训练患者独立穿脱假肢及适应假肢、做好残肢护理和假肢的维护。

（1）介绍假肢知识:假肢将取代患者缺失的肢体,成为患者肢体的一部分,因此应让患者熟知假肢的各个部件名称、功能和相关知识。如患者应知道假肢肩关节、肘关节、腕关节和手部装置等组件的名称和功能,熟知自身力源假肢的背带和索控系统等。

（2）假肢的穿脱训练:不同部位截肢的假肢穿脱方法有所不同,单侧截肢的前臂假肢患者完全可以自行穿脱假肢。前臂假肢应先将 8 字背带及悬吊带套入肩肘部,再将残肢穿入接受腔。脱假肢时先脱 8 字背带,再将残肢从接受腔中脱出。双前臂截肢的患者,早期穿脱假肢需要他人帮助,后期则应自行穿脱。穿脱顺序与单侧截肢的假肢相同,先穿左侧或右侧均可(此方法适合于双前臂截肢有各自独立索控系统的假肢)。

上臂截肢的假肢穿脱训练与前臂的不同,可分为中等长度残肢与长残肢。

1)中等长度残肢:单侧截肢穿假肢时,先将残肢穿入接受腔,之后再将索控系统从身体后侧到健侧穿入;脱假肢与之相反。双侧截肢时,患者可以将假肢平放在床上,之后患者再躺在假肢上,先将索控系统套在一侧,之后再将残肢插入。

2)长残肢:由于上臂截肢长残肢的假肢索控系统的牵拉,假肢的穿脱比较困难,因此在制定假肢处方时应有所考虑,将假肢索控系统中的锁肘控制带做成可拆卸的就能解决问题。在穿假肢时首先将锁肘控制带拆开,然后患者按照中长残肢的穿戴方法穿好假肢,之后再将锁肘控制带装好即可完成假肢的穿戴。按照与此顺序相反的步骤即可脱下假肢。

患者在初次穿戴假肢时可由其他亲友帮忙,之后应当练习自行穿戴,熟练掌握之后就可自己解决穿戴问题。

2. 假肢控制训练   假肢控制训练的目的是训练患者通过身体的运动准确、熟练地操控假肢。假肢控制训练包括四种基本的身体控制运动或者运用这几种运动的组合来操控假肢。

(1)基本的控制运动训练

1)耸肩控制动作(图9-3-1):教会患者做残肢侧的耸肩动作,常会伴有肩的前屈,但要注意在患侧做耸肩动作时,应保持健侧肩的稳定。这种动作用于上臂假肢操控三重索控系统。

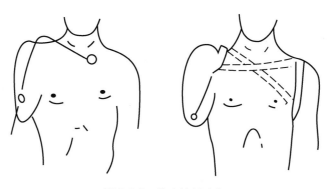

图 9-3-1 耸肩控制动作

2)肩关节前屈控制动作(图9-3-2):让患者在矢状面上做残肢上臂的前屈动作,肩部保

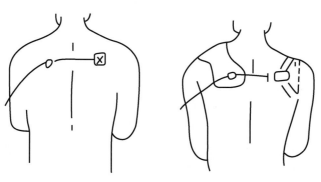

图 9-3-2 肩关节前屈控制动作

持相对不动,对侧肩部保持不动,才能形成控制假肢所需的牵引位移。肩关节的屈曲动作是控制假肢的主要动力来源。

3）肩关节后伸控制动作(图9-3-3):让患者在矢状面上做上臂的后伸动作,常伴有同侧肩胛骨的位移。这种动作通常为屈肘的动力来源。

4）上臂屈伸动作(图9-3-4):上臂的屈曲动作也是常用的上臂索控式假肢控制肘关节屈曲的动作,随着上臂屈曲角度的增大,肘关节的屈曲角度也随着增大。

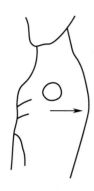
图9-3-3　肩关节后伸控制动作

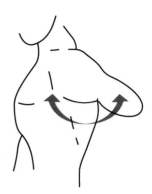
图9-3-4　上臂屈伸动作

5）前臂旋转控制动作(图9-3-5):让患者做前臂的旋前和旋后动作。这类动作通常作为腕关节离断或前臂长残肢假肢的旋转控制动作。

患者必须熟悉每个动作的要求,当能够自如、独立地活动后,再根据假肢索控系统要求,进行组合动作的训练,达到能协调地、自动地、潜意识下就能控制的程度。

(2)假肢控制训练

1）前臂假肢控制训练包括:①假肢前臂前屈训练(图9-3-6),患者主动屈肘带动假肢前臂屈曲;②假肢开手训练(图9-3-7):假肢的开手动作分为两种:一种是屈肘、伸肘均可开手,适合于远离或靠近身体的抓握;另一种是伸肘开手,适于远离身体的抓握。训练屈肘、伸肘均可开手时,截肢侧肩静止作为支点,肘关节屈曲或伸展,健侧做肩胛骨前移、肩

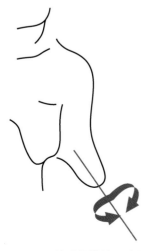
图9-3-5　前臂旋转控制动作

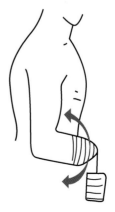
图9-3-6　前臂屈伸训练

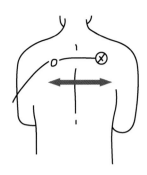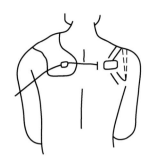

图 9-3-7　开手训练

关节前屈和沉肩,即可使假手完成开手动作。训练伸肘开手时,健侧肩静止不动,作为支点,截肢侧肘关节伸展,通过 8 字背带拉动开手牵引索,打开假手。③腕关节旋转训练:索控式前臂假肢腕关节的屈伸或旋转都是被动的,教会患者用健侧手操控腕关节的结构,完成屈腕或旋转。

2) 上臂假肢二重索控系统控制训练(图 9-3-8):①屈肘:让患者做上臂残肢的前屈,伴双侧肩胛骨前移,拉动背部的牵引索屈肘;②锁肘:当屈曲达到所需的角度时,下降肩胛带锁住肘关节;③开手:当肘关节被锁住后,再一次重复屈肘动作则转换为开手;④闭手:放松肩胛带,使肩关节回复到原始位,假手依靠内弹簧的弹力闭手;⑤肘关节解锁:再一次下降肩胛带可使肘关节解锁。二重控制系统结构简单,容易操作,但必须选择能交替开锁和解锁的肘关节。

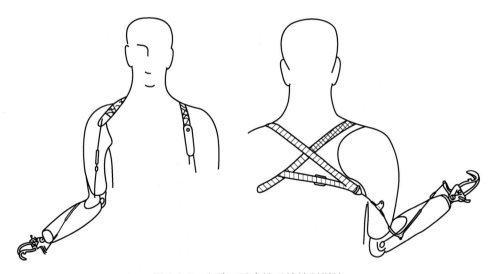

图 9-3-8　上臂二重索控系统控制训练

3) 上臂假肢三重索控系统控制训练(图 9-3-9):三重索控系统是索控式上臂假肢常用的控制方式,分为:①屈肘:让患者上臂残肢用力做前屈动作,拉动屈肘牵引索,屈曲肘关节;②锁肘:当肘关节屈曲到所需角度时,做沉肩动作即可完成锁肘;③肘关节解锁:再一次做沉肩动作即可完成肘关节解锁;④开手:双侧肩关节屈曲牵拉开手牵引索达到开手;⑤闭手:放松开手牵引索,依靠假手内的弹簧闭手、取物和持物等。

3. 假肢使用训练　当患者已经能熟练操控假肢后,应当开始进行假肢使用训练。假肢

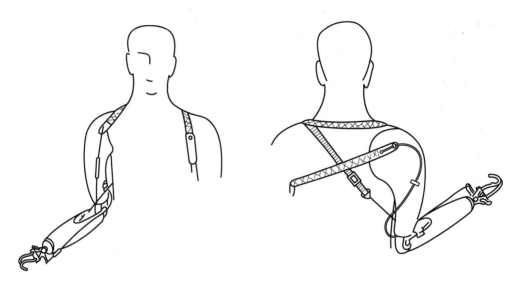

图9-3-9　上臂三重索控系统控制训练

使用训练的目的是训练患者使用假肢完成日常生活活动。在之前的训练中，已经教会了患者操控假肢，现在患者要学会操控假肢来完成具体的日常生活活动。

只给患者安装假肢并不能让假肢得到充分的利用，单侧截肢的患者容易依赖健侧完成日常生活活动，在训练初期，患者会觉得假肢是个障碍，作业治疗师的其中一个作用就是在训练初期让患者保持对假肢的兴趣和热情，这样患者才能坚持到最后，认识到假肢的所有潜能。

假肢使用训练分为基本动作训练和技巧性动作训练。基本动作训练包括接近、抓住和放松物体，基本动作训练是实际使用假肢的基础。进行训练时，应从日常生活中所必须做的做起，再逐步过渡到某些力所能及的职业性技能训练。

（1）接近和握持物体训练：接近和握持物体是使用假肢的前提，接近和握持物体的方法需根据握持物体的几何形状和所使用的假手类型而定。张开假手后去接近物体时有两种方法，即两边接近法和一边接近法。

1）两边接近法：是指假手接近物体时拇指和其余四指从物体的两边同时接近，用于较大的物体，如握持玻璃杯，它是日常生活中经常采用的方法。

2）一边接近法：是指假手接近物体时，先由拇指接触到物体的一边，再用其余两指（示指和中指）接近物体的另一边，或相反。多用于较小的物体，如在平面上拾取硬币。

（2）双手操作的活动训练：许多日常生活活动需要双手的共同操作才能完成，因此需要训练患者的双手操作能力，对于单侧截肢患者，健手为主动手，假手为辅助手。对于双侧截肢患者，需要根据条件和生活习惯来确定，一般取残肢条件好的假手为主动手；若双侧残肢条件相近，选原利手为主动手。

对于单侧截肢的患者来说，必须学会运用假肢来辅助健手的活动，通过训练能让患者养成新的活动习惯，最终能很好地使用假肢。表9-3-1是常见的辅助功能表，患者可根据此表进行练习。

对于双侧截肢患者，通过训练可使患者较好地进行双手配合，独立完成日常生活的一些活动。

表 9-3-1　索控式假手常见辅助功能表

功能活动	假手功能	健手功能
切食物	拿住叉子	拿刀切
开罐或瓶子	握住容器中间	打开罐盖或拧开瓶盖
使用火柴	握住火柴盒	擦火柴
用剪刀	拿住材料	用剪刀剪
穿衣服	捏住腰带	披衬衣、扣紧纽扣
洗盘子	拿毛巾或海绵（避免水超过手套）	手持盘子
擦干盘子	拿毛巾	手持盘子
使用工具	手持钉子或门栓	手持锤子或其他工具
驾驶	双手协助转动方向盘	

二、肌电假手的康复训练

（一）装配假肢前的康复训练

选择安装肌电控制假肢的患者，在装配假肢前的训练除了前面提到的维持关节活动范围训练和肌力训练之外，还应当进行肌电信号的检测和训练。肌电信号的检测和训练是使用肌电控制假肢的基础，用专用的肌电测试仪进行检测和训练，其基本原理是当肢体的某一组肌肉收缩时，通过表面电极采集肌肉收缩产生的肌电信号，经过放大处理后显示在显示器上，通过反复检测确定皮肤产生最大肌电信号的皮肤位点，然后反复训练患者达到最佳的肌电信号和最好的控制。

肌电信号检测和训练也可使用肌电信号检测和训练软件系统，是较为先进的检测和训练方法，其原理是通过表面电极采集肌电信号，再通过程序文件控制，显示肌电信号的强度，完成对多种预设动作的控制，如打开或关闭电脑屏幕上的模拟手头、完成手头的旋转或控制电子车越过障碍等。它的优点是训练直观，患者通过有意识的肌肉收缩完成动作，与控制假肢的操作相同，患者乐意配合完成训练，训练效果理想。

肩关节离断患者通常选胸大肌和冈上肌或冈下肌收缩产生的肌电信号，应教会患者用意念或含胸和耸肩动作；上臂截肢患者通常选肱二头肌和肱三头肌的肌电信号，应教会患者用意念完成屈肘和伸肘动作；前臂截肢患者通常选腕屈肌和腕伸肌的肌电信号，应教会患者用意念完成屈腕和伸腕的动作。为了帮助患者理解和恢复幻肢感觉，可以让假肢用健侧手配合，同时做同样的动作。当患者做出了幻肢运动时，检查者可以在相应的肌肉收缩部位触到肌肉收缩。患者在做肌电信号训练时，要求患者尽量可能实现一组肌肉的独立收缩，减少拮抗肌的活动。如前臂截肢患者，屈腕时屈腕肌肌电信号要强，伸腕肌肌电信号要弱，两者相差越大越好，越有利于对假肢的控制。对于装配双自由度假肢的患者，还需要训练患者学会肌电信号的转换。

肌电信号检测时容易出现肌电信号低而干扰信号高的现象，引起的原因主要有：

1. 电极与皮肤接触不好　检测时应保证电极与皮肤良好接触。
2. 皮肤电阻过高　多见于皮肤干燥、油脂过多等，检测前应先用酒精或清水擦洗皮肤。
3. 检测的环境存在强的干扰信号　检测时应注意避开干扰源或做好屏蔽。

（二）假肢控制训练

肌电控制假肢由于不需要通过牵引索操控假肢，训练的内容和方法与索控式假肢明显不同。训练内容包括基础肌电信号训练、视觉反馈训练和假手功能训练。

1. 基础肌电信号训练 肩关节离断截肢的假肢电极分别放置在胸大肌和冈上肌或冈下肌；上臂截肢的假肢电极分别放置在肱二头肌和肱三头肌；前臂截肢的假肢电极分别放置在屈腕肌和伸腕肌。训练肌肉收缩，产生肌电信号。要求患者通过反复的反馈训练，达到有意识地产生和控制肌电信号。

2. 视觉反馈训练 通过训练达到可以任意控制假手张开或闭合的程度，特别是控制假手闭合的程度要准确。开手训练时，可通过视觉反馈假手闭合的程度，例如：使假手闭合1/2，当假手闭合至1/2时，控制屈腕肌停止收缩，即可达到闭合1/2的目的。以此类推，就可达到控制娴熟的程度。

3. 假手功能训练 戴上假肢后，进行多种日常生活活动的训练，如握持水杯、门把手、写字、使用电话等，实现假肢的功能。肌电控制假肢活动范围空间较大，随意性较好，应注重训练假手快速闭手取物、开手放物，增大假手的活动空间。注意避免干扰，保证电极的良好接触，减少错误的信号和动作。

4. 切换训练 肌电控制假肢要想实现双自由度或三自由度的假肢控制，必须训练假肢控制的切换。前臂假肢通常让患者做一个短时间的握拳或快速的张手动作即可完成切换，这个动作要反复练习，才能减少失误。练习时动作要快，缓慢的动作是达不到切换要求的。上臂截肢的患者训练切换时，需要患者做出快速的伸肘动作。

5. 旋腕和屈肘训练 旋腕和屈肘训练是在掌握了切换动作之后进行的，通常在调整假肢时会将假手闭合、腕关节旋前和肘关节屈曲用一个电极来控制，而另一个电极控制假手打开、腕关节旋后和肘关节伸展。训练时要准确掌握、控制腕关节的旋转角度和肘关节的屈伸角度，反复多次练习。每次练习最好控制在30min内，否则肌肉产生酸痛时，肌电信号的正确率会大大降低。

三、日常生活能力训练

（一）手部控制训练

手部控制训练是上肢假肢训练的核心部分，所有上肢假肢的功能实现最终都是以手部为主，腕关节、肘关节和肩关节辅助来完成的。

1. 索控式假肢的手部训练 必须训练患者使用一些常用的生活用品，如叉子、汤匙、水杯、水龙头、牙刷、门把手、门锁和开关等来完成日常生活活动。训练患者完成日常生活中的基本动作，这样患者才能尽快独立生活。对于假肢患者所选用的用具可稍大一些，便于握持（握持水杯等圆形物体时请注意假手最大握持物体的直径限制），也可做一些改进，以方便患者使用，如加粗汤匙的匙柄等。由于索控式假肢的手部捏力非常有限且固定，不能握持易碎物品，精细抓握也无法完成。

2. 肌电控制假肢的手部训练 精细抓握是肌电控制假肢的优势，精细抓握训练也是从简单抓握开始的，必须掌握简单抓握后才可进行精细抓握的训练，比如一次性抓握纸杯，保证握住纸杯又不能将纸杯捏扁，需要患者准确地控制肌电信号。简单控制假肢也可抓握较重的物体，较大的握力为此提供了保障。双手进行有效的配合是装配假肢的最终目的，双手的配合训练需要循序渐进地进行。表9-3-2是肌电控制假肢双手配合训练功能表。

表 9-3-2 肌电控制假肢和健手配合功能表

功能活动		
使用钥匙锁	握住锁	旋转钥匙
开门	转动门把手和开门	转动钥匙
打电话	拿听筒	拨号码
用铅笔刀	握住转笔刀	转动铅笔
开罐子	手持罐子	打开盖子
使用刀和叉	握住刀或叉	用刀切或叉
搅拌碗里的东西	托住碗	用勺子或叉搅拌
切水果和蔬菜	按住水果或蔬菜	用刀切
打开牙膏盖	拿住牙膏	旋开盖子
拿托盘	取物品放到托盘	拿住托盘
用剪刀剪纸	拿着纸	用剪刀剪
拉上拉链	拿住拉链锁紧件	拉上拉链
系鞋带	捏住鞋带	系好鞋带
穿袜子	拿住袜子一端	拿住袜子另一端穿上
系皮带	拿住皮带扣	拿住另一端拉紧
用扫帚扫地	拿住扫帚把	与假手一起推动扫帚

（二）肘关节及腕关节控制训练

肘关节与腕关节的控制训练可以一起来完成,因为这个本身就是联合一起的动作。

1. 喝水训练 训练喝水时,首先用假手握住有水的纸杯,屈曲肘关节,在肘关节屈曲的过程中适当调整腕关节的角度,以防止水洒出,最后借助肩关节的前屈完成喝水的动作。训练时注意水不能太多,否则将无法保证水不洒出。

2. 吃饭训练 用假手握住或夹住叉子,肘关节和腕关节配合运动,使叉子可以叉住盘中的食物,最好是馒头类的固体食物,可以根据需要将叉子的把手折弯至适当角度;屈曲肘关节,将食物送到嘴边,在这个过程中可能需要随时调整腕关节的角度,最终完成吃饭训练。

3. 穿衣训练 用假手将衣服领子拿住,从假肢侧开始穿,之后再穿上健肢侧;假手捏住有扣眼的一侧,用健手扣扣子。

日常生活中的动作千变万化,需要患者在平时就多注意观察和锻炼,再好的假肢也是辅助功能为主。

第四节 上肢假肢的康复评定

一、上肢假肢的临床适配性检查

上肢假肢装配完成后,需要对假肢进行功能评定。通常由康复医生、作业治疗师和假肢技师对假肢的外观、功能、适配和舒适性等方面进行适合性检查。适合性检查分为初检和终检。初检是初步完成假肢主要部件组装后,让患者试穿,以检查假肢的主要部件能否满足使用要求。初检的内容是按照处方的要求,检查假肢是否达到了处方中的各项要求,对假肢的设计、结构、配置质量、适合情况做出评价,提出修改意见;及时修改所发现的设计问题和制作配置的缺陷,达到全面适合的要求。终检是在假肢全部制作完成时,在正式交给患者使用前进行的检验。终检的目的是对假肢的质量、患者功能代偿情况、功能训练所达到的熟练程度以及患者身体和心理状况进行一次综合性的检查和评定。通过适合性检查发现假肢制作和装配中存在的问题,考核性能指标、舒适程度和外观质量,提出修改意见后再修改。只有终检合格的假肢才允许交付患者正式使用。

上肢适合性检查包括接受腔适配性、假肢对线、肘关节活动度、假肢控制系统、假肢长度、假肢重量和假肢穿脱等情况的检查。

1. 接受腔适配性检查　应检查接受腔与残肢的适配性和稳定性。接受腔内壁应与残肢服帖,操纵假肢和向接受腔施加压力时残肢应无疼痛或不舒适感。检查时模拟假肢提、拿、拉动作对假肢施加一定压力,残肢应无疼痛,受压皮肤无发红、无压痛。

2. 假肢对线检查　对线是指在空间位置上确定假肢部件之间与接受腔的相对关系。上肢假肢对线的基本要求是左右对称、美观和满足功能需要。因此应根据正常人体上肢解剖学的构造和各部分的配合关系,通过对线来调整和确定假手、腕关节、肘关节、肩关节和接受腔之间的位置关系,使之既符合人体的自然肢位,又便于假手在日常生活和工作中发挥代偿功能。

3. 肘关节活动度检查　前臂假肢一般不影响残肢肘关节的活动范围,但是前臂短残肢会影响肘关节的活动范围;残肢肘关节的活动范围应与不穿戴假肢的活动范围相同。上臂假肢肘关节被动屈曲应达到 135°,达不到标准值的原因可能是控制系统不佳、牵引索不合适,存在过长等原因。

4. 假肢控制系统检查　患者戴上假肢,固定好牵引装置后,应能有效控制假肢的传动结构,患者操控假肢时应无疼痛感。

（1）索控式前臂假肢的操控:肘关节伸直或屈曲 90°时,假手能否完全打开和闭合。让患者把假手放在嘴边或裤子前面纽扣处,患者能够主动控制假手的打开和闭合,假肢张开的最大距离与被动张开的最大距离基本相同。

（2）索控式上臂假肢的操控:检查牵引索能否有效地控制假手的开闭、屈肘和松锁等结构。与前臂假肢相同,假手在嘴边和裤前纽扣处,患者能主动控制假手开闭,假肢张开的最大距离与被动张开的最大距离基本相同。

5. 假肢长度检查　检查上肢假肢长度时,两肩同高,假手拇指末端或钩状手的末端应与健侧拇指末端平齐或稍短。前臂假肢中,自肘关节到假手拇指末端长度可比健侧短 1cm。上臂假肢中肘关节轴与肱骨外上髁一致,而前臂可比健侧短 1~2cm。

6. 假肢重量检查　由于手在上肢肢体的最远端,加上持重,会产生很大的力矩作用在残肢上,因此必须限制并力求减轻假肢的重量。根据国标规定:①前臂假肢重量≤1kg;②上臂假肢重量≤1.5kg;③肩离断假肢重量≤2kg。

7. 假肢的穿脱检查　主要检查穿戴是否容易和是否能穿到正确的位置,一般应以患者感觉到残肢末端已接触到接受腔的底部为准。残肢穿戴不到位,有可能是接受腔的容积不够大,或残肢出现水肿等原因引起的体积变大。残肢末端出现疼痛可能是接受腔末端稍小或残肢异常(如骨刺等)而接受腔处理不到位所致。

二、上肢假肢的整体功能评定

假肢的整体功能评定是在假肢交付给患者之前对假肢的整体性能和患者掌握假肢使用情况的综合评定。表 9-4-1 是索控式前臂假肢功能评定表,表 9-4-2 是索控式上臂假肢功能评定表,表 9-4-3 是肌电控制假肢的功能评定表。

表 9-4-1　索控式前臂假肢功能评定表

序号	评定项目	评定标准	评定结果	
1	假肢长度	单侧假肢:健侧肩峰到拇指尖的长度 双侧假肢:前臂长度＝身高×0.21		
2	接受腔适配性	肘屈曲 90°,从上方向手部装置加力时,残肢不感觉疼痛,取下假肢时,残肢皮肤不为白色		
3	假肢穿上与脱下的肘关节屈曲角度	假肢穿上时与脱下时主动屈曲角度相同	穿上时	°
			脱下时	°
4	控制系统的操作效率	操作效率应≥70%		%
5	屈肘时 90° 时,手部装置的开大率 $\frac{手部装置主动开大距离}{被动开大距离}×100\%$ 与闭合率 $\frac{手部装置主动闭合距离}{被动闭合距离}×100\%$	手部装置主动开大的程度与被动时相同,手部装置主动闭合的程度与被动时相同	开大率	%
			闭合率	%
6	手部装置在身体各部位的动作	嘴边,手部装置开闭率应≥70%	开大率	%
			闭合率	%
		裤子拉链处,手部装置开闭率应≥70%	开大率	%
			闭合率	%
7	抗拉伸力的稳定性	对 23kg 的轴向拉力,接受腔位移不超过 25mm,前臂假肢不超过 10mm		mm
8	假肢重量			kg

表 9-4-2　索控式上臂假肢功能评定表

序号	评定项目	评定标准	评定结果
1	假肢长度	单侧假肢:健侧肩峰到拇指尖的长度,假肢侧可以比健肢侧短 10~20mm 双侧假肢:前臂长度:身高×0.19	
2	接受腔适配性	肘屈曲 90°,从上方向手部装置加力时,残肢不感觉疼痛,取下假肢时,残肢皮肤不为白色	
3	假肢肘关节屈曲范围	假肢肘关节屈曲角度 135°	°

续表

序号	评定项目	评定标准		评定结果
4	穿用假肢时残肢的活动范围	外展≥90°		°
		旋转≥45°		°
		屈曲≥90°		°
		伸展≥30°		°
5	肘关节完全屈曲所需的肩关节屈曲角度	≥45°		°
6	屈肘(90°)以上所需的力	≤4.5kg		kg
7	控制系统的操作效率的开大率通过手部拇指使手部装置开大的力通过索控系统使假手被动开大的力×100%	操作效率应≥50%		%
8	屈肘时90°时,手部装置的开大率 $\dfrac{手部装置主动开大距离}{被动开大距离}×100\%$ 与闭合率 $\dfrac{手部装置主动闭合距离}{被动闭合距离}×100\%$	手部装置主动开大的程度与被动时相同,手部装置主动闭合的程度与被动时相同	开大率	%
			闭合率	%
9	手部装置在身体各部位的动作	嘴边,手部装置开闭率应≥70%	开大率	%
			闭合率	%
		裤子拉链处,手部装置开闭率应≥70%	开大率	%
			闭合率	%
10	肘关节组件的不随意运动	步行时或侧方上举,肘关节不得锁定	是□	否□
11	抗旋转力的稳定性	肘屈曲90°时,可以抵抗在距肘关节轴200mm以上距离内、外1kg的牵引力,金属连接件无松动	是□	否□
12	抗拉伸力的稳定性	对23kg的轴向拉力,接受腔位移不超过25mm,前臂假肢不超过10mm		mm
13	假肢重量			kg

表 9-4-3 肌电控制假肢的功能评定

序号	评定项目	评定标准	评定结果	
			前臂假肢	上臂假肢
1	开手速度(mm/s)	≥80	mm/s	mm/s
2	闭手速度(mm/s)	≥80	mm/s	mm/s
3	旋腕速度(rad/s)	≥0.7	rad/s	rad/s
4	最大开手距离(mm)	≥95	N.m	N.m
5	指端压力(N)	≥30	N	N
6	指端自锁力矩(°)	≥58.8	°	°

续表

序号	评定项目		评定标准	评定结果	
				前臂假肢	上臂假肢
7	旋腕角度(°)		≥200	°	°
8	腕自锁力矩(N·m)		≥0.98	N·m	N·m
9	屈肘角度(°)		≥5～135		°
10	屈肘速度(rad/s)		≥0.52		rad/s
11	肘自锁力矩(N·m)		5.88	N·m	N·m
12	自锁性能		正常	是□ 否□	是□ 否□
13	开闭手、旋腕联动功能		任意位置	是□ 否□	是□ 否□
14	噪声(dB)		≤45	dB	dB
15	负载电流	开手、闭手	空载电流(max)≤120mA	mA	mA
			负载电流(max)≤450mA	mA	mA
		旋腕	空载电流(max)≤120mA		mA
			负载电流(max)≤200mA		mA
		屈肘	空载电流(max)≤350mA		mA
			负载电流(max)≤600mA		mA

第五节　假肢使用注意事项

一、接受腔的日常保护

接受腔在假肢中的地位是毋庸置疑的,因此接受腔的日常维护保养也至关重要,接受腔的舒适性和寿命都与接受腔的日常维护是分不开的。接受腔的日常维护包括以下几个方面:

（一）树脂接受腔的日常维护

1. 清洗　接受腔与皮肤直接接触(穿戴硅胶内衬套和小腿假肢除外),皮肤会出汗,因此接受腔的清洗非常重要。每天要用温水清洗,可以使用中性洗涤剂配合清洗,清洗后自然风干。之后可以用75%酒精在接受腔内部擦拭一遍,可以起到消毒的作用。特别是夏天,天气炎热容易出汗,汗渍会滋生大量的细菌,用酒精擦洗还可以消除异味。

2. 接受腔破损　接受腔穿戴时间久了口型边缘会产生裂口,这些裂口应该及时发现,发现后应及时用砂纸打磨,消除裂口;如不及时处理裂口会越裂越大,接受腔的受力状况有可能改变,最终可能导致接受腔无法使用。在日常使用时应该经常关注接受腔口型处的细微变化,以避免给患者造成更大的损失。

（二）硅胶内衬套的日常维护

1. 清洗　硅胶内衬套是直接接触皮肤的,硅胶内衬套产生的压力将残肢紧紧地包住,残肢与硅胶内衬套之间没有间隙,残肢会大量出汗,因此硅胶内衬套必须每天用清水清洗,并用酒精消毒,以避免产生细菌和难闻的气味。

硅胶内衬套清洗后应在阴凉通风的环境下阴干,不能暴晒,应当使用硅胶内衬套专用的架子晾干。硅胶内衬套在不使用时应当摊开平放,不要卷起来放置。将硅胶内衬套卷起来会吸引很多空气中的粉尘在硅胶套的表面,这样对残肢非常不利,很容易造成残肢的过敏现象。

2. 破损　硅胶内衬套的边缘和电极的开口处很容易撕裂,这是材料的性质所决定的,在剪短硅胶内衬套时应使边缘圆滑,可以有效地防止边缘撕裂,当有撕裂现象产生时,必须及时剪掉,否则裂口会很快越裂越大,直至硅胶内衬套报废。

3. 边口的处理　当将有织物的硅胶内衬套剪短时,应当在硅胶内衬套的边缘用黏硅胶材料的黏合剂将织物与硅胶套黏合,以防止织物与硅胶套分离。

（三）阀门管及阀门的日常维护

负压悬吊的假肢接受腔都有一个阀门管,在穿戴假肢时通过拉带或假肢专用套等牵引残肢到接受腔内,在牵拉时,最好经常变换牵拉的方向,这样不会在阀门管的固定位置产生沟槽,以免阀门管漏气,造成假肢无法有效悬吊。

二、手套

上肢假肢用的手套主要由 PVC 和硅胶两种材料制作,这两种材料各有不同的优缺点,使用时请注意各自的特点。无论是哪种材料制作的手套,在使用时均应务必防止尖锐的物体划伤。

（一）PVC 手套

PVC 材料也叫聚氯乙烯,这种材料制作的手套具有颜色逼真、指纹清晰、厚度薄且均匀和耐压的特点,因此 PVC 手套耐受很大的捏力。由于手套具有保护假手的作用,很容易遭到污染,当需要清洗时,请使用聚乙烯醇清洗。长时间在较高温度的环境下使用,会提前老化、变硬。手套一旦破损,请立即更换新的手套,否则液体会进入手套内部,使假手的电子元器件短路,机械部件生锈,造成假肢无法使用。

（二）硅胶手套

硅胶材料制作的手套颜色逼真、指纹清晰,但厚度较厚,且不能承受较大的捏力,适合于较小捏力假肢使用。使用时不能握持重量较大的物体,否则手套易破损。硅胶手套可以握持温度较高的物体。手套的清洗是每天必需的,可以使用中性洗涤剂清洗。

三、电池及充电器

肌电控制假肢的动力来源于电池,现在大多数肌电控制假肢的生产厂家都选择锂电池作为电源,锂电池是可充电电池,因此也需要使用厂家提供的专用充电器给电池充电。

（一）电池的使用与保养

与镍镉电池及镍氢电池相比,锂电池具有体积能量比高,体积小,重量轻,工作电压高,无记忆效应(可以随时充电、随时取下使用),环保无污染等诸多优势,是目前最为先进的电池,缺点是价格昂贵。因此,为了充分利用锂电池的能效,在日常的使用及存放过程中,要注意锂电池保养及锂电池长期不用如何存放等问题。

1. 新电池　新购买的锂电池或多或少都会有一些电量,因此,患者拿到电池时可以直接使用,尽量不要使电量耗尽时充电。

2. 记忆效应　锂电池不存在记忆效应,可以随用随充,但要注意的是锂电池不能过度放电,过度放电会造成不可逆的容量损失。当电量低的时候就要马上开始充电了。有的厂家生产的充电器具有过充保护设置,这样的充电器可以将电池长时间放置在充电器,当电量充满后充电器会自动停止充电,不存在过充的问题。

3. 电池的存放　不使用假肢时,务必将电池取出保存在干燥阴凉处。不要将电池与金属物体混放,以免金属物体触碰到电池正负极,造成短路,损害电池甚至造成危险。

不要敲击、针刺、踩踏、改装、日晒电池,不要将电池放置在微波、高压等环境下。

锂电池长期不用时,应当充入 50%~80% 的电量,并从假肢中取出存放在干燥阴凉的环境中,并每隔 3 个月充一次电池,以免存放时间过长,电池因自放电导致电量过低,造成不可逆的容量损失。

锂电池的自放电受环境温度及湿度的影响,高温及高湿会加速电池的自放电,建议将电池存放在 0~20℃ 的干燥环境中。

4. 电池的使用　注意锂电池的使用环境:锂电池充电温度为 0~45℃,锂电池放电温度为 -20~60℃。

5. 充电　使用厂家提供的锂电池充电器给电池充电,不要使用劣质的或其他类型电池充电器给锂电池充电。

(二) 充电器的使用与保养

1. 不要储存于潮湿环境。

2. 不要长期插在电源插座上通电。

3. 不要给非锂电池充电。

4. 不要用于电源电压高于 250V 的电源上。

四、控制部件

上肢假肢的控制部件包括牵引索系统、电极和开关控制部件等。这些控制部件的质量决定了假肢使用的灵活性,患者在日常使用假肢时应当特别注意这些部件的状态和使用要点。

(一) 牵引索系统

索控式假肢的动力是患者自身的身体动作通过牵引索系统来控制假肢的动作的,因此牵引索系统状态是非常重要的。

1. 牵引索　通常牵引索是由钢丝或尼龙制成的,是牵引索系统中最重要的部件,患者在使用时应当经常检查牵引索是否有断裂现象;假肢在使用一段时间后可能会产生假手张开距离减少的情况,这时应当请假肢技师检查是否存在牵引索被拉长的情况,同时应当留意牵引索的各个接头是否有松动。

2. 电极　肌电控制假肢的电极是采集信号的部件,它大部分时间工作在潮湿、含盐和油脂的环境中,患者应当在使用肌电控制假肢时,经常用酒精清洁电极表面,观察电极是否有锈蚀等现象产生。

3. 压力开关　压力开关是安装在接受腔里面的控制假肢的部件,也会受到汗渍、潮湿和油脂环境的影响,同时还可能受到接受腔内沉积的污物影响,这些污物藏匿在压力开关上,将造成压力开关失灵,因此每天对残肢及接受腔的清洗就显得尤为重要。

在使用压力开关控制假肢时,不要长时间用残肢按压住开关,这样就对接受腔在适配性方面提出了更高的要求。长时间压住压力开关,会对造成器零部件的损坏,使假肢无法控制。

4. 拉力开关 拉力开关一般安装在接受腔外面,是依靠患者身体动作对开关产生一定的行程,从而拉动开关,使开关输出相应的电信号而控制假肢的相应动作。患者在拉动拉力开关时,不需要很大的行程,即可控制假肢。如果行程过大,会将拉力开关拉坏。患者在选择自己的衣服时,应当穿较宽松的上衣,这样不会由于衣服过紧致使拉力开关不能复位。

五、机械部件

上肢假肢的机械部分大部分是由铝合金、碳素钢和弹簧钢制造的,在使用时应当注意以下几点:

1. 锈蚀 金属部件大部分都有被氧化的可能,尽管生产厂家在制作过程中采取了防锈处理,但这些都是不完善的。患者使用假肢时,尽量避开在潮湿的环境中使用;装饰手套与臂筒之间的间隙是比较容易进水的位置,肘关节处也是比较容易进水的,患者在使用假肢时应特别注意。

2. 润滑 金属部件需要润滑油的润滑,才能保持整个机械结构的正常运转,患者应定期到厂家对假肢的机械部分进行润滑保养,以确保假肢的正常使用。

3. 紧固 机械部件在运转中会产生磨损,使部件之间产生过大的间隙,当假肢在运行过程时,由于振动有可能造成螺丝的松动,这些都会对假肢的结构产生影响,很可能造成假肢的提前报废。患者在使用假肢时也应经常关注这一点,有问题时,尽早到厂家进行维护。

(高铁成)

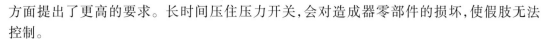 参 考 文 献

[1] 赵辉三. 假肢与矫形器学[M]. 北京:华夏出版社,2013.
[2] 武继祥. 假肢与矫形器的临床应用[M]. 北京:人民卫生出版社,2012.

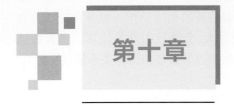

第十章

下 肢 假 肢

1980年以来,国内外频繁的假肢技术交流和先进假肢产品及材料的不断创新,使我国的假肢装配技术突飞猛进。在下肢假肢中,不仅装配人群占整个假肢装配者70%以上,而且下肢假肢的代偿功能可以实现截肢者行走的康复需要,远胜于上肢假肢的代偿功能,因此国内外都优先进行下肢假肢装配技术的改进以及新产品研发,促进了下肢假肢快速发展。以下内容系统地介绍现代下肢假肢的治疗技术,包括下肢假肢的结构、选配、装配后的康复训练以及假肢的康复评定等。

第一节 下肢假肢结构与功能

一、接受腔结构与功能

(一) 接受腔的结构

下肢假肢接受腔由于使用部位不同,因而其结构复杂多样,以大腿假肢接受腔为例,在结构上根据生理解剖、生物力学要求,分为以下三个功能部分(图10-1-1)。

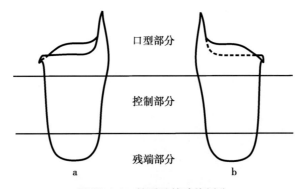

图 10-1-1　接受腔的功能划分

1. 口型部分 单从"口型"这一名词理解为说话或发音时的口部形状。接受腔的口型也就是接受腔近端在水平面内的形状。下肢假肢接受腔的口型部分通常可反映出接受腔的承重方式和悬吊机制。

2. 控制部分 包容残肢的范围是从截肢平面残肢近端关节以下直到骨端的区域,此部分包容残肢的区域范围较大,控制了残肢骨的走向,对残肢也起到一部分水平方向的固定作用,为患者控制假肢带来一定的杠杆臂。

3. 残端部分 用于容纳残肢末端体积,受接受腔包容残端方式的不同,对残肢的影响也各不相同。

（二） 接受腔的功能

在假肢的装配和使用过程中,接受腔主要有以下几项功能。

1. 容纳残肢 接受腔,顾名思义,接受残肢的腔体。将残肢收纳其中,以实现残肢向假肢的过渡。接受腔包容残肢的部位和多少会影响其功能的发挥。一般情况下,接受腔要包容残留肢体末端至截肢平面的上一关节处。尽量多地包容残肢可以为患者控制假肢带来更长的杠杆臂,使患者控制假肢更为容易。但从另一方面考虑,过多的包容会影响残肢的运动范围。所以,控制残留肢体的关节不应被包容过多,特别是在一定的方向和平面内应得到释放。恰当的接受腔口型边缘走向,既稳定了该关节,又保证了残肢的运动（图 10-1-2）。

2. 连接人体与假肢 首先通过一些悬吊机制,将接受腔的内壁与残肢很好地联系在一起,再通过接受腔低端外壁与假肢连接件之间连接起来,是人体-机械系统的界面部件。

3. 传递力和运动 主要通过两个方向来传递力和运动。首先是垂直力的传递,残肢通过接受腔传导假肢向身体中心方向纵向力相关的作用,起到的是支撑的作用。其次是水平力的传递,残肢通过接受腔传导假肢和身体之间所产生的横向力,维持假肢使用当中各种角度关系位置相关的作用,起到的是稳定的作用。

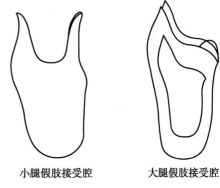

小腿假肢接受腔   大腿假肢接受腔

图 10-1-2 常见的接受腔

（三） 下肢假肢接受腔的分类

下肢接受腔种类丰富且复杂,根据不同的分类方式有着众多的类型。

1. 根据截肢平面分类 足部假肢、赛姆假肢、小腿假肢、膝离断假肢、大腿假肢和髋离断假肢。该分类是目前国际上通用的分类方式。

2. 根据接受腔的制作材料分类 皮革、金属、木材、树脂及板材等。现在接受腔的制作材料大多以高分子材料为主,如树脂和板材。

二、假肢踝关节及假脚

（一） 假肢踝关节及假脚的代偿功能

在正常人体行走过程中,一个步态周期内需要踝关节完成跖屈背伸、内翻外翻等活动,同时需要足部跖趾关节完成跖屈背伸运动,基于人体运动生物力学原理,那么假肢的踝关节和假脚也就代偿了以上三个功能:

1. 代偿踝关节的跖屈背伸 在整个步态周期中,踝关节从足跟着地时背伸状态逐渐转变为足放平时的跖屈状态,随着人体的向前推进,在跖屈和背伸之前不断往复循环。

2. 代偿跖趾关节的跖屈背伸　在步态分析中我们把支撑末期到摆动前期的阶段叫做蹬离期,在蹬离期中依靠跖趾关节跖屈产生的地面反作用力推动人体重心向前移动,进入摆动期。

在下肢假肢中,跖趾关节的活动主要取决于假脚的结构和材料,改变跖趾关节的滚动位置和角度,假肢步态就会发生变化。正常人跖趾关节一般在第一跖骨头后方 0.5cm 的位置。其角度相对于前进方向呈直角。若跖趾关节位置过于靠前,膝关节就会过于稳定,致使假肢由支撑中期向支撑末期转变困难。相反,若跖趾关节过于靠后,在假肢承重时膝关节则缺乏稳定性。

储能假脚的发展更是模仿这一蹬离环节,利用地面反作用力的转化,更好地完成蹬离期的动作。

3. 代偿其他功能　在不平坦的路面时,需要踝关节内外翻的活动化解地面给予的斜向作用力,稳定整个支撑期,减少对膝关节的影响。在下肢假肢中,除了智能踝可以自发地进行调整,其他类型的假脚均是依靠龙骨周围材料自身韧性代替。

（二）假脚的分类

下肢假肢中踝关节和脚板合并在一起叫假脚,假脚的种类繁多,我们就临床使用较多的假脚进行分类:

1. 单轴踝假脚　单轴脚(图 10-1-3)是一种动踝假脚,其主要机械部件是一根与矢状面垂直的旋转轴。下肢假肢小腿部分和脚之间可以围绕此旋转轴进行相对转动,从而实现踝关节的屈伸功能。在旋转轴前后分别布置一块用硬橡胶制作的前后缓冲块,以缓解假脚踝关节所受的跖屈力和背屈力。单轴脚按照孔数的不同分为单孔单轴脚和双孔单轴脚;按照主要制作材料可以分为木制单轴脚和橡胶单轴脚;按照轴形式可以分为组合式单轴脚和铰链式单轴脚。

（1）单轴脚的优点:在假肢行走过程中,可以较大地完成跖屈和背屈运动,后部的缓冲块刚度不强,可以吸收假脚落地时大部分的冲击力,辅助提高膝关节的稳定性。通过前后两个缓冲块的弹性调整,可以满足装配者对于假脚的需求。

（2）单轴脚的缺点:使用材料多为橡胶部件,易磨损,磨损后需要及时维修或调整,否则对装配者的步态会有很大影响。虽然可以进行较大的趾屈和背屈运动,但是对于不平坦路面不能给予内、外翻和内、外旋来补偿其他方向的受力。相对于静踝假脚外观较差并较重。此类脚板适合活动量较小,需要较强稳定性的患者。

2. 静踝软跟假脚　静踝软跟假脚作为在假肢界风靡一时的 SACH(solid ankle cushion heel)脚(图 10-1-4)的另一个名字,广泛地在下肢假肢中使用。它最早出现于 20 世纪 50 年代中期,很快被广大装配者接受。SACH 脚只是利用螺栓把假肢的小腿部分和脚固定在一起,所以踝关节部分是不能活动的。假脚内有一块木芯,外部用聚氨酯(PU)橡胶包裹,制成与正常人脚相似的形状,后跟有一个楔形的弹性软垫。

（1）静踝假脚优点:在行走时,跖屈和背伸动作均依靠弹性十足的软垫完成,而且因外部材料为橡胶,假脚整体都具有一定的弹性,SACH 脚也能做到轻微的内、外翻和水平旋转。SACH 脚结构简单,重量轻、维修较少、外观美、能耗少,它甚至可以做到像真的脚一样,在脚和脚踝之间没有缝隙。工厂大批量的生产降低成本,所以 SACH 脚的价格很便宜。

（2）静踝假脚缺点:聚氨酯橡胶虽然耐磨、耐腐蚀,但是容易老化,在跖趾关节附近容易断裂;相对于单轴脚来说,静踝假脚不能调整脚的跖屈和背屈角度,在更换不同有效跟高的

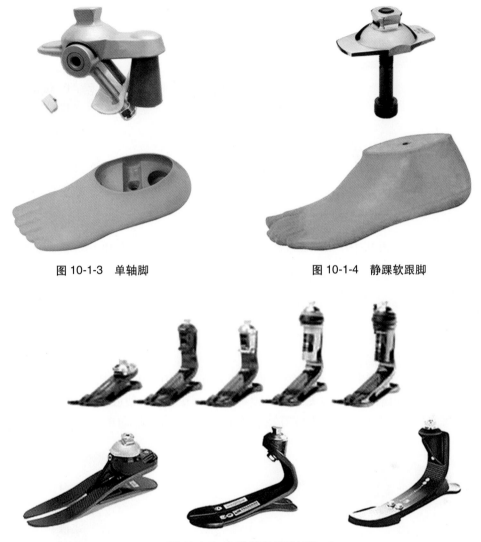

图 10-1-3　单轴脚　　　　　　　　　　图 10-1-4　静踝软跟脚

图 10-1-5　各种静踝储能假脚

鞋子后,需要调整假肢的原有立线,否则无法正常行走;SACH 脚适用于活动量中等,对功能要求不高的除足部和赛姆截肢以外的所有下肢截肢患者。

3. 储能假脚　储能假脚是为了适应截肢患者的功能需要,假脚的储能性来源于有弹性的材料和结构,它就和弹簧一样,在跟着地时储存能量,在蹬离时释放能量,为人体重心的向前移动提供助力,代偿失去的腿部肌肉功能。当然,现阶段储能假脚的材料均被碳纤维材料代替。碳纤维相比于尼龙材料具有更好的弹性和强度(图 10-1-5)。储能假脚具有良好的减震和储能功能,可以大大降低行走过程中的能量消耗,适用于追求行走舒适性,且活动量中等的患者。

4. 其他功能假脚　除以上几种假脚外,还有一些专门针对特殊需求设计的脚板,如适用于赛姆截肢的专用假脚(图 10-1-6),应用于体育竞技的运动型假脚

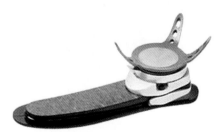

图 10-1-6　赛姆截肢的专用假脚

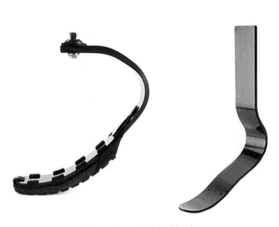

图 10-1-7 运动型假脚

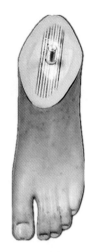

图 10-1-8 防水防滑假脚

（图 10-1-7），也有在洗浴时使用的防水防滑假脚（图 10-1-8）。

三、假肢膝关节

（一）假肢膝关节的结构与分类

1. 按转动轴数量分类

（1）单轴膝关节：拥有一个转动轴心的机械关节（图 10-1-9），包括带锁单轴膝关节、承重自锁膝关节和自由活动单轴膝关节。带锁单轴膝关节适用于残肢控制力差或老年患者；承重自锁膝关节适用于残肢控制力较好或者中青年患者；自由活动单轴膝关节适用于残肢

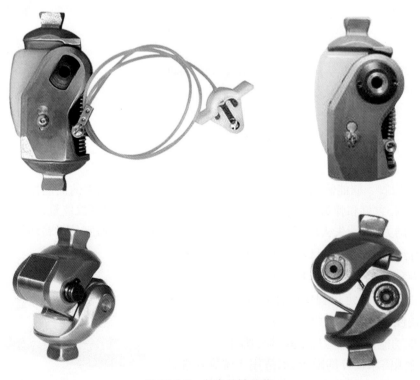

图 10-1-9 各类单轴关节

控制力极好且期望假肢灵活度较高的患者。

（2）多轴膝关节（图10-1-10）：是拥有多个轴心相互作用的机械膝关节，其中多为四连杆、五连杆和七连杆膝关节。其特点是利用多轴的几何结构达到良好的静态稳定性，在摆动末期关节伸展后进入支撑期，患者不需额外的控制力保持关节的稳定，但也因为其多轴几何结构的特点——将整个关节的矢状面轴心升高贴近人体重心，所以此类关节的稳定性大于灵活性。多轴膝关节适用于残肢控制力较弱或中等，希望增强关节稳定性的患者。

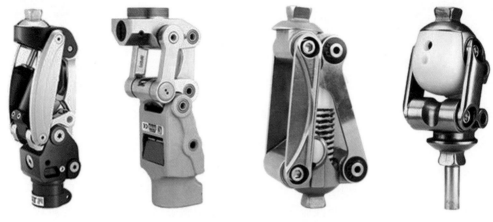

图 10-1-10　各类多轴膝关节

2. 按摆动期的控制分类

（1）机械控制膝关节：此类关节结构简单，价格低廉，但功能不高，行走过程中步态效果与正常步态存在较大差异，适合于经济承受能力差，对功能和步态效果要求不高的患者。

1）伸展辅助装置：这是一个在摆动前期控制膝关节屈曲，摆动后期辅助膝关节伸展的装置，一般采用弹簧或橡胶垫为储能原件膝关节后侧的弹簧装置（图10-1-11）。

2）定摩擦膝关节：在单轴膝关节外侧安装制动部件围绕前半部分膝关节，并用螺丝固定，这种结构在制动部件转动时产生摩擦力。在摆动初期到摆动后期都产生摩擦力作用于膝关节。这种膝关节结构简单、持久性强，价格较为便宜。但是在摆动期不一定能得到理想的控制，在不平坦的路面行走时消耗量大，趾蹬离期时屈膝困难（图10-1-12）。

3）可变摩擦膝关节：这是在定摩擦的基础上再加上间歇摩擦结构的膝关节。即再加一定摩擦力的同时，根据膝关节屈曲角度位置还可以改变摩擦力，来控制摆动前期抬踵过高和摆动后期时的减速（图10-1-13）。

（2）气压控制膝关节：此关节采用了气压装置，采用活塞将气缸分为上、下两个腔，汽缸内的空气通过一侧通道向另一个腔流动。在侧通道上设置调节气阀可以调整屈伸阻尼。当活塞快速运动时，反作用力也在加大。这样在步速加快时，可以获得相应的阻力（图10-1-14）。相对于机械控制膝关节，气压膝关节在摆动期的表现较为柔和自然，更接近正常步态，适合对功能和步态效果有一定要求，经济承受能力适中的患者，是目前使用较多的膝关节。

（3）液压控制膝关节：此关节采用了液压装置。液压装置和气压装置结构基本相同，但是压缩介质由气体改为液体，由于液体较气体难于压缩，因而在不同步速下行走时，液压膝关节的步速跟随性较好，同时部分液压控制膝关节的液压缸在支撑期也会发挥作用，可以完

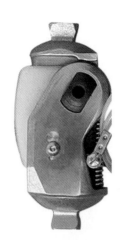
图 10-1-11　伸展辅助装置

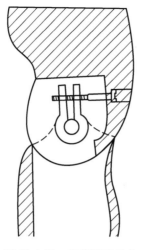
图 10-1-12　定摩擦膝关节

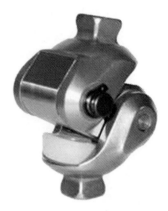
图 10-1-13　可变摩擦膝关节

成交替下楼梯和自然下斜坡等动作。此类膝关节适用于对功能要求较高的患者（图 10-1-15）。

（4）智能控制膝关节：利用微型计算机控制的膝关节。其内部的多个压力传感器和加速度传感器可以实时分析和判断假肢所处的位置、运动状态、处于步态周期的阶段等，根据分析结果及时自动调节假肢状态，以达到自然行走步态的需求，是假肢膝关节灵活性与稳定性并存的典范。由于在行走过程中，患者无需担心假肢的安全性，所以可以将更多的注意力转移到其他方面，最大限度减少了体能的消耗（图 10-1-16）。

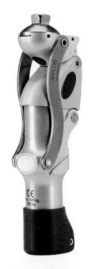
图 10-1-14　气压控制膝关节

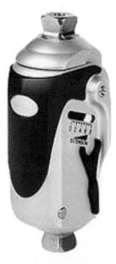
图 10-1-15　液压控制膝关节

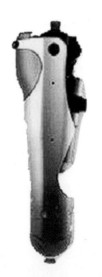
图 10-1-16　智能控制膝关节

3. 膝离断假肢膝关节　膝离断假肢膝关节是一种有特殊需求的膝关节，它首先要满足的就是装配假肢后，减少患侧大腿与健侧大腿之间的长度差。膝离断截肢保留了完整的股骨，坐位时患侧大腿长度与健侧大腿长度差距较小，安装普通膝关节会造成患侧大腿比健侧长，所以利用 L 型板连接组合成的多轴膝关节就是膝离断假肢膝关节（图 10-1-17）。

（二）假肢膝关节的代偿功能

1. 支撑期的制动承重 在步态周期中的摆动末期到支撑前期,膝关节由屈曲状态变成伸展状态,并在跟着地时,制动或锁住膝关节,更好地支撑身体的重力,以便稳定过渡到支撑中期。在下肢假肢中假肢膝关节正是代偿此功能,在支撑前期制动锁住膝关节的变化,更好地支撑身体。

2. 坐位和摆动期的屈伸活动 在坐位时,需要代偿膝关节的屈曲,更接近正常人的样子。在摆动期,代偿股四头肌的功能,使关节跟随装配者的节奏自然地由屈曲过渡到伸展。

四、髋关节

（一）结构

1. 假肢髋关节矢状面轴心位置 假肢髋关节矢状面轴心位置决定着整个假肢重心的走向,影响着假肢膝关节的位置,从而影响着整个假肢在步态行走中的功能应用。弱轴心位置偏前会导致大腿部分略短于健侧,反之会略长于健侧。

由于肌肉软组织的包裹,机械轴心(假肢髋关节矢状面轴心)多在生理轴心(生理髋关节矢状面轴心)的下方。为了保证大腿部分在坐位状态下可以等长,那么就要求机械轴心应在生理轴心前斜下方45°的位置上(图 10-1-18)。

2. 髋关节连接板 连接假肢髋关节到接受腔上的假肢部件均为带角度的连接板,有45°的连接板和60°的连接板。

3. 各类假肢髋关节 髋关节大多数为单转动轴心的髋关节,有锁定式髋关节(图 10-1-19D)和非锁定式髋关节,锁定式髋关节在步态行走中提供稳定的支撑,依靠膝关节的摆动完成坐下和行走的动作,但是对于路面不平坦的地方适应性较差,行走更费力。非锁定式多数带有助伸功能,较为简单的为普通机械关节附加弹性较好的皮筋完成摆动期控制(图 10-1-19C),还有利用液压控制(图 10-1-19A、B)或者可变摩擦装置实现对于摆动期的控制。在行走过程中较为自然,应对不平坦路面时较为稳定,行走更省力,但是前期使用时易摔倒(图 10-1-19)。

（二）假肢髋关节的功能

1. 支撑期的制动承重 在步态周期中的摆动末期到支撑前期,髋关节屈曲角度逐渐减少,并在支撑中期,制动或锁住髋关节,更好地承受身体的重力,过渡到支撑后期。

2. 坐位和摆动期的屈伸活动 在坐位时,需要代偿髋关节的屈曲,更接近正常人的样子。在摆动期,代偿屈髋肌群的功能,使髋关节跟随患者的步行节奏自然地由屈曲过渡到伸展。

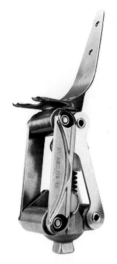

图 10-1-17 膝离断假肢膝关节

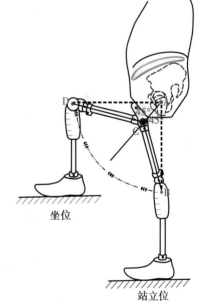

坐位

站立位

图 10-1-18 假肢髋关节矢状面对线图

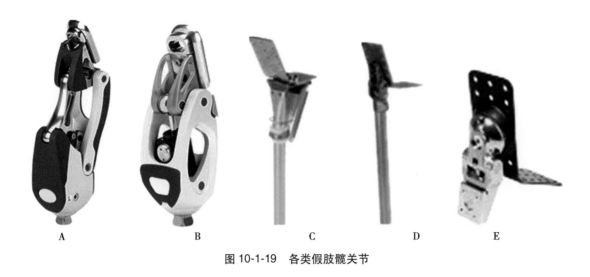

A　　　　　　B　　　　　　C　　　　　　D　　　　　　E

图 10-1-19　各类假肢髋关节

第二节　下肢假肢的选配

一、足部假肢的选配

（一）足部假肢的基本部件

1. 足部假肢接受腔　足部不同部位的截肢,包括足趾截肢、跖部截肢、跖跗关节离断或跗骨平面截肢的患者所装配的接受腔,没有统一的形式,所以实际制作时都是根据患者情况与技术人员的经验,制作各种形式的接受腔(图 10-2-1、图 10-2-2)。现在将足部截肢平面制

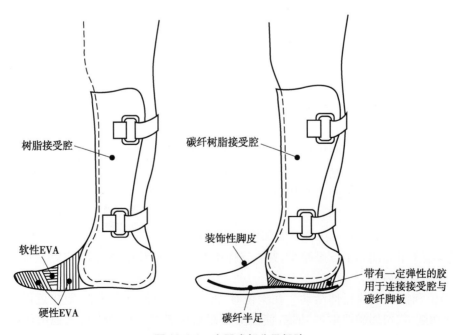

树脂接受腔

碳纤树脂接受腔

软性EVA

装饰性脚皮

带有一定弹性的胶
用于连接接受腔与
碳纤脚板

硬性EVA

碳纤半足

图 10-2-1　小腿式部分足假肢

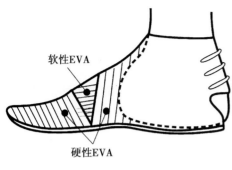

图 10-2-2 足套式部分足假肢

作的接受腔都称为足部截肢假肢接受腔。

2. 其他补偿部分 在足部伤残的残疾人中，也存在大量足部功能没有完全丧失可以自理完成行走的伤残者，为了弥补缺失的行走功能或者美化自身，美容脚趾等产品广泛应用。在传统工艺里面，我们用牛皮泡水，软化后做成脚趾的轮廓，利用软织物填充。目前我们用硅胶代替牛皮，软性泡沫代替软织物，让补偿的部分更加逼真。

（二）足部假肢各部件的功能特点

1. 口型特点 足部假肢接受腔根据足部截至平面的长短和患者残肢的条件，会设计适合患者的不同形式，如：

（1）踝足式（AFO 式），结构和功能与踝足矫形器基本相似，这种假肢可以减轻残肢远端的受力，适用于跖跗关节离断截肢或残肢远端骨突明显、皮肤状况不良、压痛敏感的患者。

（2）拖鞋式，必须要与鞋并用，踝关节活动不受限，适用于保留残肢长度较长的患者。

（3）支架式（小腿式）接近于赛姆截肢假肢接受腔的形状，适用于保留残肢长度较短的患者。

2. 承重方式 足部本身就承担着人体的支撑和运动，足部截肢后，承重的面积虽然减

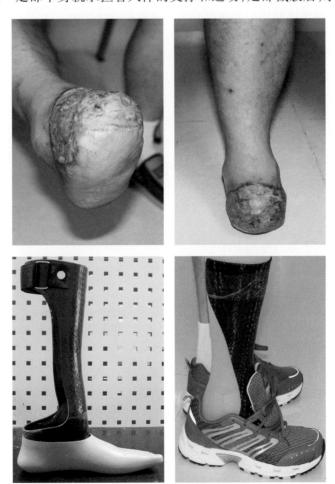

图 10-2-3 根据患者残肢进行选配

小,但承重的部位没有改变。

3. 悬吊机制　足部截肢后残肢形状各异,一般通过对残肢的整体包容、形状结构以及搭扣带的使用以起到悬吊作用。

4. 足部假肢各部件的选配　由于足部截肢的多样性和复杂性,可选的部件很少,主要使用碳纤维板改善行走功能,对于功能保留完整,且可以正常行走的,可用其他补偿部分代替(图10-2-3)。

二、踝离断(赛姆)假肢的选配

(一) 踝离断(赛姆)假肢的基本部件

1. 踝离断(赛姆)假肢接受腔　主要用于赛姆截肢术后制作的接受腔。因其截肢后的平面处于踝关节中部的范围,又称踝关节离断假肢接受腔。

赛姆截肢(Syme amputation)(图10-2-4),是经胫腓骨远端踝上截肢,将内外踝的基底部关节面截去并进行圆滑处理,再将跖侧足跟皮瓣覆盖在残端上。经过这种截肢术后的残肢,胫腓骨内外踝部分相对近端的自然膨大,会呈现或大或小球根状残端外形。因其残端这一特殊的形状特点,可以作为接受腔悬吊的有利因素。

皮罗果夫截肢术(图10-2-5)的截骨高度也在赛姆截肢术在踝关节的截肢高度范围内,所以将皮罗果夫截肢术残肢装配的接受腔也为赛姆假肢接受腔。

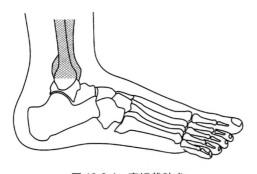

图 10-2-4　赛姆截肢术

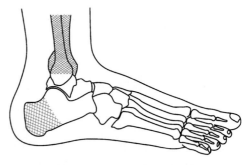

图 10-2-5　皮罗果夫截肢术

赛姆假肢接受腔上缘口型与PTB接受腔的口型类似,可以依靠髌韧带、胫骨踝与残端底部承重。残端特殊类似于球形的形状,可以达到很好的悬吊作用,所以不需要PTB接受腔膝上"8"字型或是弧形窄环皮带来悬吊。接受腔后壁的高度也可以适当降低,增大膝关节的屈曲角度。这种假肢实际上可看作一种特殊的踝部截肢小腿假肢(图10-2-6)。

2. 踝离断(赛姆)假肢假脚　由于残肢长度的关系,赛姆假肢用的假脚一般都是高度较低的。赛姆用假脚需要前足具有稳定的支撑性、后跟具有适度的柔软和侧向可以进行适当形变。

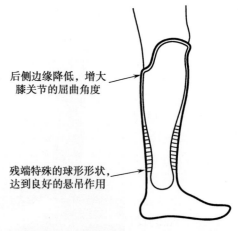

后侧边缘降低,增大膝关节的屈曲角度

残端特殊的球形形状,达到良好的悬吊作用

图 10-2-6　赛姆假肢接受腔的受力悬吊方式

（二） 踝离断（赛姆）假肢各部件的功能特点

1. 踝离断(赛姆)假肢接受腔

（1） 口型特点：为了达到穿脱方便、有效悬吊、改善外观的目的，赛姆假肢接受腔的形式不断演变，主要有以下几种开口方式（图10-2-7）。

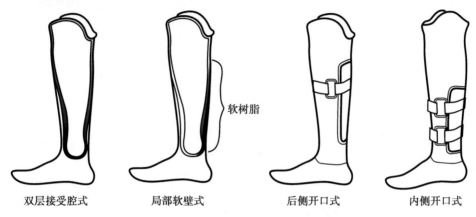

软树脂

双层接受腔式　　　局部软壁式　　　后侧开口式　　　内侧开口式

图 10-2-7　赛姆假肢接受腔的几种形式

　　1） 双层接受腔式赛姆假肢：内接受腔是用软质材料制作的残肢套，抽真空成型后需将其外面凹陷处补平，再抽真空层积制作外层接受腔。假肢强度好，但外形显得过于粗壮。

　　2） 局部软壁式赛姆假肢：在踝部上后侧的接受腔壁用软树脂成型，带有弹性，不用开窗口，使假肢的外形有所改观。

　　3） 后侧开口式赛姆假肢：树脂材料制作接受腔，后面开窗口。

　　4） 内侧开口式赛姆假肢：材料同上，但窗口开在内侧。

　　（2） 承重方式：虽然接受腔口型与PTB类似，但却不用依靠髌韧带来主要承重，它的承重方式与膝离断接受腔的承重方式类似，主要一部分都是利用残端底部直接承重，髌韧带、胫骨两侧与腘窝后侧肌群也都分担一部分体重。

　　（3） 悬吊机制：通过残端胫腓骨内外踝部分相对近端的自然膨大，形成特有的球形来达到悬吊作用。

　　2. 踝离断(赛姆)假肢各部件的选配　先根据患者残肢长度的不同选择高度适宜的脚板，再根据患者残肢情况设计悬吊良好、穿脱方便和外形美观的接受腔。

三、小腿假肢的选配

（一） 小腿假肢的基本部件

　　（1） 小腿假肢接受腔：现代小腿假肢接受腔已取代传统式小腿下肢接受腔，相比以往传统小腿假肢接受腔来看，无论是从接受腔的材料、结构形式、穿戴方式、制作周期、口型，还是包容残肢的范围、力传递的方式都有很大的区别。按照接受腔的口型、悬吊方式及承重方式主要分为以下几种类型：

　　1） PTB(patellar tendon bearing)接受腔：根据其名称来理解，即髌韧带承重（图10-2-8）。PTB 接受腔的设计理念是划时代的产物。是在 1957 年，由加利福尼亚大学生物力学研究所的 Foort 和 Radcliffe 先生发明的。取代了之前传统式小腿下肢的制作方式，开始在全世界普及。

PTB 接受腔是所有功能性现代小腿假肢接受腔的先驱。取消了大面积的包裹的大腿皮围,释放了大腿的肌肉,使大腿的肌肉不再受挤压,不会出现血液循环障碍,也大大减小了大腿肌肉萎缩的可能性。

PTB 接受腔是通过一条窄的"8"字型或是弧形窄环皮带固定在膝关节上方,并与接受腔相连,解决悬吊问题。其接受腔也是通过给残肢取阴型,并在修成的石膏阳型上用树脂或者板材抽真空成型得到的。能使残肢与接受腔的服帖性增加,得到自然的步态。

2)PTS(patellar tendon supracondylar)接受腔:也被称作 PTES(prosthese tibiale emboitage supracondylienne)接受腔(图 10-2-9)。根据名称理解为完全包住股骨髁部,就是所谓的"包髁式"接受腔。是于 1964 年,由法国南希康复研究所的 Pierquin 和 Fajal 所发明的。

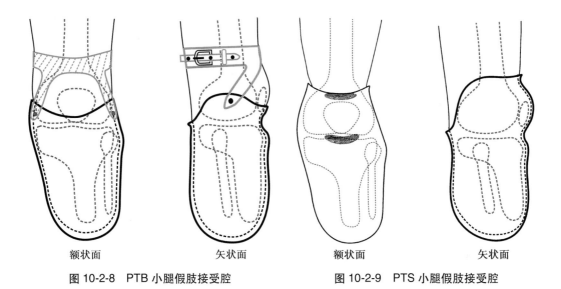

图 10-2-8 PTB 小腿假肢接受腔   图 10-2-9 PTS 小腿假肢接受腔

与 PTB 的受力方式相同,区别在于它取代了膝上环带的悬吊原理,将接受腔的覆盖面扩大到两侧股骨上髁及髌骨上部。从而形成了自身悬吊功能;利用接受腔上缘一直包到髌骨上方,使残肢与接受腔广泛接触,保证了后方的稳定性,防止了膝关节的过伸。

PTS 接受腔的口型特点:包覆到髌骨上方、悬吊性能增加、与残肢的稳定性也增加。使较长残肢穿脱费力,故 PTS 接受腔普遍适用于短残肢。

3)KBM(Kondylen Bettung Münster)接受腔:楔子式髌韧带承重小腿假肢,其接受腔前壁止于髌骨下缘,两侧呈翼状突起,延伸到股骨内外侧髁上缘,在内上壁设有一个可拆卸的符合股骨内侧髁形状的楔形板,当残肢穿进接受腔后,再插入楔形板,而起到悬吊固定作用(图 10-2-10)。

其悬吊机制较 PTS 又有所区别。接受腔的上缘将股骨的内外侧髁包住,成为夹住股骨髁的形状。防止了残肢与接受腔的活塞运动。但没有包住髌骨,将髌骨完全释放。这种悬吊方式,现在国际上通常定义为"髁上包容"。

KBM 接受腔不用像 PTB 式采用膝上环带悬吊,也不像 PTS 那样从前面包裹住髌骨,所以在膝关节屈曲时,即能保证残肢与接受腔的稳定性,减少活塞运动;而且接受腔的上缘不会特别突出,掩在裤子里面也不会特别明显。

4)PTK(prosthese tibiale kegel)接受腔:是在 20 世纪 70 年代末,由 PTB、PTS、KBM 接受

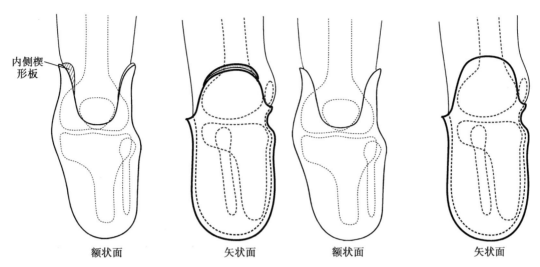

内侧楔形板

| 额状面 | 矢状面 | 额状面 | 矢状面 |

图 10-2-10　KBM 小腿假肢接受腔　　　　　图 10-2-11　PTK 小腿假肢接受腔

腔形式的基础上演变出的综合形式(图 10-2-11)。

PTK 接受腔的形式类同 KBM,由于材料的革新,PTK 接受腔弹性更好,所以包容内侧髁的部分不再做成楔子,直接通过两侧髁部的弹性变形解决穿脱问题。这种小腿假肢承重合理、悬吊力强、活塞作用小、穿脱方便,能适用于各部位小腿截肢(包括残肢过短)的患者。也是我国目前小腿假肢装配中使用最广泛的接受腔。

5)TSB(total surface bearing)接受腔:为现代提倡的概念式接受腔。理解为"全接触式"接受腔。不同于上述几种接受腔残肢的受力形式,TSB 主要减小髌韧带的受力程度,将压力平均分布于整个残肢。实现残肢"全接触",可以减小残肢出现水肿倾向;保证了患者穿上后残端有触地的感觉;改善残端的血液循环,适合残肢末端软组织覆盖良好、无瘢痕、压痛不敏感的患者。

(2)其他功能部件:现在的小腿假肢存在两种连接方式:发泡连接和四棱台连接。发泡连接应用的是发泡连接座(图 10-2-12)连接假肢踝关节和假脚,连接件则是用带有四棱台的金属部件,我们简称为四棱台(图 10-2-13)

1)发泡连接:发泡连接就是利用发泡剂和发泡连接座的粘连完成假肢的组装,多用于残肢过短或过长的患者和硅胶套小腿假肢的装配工作,发泡连接需要多次适配确定最终力线角度,在粘连后做大角度修改较为烦琐。

2)四棱台连接:把金属部件抽到接受腔下方,用四棱台和管接头连接假肢踝关节和假

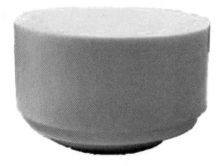

图 10-2-12　发泡连接座

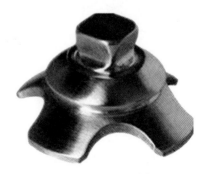

图 10-2-13　四棱台

脚,适用于残肢长度适中的患者,整体力线角度可调较大。相对于发泡连接是一种较为方便、快捷的小腿连接方式。

（二） 小腿假肢的选配

1. 小腿假肢接受腔的功能特点

（1） PTB(patellar tendon bearing)接受腔:PTB 接受腔的口型没有悬吊功能,所以口型边缘的高度都比较低(图 10-2-14),其中:

1） 口型特点

a. 前侧:边缘线在髌韧带上 40mm 处,没有将髌骨完全包覆在内。与后侧的腘窝平面是相互平行的。

b. 后侧:一般对应髌韧带的高度。后侧开口的宽度基本上与膝同宽,保证膝关节能屈曲。因内外侧分别有内外侧屈肌的肌腱通道,所以开口形状不能妨碍屈肌肌腱的功能,设计为中间比两侧高,外侧比内侧高。从后侧额状面看过去,形状类似于不规则的"W"。

c. 内外侧:内外两侧高度是一致的,在两侧股骨髁的下缘,略微比前侧高出 10mm 左右,呈半月弧形,分别与前侧和后侧边缘线相连。

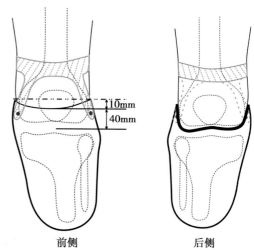

图 10-2-14　PTB 接受腔口型边缘关系

2） 承重部位:随着人们对生物力学的认识和假肢接受腔技术工艺的不断发展,PTB 接受腔最先引入了利用髌韧带承重的理念,强调主要的承重部位是残肢的髌韧带,而不再是传统接受腔中利用大腿部分承重。除髌韧带承担主要的力以外,原则上来说,除去残肢上对压力敏感的骨突点外,可承受压力的部位都可适当承重(图 10-2-15)。

3） 悬吊机制:是通过一条窄的"8"字型或是弧形窄环皮带固定在膝关节上方,并与接受腔相连,解决悬吊问题。它较传统的小腿假肢接受腔的大腿皮围小巧舒适得多,可是仍然会影响血液循环。

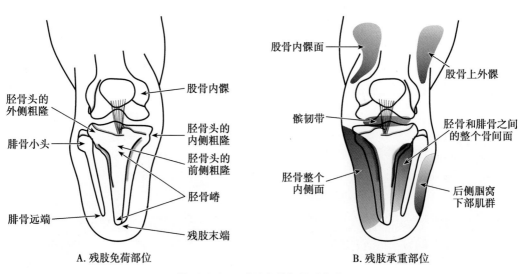

图 10-2-15　残肢免荷与承重部位

4）优点:这里介绍的优点主要是相对于传统式接受腔的,主要不会因为大腿围包裹引起大腿部肌肉的收缩和末梢部循环障碍;残肢与接受腔的适配度较高,大大减少了活塞运动。

5）缺点:相对于之后的 PTS、KBM、PTK 等小腿假肢接受腔来说,没有自身的悬吊机制,还是要通过膝上部环形皮带来悬吊。

（2）PTS 接受腔

1）口型特点:PTS 接受腔取代了 PTB 的膝上环带悬吊方式,口型边缘覆盖到两侧股骨上髁以及髌骨上部,所以整体边缘高度比 PTB 要高（图 10-2-16）。

a. 前侧:将整个髌骨都包覆在内,并向内挤压包住股四头肌部位。

b. 后侧:形状和宽度与 PTB 一样,但在后侧中部高度上的确定则为不影响膝关节屈曲的前提下,越高越好。

c. 内外侧:内外两侧的上缘位于股骨髁上部,并向内压迫包住股骨内外侧髁,形状与膝关节内外侧形状是一致的。

2）承重部位:PTS 的承重部位与 PTB 大致相同,不同的是增加了对髌骨上方股四头肌部位的压力,这一压力的增加连同接受腔的后壁相互作用,可以防止膝关节的过伸（图 10-2-17）。

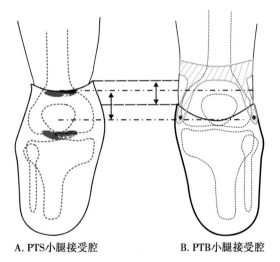
A. PTS小腿接受腔　　　B. PTB小腿接受腔

图 10-2-16　PTS 小腿接受腔与 PTB 小腿接受腔口型边缘高度比较

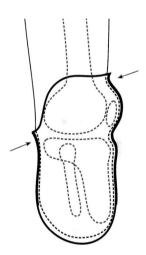

图 10-2-17　PTS 接受腔防止膝过伸原理

3）悬吊机制:接受腔包裹住髌骨及两侧股骨内外侧髁上缘,利用髌骨和股骨内外侧髁的解剖形状悬吊假肢,取消了 PTB 的膝上环带悬吊,避免了血液循环的障碍。因接受腔包覆的上缘较高,扩大了负重的面积,增加了稳定性。故适合于膝关节松弛和短残肢的患者。

4）优点:接受腔前缘在髌骨上部施加的压力与接受腔后壁相互作用,防止膝关节的过伸,减少了活塞运动;接受腔包到股骨髁部,让残肢与接受腔的接触面积增大,保证了侧方的稳定性;不需要借助 PTB 的膝上环带,利用髌骨及两侧股骨髁的解剖形状来达到自身悬吊功能。

5）缺点:因其口型包容范围较大,减少活塞运动,增加了残肢的稳定性,所以,长残肢的穿脱非常不便,临床实际装配中长残肢不会考虑制作该接受腔;髌骨上缘的翻边容易在患者起立时夹住裤腿,美观程度减弱。

（3）KBM 接受腔

1）口型特点:KBM 接受腔保留了 PTS 髁上悬吊的机制,但在口型的形状与 PTS 又有很大差别,其中:

a. 前侧:边缘线处于髌骨下缘,完全将髌骨释放开。

b. 后侧:边缘线的走向形状及高度位置与 PTB 的后侧开口类似。

c. 内外侧:内外两侧壁呈翼状高起,延伸到股骨内外侧髁上缘,边缘线高度与 PTS 一致,但有所不同的是,该接受腔内上壁有一可拆卸的楔形板（图 10-2-18）,扣住内侧髁。

2）承重部位:与 PTB 的承重部位相同。

3）悬吊机制:内上壁设有可拆卸的符合内侧髁解剖学形状的楔形板,使两侧壁像钳子一样夹住股骨内外侧髁而起到悬吊的作用。

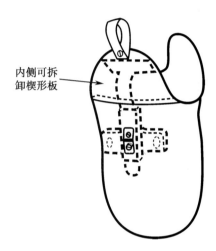

内侧可拆卸楔形板

优点:接受腔有着与股骨内外侧髁形状吻合的两翼,所以形成了接受腔自身的悬吊机制;因接受腔两翼包到股骨两侧髁上,防止了膝关节的侧方摆动,所以它的侧向稳定性较好;减少对髌骨的包容,膝关节的屈伸自如;减少活塞运动;外观上比 PTB、PTS 要好,掩在裤子里不容易被发现。

4）缺点:接受腔的自身悬吊机制,对股骨两侧髁的压力较大,长时间坐位时,内外侧髁部有不舒服的压迫感;减少了对髌骨的包容,对膝关节过伸的控制较差。

图 10-2-18　KBM 接受腔内侧可拆卸楔形板

（4）PTK 接受腔

1）口型特点:PTK 的口型边缘形状从外观上来看类似于 KBM。

a. 前侧:边缘位于髌骨下方,轮廓符合髌骨的形状,从额状面来看,类似于 U 型。

b. 后侧:形状和宽度与 PTB、KBM 一样,同前侧髌韧带压力面平行。

c. 内外侧:内外两侧的上缘位于股骨髁上部,并向内压迫包住股骨内外侧髁,形状与膝关节内外侧形状是一致的。不同于 KBM 的是,PTK 接受腔没有可拆卸的楔形板,而是通过接受腔内外侧壁的弹性夹持,特别是内侧壁在内侧股骨上髁的压力增大,来实现接受腔的悬吊。

2）承重部位:PTK 的承重部位与 PTB、KBM 相同。

3）悬吊机制:悬吊机制与 KBM 相同,但悬吊的方法不同。内上壁不再设有可拆卸的楔形板,而是利用内外侧髁弹性包住髁部形成的"耳"状结构实现悬吊的。

4）优点:无论是悬吊机制还是承重方式都更加符合小腿的生理解剖结构,所以残肢与接受腔之间的活塞运动小;接受腔本身的两个"耳"状结构具有一定弹性,不但方便假肢的穿脱而且也实现了很好的悬吊;外观美观,也适用于各部位小腿截肢（包括残肢过短）的患者。是我国目前小腿假肢装配中使用最广泛的接受腔。

（5）TSB 接受腔

1）口型特点:TSB 体现在受力方式上的不同,其口型边缘形状从外观上来看说与 PTK 无差异。

2）承重部位:TSB 要求的是残肢与接受腔实现全面接触。减小髌韧带的受力程度,将压力平均分布于整个残肢,扩大承重面积。

3）悬吊机制:减小了对两侧髁上的压力,采用了全面承重方式,大大增加了残肢与接受腔之间的摩擦力,提高了悬吊的性能。

4）优点:促进了残肢的血液循环,避免皮肤变色和过度角化;减轻、改善幻肢痛;将力量分配到整个残肢表面,避免局部压力过大的情况发生。

2. 其他部件的选配 根据患者残肢的长短或是否使用带锁的硅胶套来确定连接方式,较长的和较短的残肢以及普通带锁硅胶套可选用发泡材料做连接,适中的残肢长度采用连接件的方式连接。根据患者的需求选择脚板,一般情况下静踝、动踝假脚都能满足基本生活需求,有运动需求的患者(如跑步、登山等),可选用储能假脚系列。

四、膝离断假肢的选配

（一）膝离断假肢的基本部件

膝离断假肢接受腔:一般膝离断截肢后无特殊情况,残端是可以完全承重的。所以,膝部假肢接受腔主要是利用残端底面承重,再借助对残肢软组织的压缩分担一部分重力。所以膝离断接受腔不需要坐骨位,也不需要股三角区域的前侧压垫。而主要的悬吊也是通过两侧股骨髁上大面积地对软组织进行压缩、摩擦力和肌肉主动收缩产生一个向接受腔四周膨胀的力来达到的(图10-2-19)。

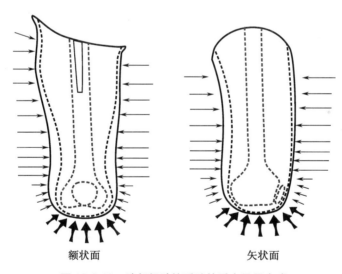

额状面   矢状面

图 10-2-19 膝部假肢接受腔的受力悬吊方式

（二）膝离断假肢的选配

1. 膝离断假肢各部件的功能特点 膝离断假肢接受腔:①口型特点:口型处没有承重及悬吊机制,因残肢的杠杆壁比较长,故控制残肢内外侧稳定性较强,所以接受腔的边缘高度整体都在坐骨结节水平高度的下方。其中内侧边缘在会阴水平高度下 20～25mm,外侧边缘在大转子水平高度以下 20～25mm。前后两侧将内外侧缘圆滑过渡,形成膝部假肢接受腔的口型圈(图10-2-24)。这里要提到的是,膝部假肢接受腔的口型基本类似于圆形,所以为了方便接受腔内层的软内衬套与外层硬树脂接受腔的定位,同时也防止两层之间的旋转。通常在内侧软衬套的前侧中央从上缘往下黏一块宽约8mm、长约12mm的楔形泡沫板。②承重方式：残端为主要的承重部位，其次靠两侧髁上大面积的软组织压迫，也分担一部分体重。③悬吊机制：利用了两侧股骨髁的骨性形状，在两侧股骨髁上方软组织进行大面积的压缩；肌肉的主动收缩对接受腔产生四周的膨胀力；残肢表面与接受腔内壁的摩擦力。

2. 其他部件的选配　根据患者体重、生活环境和活动量的要求选择脚板，一般的静踝、动踝假脚都能满足基本生活需求，需要运动等级较高可选用储能假脚系列，在选择膝关节时，应选择机械轴位置接近生理轴的关节。

五、大腿假肢的选配

（一）大腿假肢的基本部件

大腿假肢接受腔

（1）坐骨平台承重接受腔：通过对髋、大腿部位的解剖结构分析结合生物力学原理设计出的接受腔。这种接受腔的设计为前后（A-P）径短、内外（M-L）径长，也被称作"四边形""梨形"等（图10-2-20）。通过接受腔口型圈后侧的坐骨平台对残端的坐骨结节进行支撑。主要承受体重的力量集中在坐骨结节上。在行走过程中，为了保证坐骨结节处在接受腔的坐骨平台面上。其结构上分为四个部分对残肢进行包容和支撑。

坐骨平台承重接受腔穿戴时间长后会引起坐骨结节部位压痛、皮肤磨破、突出的坐骨平台边缘也会随着迈步和坐位后与裤子增加摩擦，导致裤子在该部位的破损率增加，因此此类接受腔已逐渐被坐骨包容接受腔所取代。

（2）坐骨包容接受腔：CAT-CAM（contoured abducted trochanter-controlled alignment method）接受腔称为坐骨包容接受腔（ischial containment socket），又称为纵向椭圆接受腔。坐骨平台承重接受腔在横向力作用下发生内外方向的移动，因此设计了前后径大于内外径的纵向椭圆接受腔（图10-2-21、图10-2-22）。它是从背侧和内侧来包容和支撑坐骨，坐骨内侧面与大粗隆下部同时承重，通过股骨内收和适当压迫残肢软组织并将其包容在接受腔内，增加了软组织（臀肌）和股骨的承重分量，也是最早的纵向椭圆接受腔。

（二）大腿假肢的选配

1. 大腿假肢接受腔的功能特点

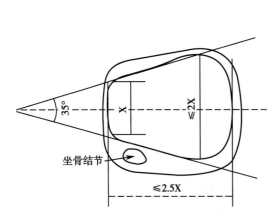

图 10-2-20　坐骨平台承重受腔的口型形状

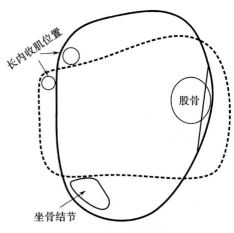

图 10-2-21　坐骨包容接受腔与坐骨平台承重接受腔口型俯视图 1

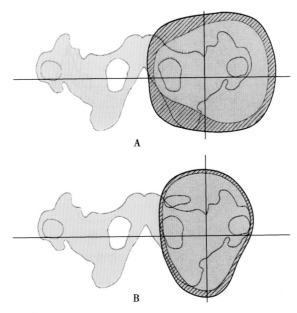

图 10-2-22　坐骨包容接受腔与坐骨平台承重接受腔口型俯视图 2

（1）坐骨平台承重接受腔

1）口型特点：口型边的高度基准是坐骨的高度位置，形状分成前、后、内、外四个面。具体四个面的形状如下（图 10-2-23）：

a. 前侧：前侧边缘外侧连接部分较高，内侧连接部分较低。平均高度高于坐骨高度位置 25mm。前内侧 1/3 的区域为股三角部位，前外侧 2/3 的区域为控制髋关节屈曲和外旋作用的肌群（主要为缝匠肌、股直肌、阔筋膜张肌）。

b. 内侧：为避免压迫到耻骨，内侧最上缘的高度要低于坐骨高度位置 10mm；整体长度为坐骨结节中央到长收肌肌腱的长度；方向要与行进方向平行。

c. 外侧：外侧主要使残肢保持在内收位，还有使髋关节外展肌肌力最大限度被利用，以此保证骨盆的稳定。最上缘的高度要高出坐骨高度位置 50mm，如果是短残肢，应适当增加外侧高度，以增加接受腔的内外侧稳定性。

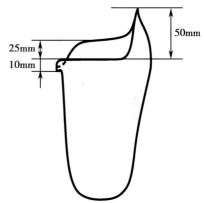

图 10-2-23　坐骨平台承重接受腔口型边缘尺寸关系

d. 后侧：在坐骨高度的位置上，使骨盆呈水平位置；坐骨承载面的扩展面在外侧部位较小，而向内侧逐渐加大；充分包容大腿后侧肌群的肌腹。

2）承重部位：对接受腔的前面股三角区域施加压力，以保证坐骨坐在接受腔的坐骨平台上，坐骨和臀大肌起主要的承重作用。

3）悬吊机制：通过接受腔内壁对残肢软组织加以适当的压力，使接受腔内壁与残肢皮肤之间产生摩擦力，加上接受腔的密封性，起到残肢与接受腔的吸附作用。

（2）坐骨包容接受腔

1）IRC（ischial-ramal containment socket）：IRC 的口型特点：与横椭圆接受腔最大的差别就

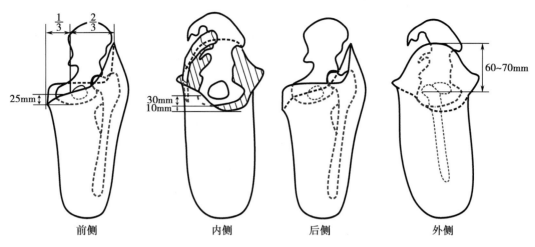

图 10-2-24　IRC 接受腔口型圈形状特点

是 M-L 径小、A-P 径大。所以口型无论是形状还是高度都与横椭圆接受腔有所差异(图 10-2-24)。

　　a. 前侧:前侧内低外高,与横椭圆接受腔的形状基本相似。在坐位时,内外侧边缘应避免压迫耻骨和髂前上棘。前侧可以使坐骨保持在舒适的包容部位。

　　b. 内侧:从外观上来看,呈 V 形。其主要功能为包容坐骨和坐骨支,减轻对长收肌、耻骨下支的负担;同时包容内部组织,防止内收肌卷起。

　　c. 外侧:最上缘的高度通常位于大转子上 50mm,与内侧相互作用可提高侧向稳定性,还可以使股骨保持在内收位。

　　d. 后侧:后侧上缘与地面平行,分别与内外两侧连接。防止坐骨向后方滑动,保持边缘部位的内收、外展角度。

　　承重部位:不再单独依靠坐骨和臀大肌来支撑体重,减小了对股三角区域的压力,将压力均匀分布在整个残肢表面,实现残肢的全面接触承重。

　　悬吊机制:一部分利用坐骨支向外侧的力与大转子上部及股骨下端向内施加的压力之和产生的坐骨支与大转子(大转子不能受压)的骨性悬吊(图 10-2-25);还有一部分是通过接

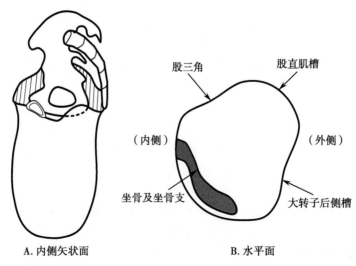

股三角　　　　　股直肌槽

(内侧)　　　　　(外侧)

坐骨及坐骨支　　　大转子后侧槽

A. 内侧矢状面　　　　B. 水平面

图 10-2-25　IRC 接受腔对骨的固定和回旋方向上稳定性示意图

受腔内壁与残肢皮肤之间的摩擦力,加上接受腔的密封性,起到残肢与接受腔的吸附作用。

2）MAS:MAS 接受腔的口型特点(图 10-2-26):

a. 前侧:前侧边缘降低至坐骨平面以下,走向类似于坐骨平台承重接受腔。可完全免压不受接受腔的约束,最大限度地屈曲髋关节,为患者提供了更大范围的运动度和舒适度。

b. 内侧:通过降低内侧的高度,避免压迫坐骨支,使腘绳肌包容在接受腔内,通过该肌的收缩来控制接受腔的稳定。接受腔的坐骨包容部分前移,以包容坐骨支。

c. 后侧:后侧的高度降低至臀线处,后壁的压力为臀部肌群提供了良好的支撑。臀部形状上更接近于健侧臀部的形状(图 10-2-27)。臀大肌得到了释放,改善了臀部的外观,患者可以十分舒适地坐下,残肢髋关节可以更自由地活动,步态也更自然。

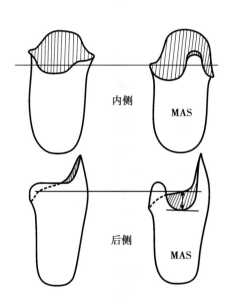

图 10-2-26 MAS 接受腔口型圈结构特点

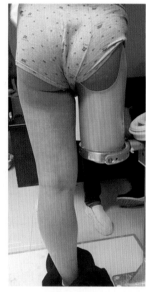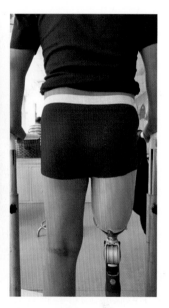

图 10-2-27 MAS 接受腔穿戴后臀部外观图

MAS 的承重部位和悬吊机制与 IRC 接受腔相同。

2. 其他部件的选配　根据患者体重、生活环境和活动量的要求选择脚板,一般的静踝、动踝假脚都能满足基本生活需求,需要运动等级较高,例如:跑步、登山等。膝关节的选择应考虑患者的经济承受能力、年龄、活动量、控制能力、功能需求、残肢长度及肌力等因素,不能单纯地选择单轴、多轴或液压、气压控制的关节,应该关注关节本身的特点是否与患者的需求匹配。

六、髋离断假肢的选配

(一)髋离断假肢的基本部件

髋离断假肢接受腔:加拿大式髋部假肢(Canadian type hip disarticulation prosthesis)接受腔主要是靠坐骨以及残肢软组织的包容和压缩来承受和传递重力。

截肢平面在股骨小转子近端的大腿截肢、髋关节离断、半骨盆切除、半体切除都可以为其制作加拿大式髋部假肢接受腔(图 10-2-28)。

(二)髋离断假肢的选配

1. 髋离断假肢各部件的功能特点　髋离断假肢接受腔:①口型特点:接受腔的开口部

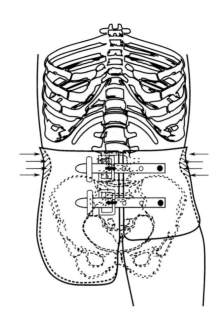

图 10-2-28 髋部假肢接受腔受力悬吊方式

设计在前侧,方便患者的穿脱;两侧高度在两侧髂嵴的上方与肋骨下方的区间内;前后侧的形状相同,分别与两侧边缘圆滑过渡。②承重方式:主要是靠坐骨来承重,残端底部为一大面积的承重平台。还有对软组织的适当包容与压缩,也可承受一部分体重。③悬吊机制:依靠对两侧髂嵴上缘软组织的压缩并符合髂嵴的解剖形状来达到悬吊的作用。

2. 其他部件的选配 在选配髋关节部件时,选择合适的连接方式,以保证髋关节位置的正确性尤为重要,在膝关节和假脚的选择上,我们建议多选配稳定性较好的关节和假脚,由于截肢部位较高,患者对于稳定性的需求也就逐渐变高。

(赵立伟)

第三节 下肢假肢的康复评定

下肢假肢装配之后,重要的环节是对假肢进行整体功能评价,包括假肢适配性检查、假肢步态分析以及截肢者穿戴假肢步行能力的分析。

一、下肢假肢的临床适配性检查

(一) 小腿假肢临床适配性检查

1. 小腿假肢接受腔适配性检查 站立位时询问截肢者残肢局部是否有压痛,如果有,必须调整。坐位时检查假肢接受腔边缘走向,接受腔边缘是否突出,影响外观,检查假肢接受腔后面两侧肌腱是否有压迫。脱下假肢接受腔,检查内衬套末端是否有全接触。脱下假肢内衬套,检查残肢表面受力情况。

2. 小腿假肢适配性检查 检查小腿假肢高度,站立时假脚是否全面着地,站立时截肢者身体是否向前后左右倾斜。

（二） 大腿假肢临床适配性检查

1. 大腿假肢接受腔适配性检查　站立位时询问截肢者接受腔是否局部过紧;检查接受腔边缘松紧情况,特别要检查内收肌腱处是否压力过大;让截肢者身体前倾,用手指检查坐骨的位置是否合适;对于吸着式假肢,取下排气阀门,检查残肢末端是否全接触。坐位时让截肢者弯腰,检查其弯腰双手触摸脚面时接受腔上缘是否顶住髂前上棘。

2. 大腿假肢适配性检查　检查大腿假肢高度是否合适,站立时假脚是否全面着地,站立时截肢者身体是否向前后左右倾斜,检查假肢大腿与小腿部分的比例与对侧是否协调。

（三） 赛姆假肢临床适配性检查

1. 赛姆假肢接受腔适配性检查　站立位时询问截肢者残肢局部是否有压痛;脱下假肢接受腔,检查内衬套末端负重情况;脱下假肢内衬套,检查残肢表面受力情况、残肢末端受力情况。

2. 赛姆假肢适配性检查　检查赛姆假肢高度,站立时假脚是否全面着地,站立时截肢者身体是否向前后左右倾斜。

（四） 膝离断假肢临床适配性检查

1. 膝离断假肢接受腔适配性检查　站立位时询问截肢者接受腔是否局部过紧;检查接受腔边缘松紧情况,检查接受腔前后内外侧的高度、边缘走向是否合理;让截肢侧抬起假肢,检查悬吊功能;脱下假肢接受腔,检查内衬套末端负重情况;脱下内衬套,检查残肢表面受力情况、残肢末端受力情况。

2. 膝离断假肢适配性检查　检查膝离断假肢高度是否合适,站立时假脚是否全面着地,站立时截肢者身体是否向前后左右倾斜,检查假肢大腿与小腿部分的比例与对侧是否协调。

（五） 髋离断假肢临床适配性检查

1. 髋离断假肢接受腔适配性检查　站立位时询问截肢者接受腔是否局部过紧,是否有压痛部位;检查接受腔上缘松紧情况;检查坐骨的位置是否合适;检查接受腔对截肢者阴部是否有压迫;检查假肢悬吊功能是否良好;坐位时检查大腿部分是否外旋,检查小腿部分是否倾斜;脱下接受腔,检查髂前上棘以及髂嵴处是否有压力过大的情况。

2. 髋离断假肢适配性检查　检查髋离断假肢高度是否合适,站立时假脚是否全面着地,站立时截肢者身体是否向前后左右倾斜,检查假肢大腿与小腿部分的比例与对侧是否协调。

二、下肢假肢的整体功能评定

安装下肢假肢的最终目的是为了步态美观、省力地行走,尽可能使步态接近正常,可以根据实际情况进行步态分析以及步行能力的测试,以期发现截肢者行走中出现的问题,调整假肢,进行训练,达到最佳行走能力。

（一） 假肢步态分析

截肢侧穿戴假肢行走的效果,可以通过步态分析进行评估,步态分析是判断截肢者行走的重要手段,可以通过观察步态的相关参数对截肢者的行走进行分析,步态分析的方法与手段多种多样,可以采取观察法,需要观察者较多的经验,其准确性不能得到保证,这只是一种定性的方法,下面介绍两种精确的、定量的步态分析方法。

1. 三维步态分析　三维步态分析系统主要由三维动作捕捉系统、三维测力台、无线表面肌电仪、足底压力组成。三维步态分析系统采集人体在步行过程中各个关节点的精确三维坐标,足底与支撑面之间的压力(垂直、左右、前后三个方向的力),并结合表面肌电系统采集的 EMG,通过专业的步态分析软件进行三维重建与模型分析,从而得到人体运动时的步态参数。主要有红外光以及超声波两种三维数据采集方式。

红外光型通过红外摄像头(图 10-3-1)实时接受体表标记点反射的红外光,根据相应的算法,进行三维重建(图 10-3-2),得出人体各部分的三维运动轨迹,技术成熟,数据结果精确。可以进行人体各个部分以及各种运动、动作的分析,但是对场地有一定的要求,仪器设备价格较高。

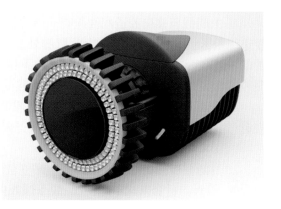

图 10-3-1　红外摄像头

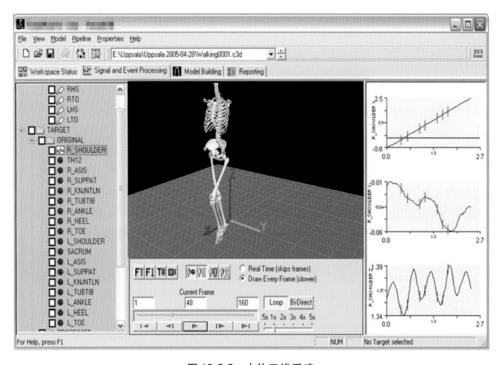

图 10-3-2　人体三维重建

超声波型是人体体表佩戴的超声波发射头发出超声波,周围的超声波接受探头接受,根据一定的算法,进行三维重建,得出人体的三维运动轨迹。设备价格相对低廉,但超声波易于反射,需要消除周围物体的干扰,超声波发射头体积较大,佩戴的数量有限制,不适宜对人体整体分析。

2. 视频步态分析　三维步态分析设备价格相对较昂贵,临床中的应用相对比较烦琐,视频步态分析系统的出现给临床步态分析带来了很大的便利。视频步态分析系统是基于视频的步态分析系统,一般由摄像头、视频分析软件组成。可以根据需要,在前后方向或侧面安放摄像头进行实时拍摄、分析。也可以将拍摄好的视频导入视频分析软件进行分析(图10-3-3)。视频步态分析软件不能进行三维人体步态分析,可以进行人体步态二维运动学分析。

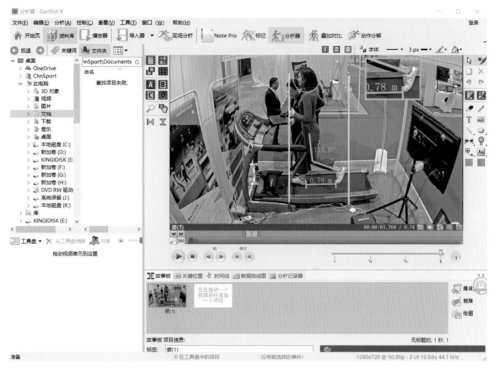

图 10-3-3　视频步态分析软件界面

3. 假肢常见异常步态

(1) 小腿假肢穿戴者行走时残肢膝关节有打软腿的感觉:可能的原因:残肢膝关节股四头肌肌力弱、接受腔屈曲角过大、接受腔位置偏前、假脚背屈、假脚跖趾关节位置过于靠后、假脚掌太软、鞋的有效跟高比组装时选用的增加、走下坡路。

(2) 小腿假肢穿戴者行走时残肢膝关节有过伸的感觉:可能的原因:接受腔屈曲角不够、接受腔位置偏后、鞋的有效跟高比组装时选用的减少、假脚过于跖屈、走上坡路。

(3) 大腿假肢穿戴者行走时身体向假肢侧倾斜(图 10-3-4)

1) 步态周期:假肢侧的站立期。

2) 观察:前面或后面。

3) 可能的原因:接受腔外侧压垫不够;接受腔内侧边缘太高,减少疼痛避开运动;接受腔对线内收角度不足;假脚位置过于偏外侧;残肢外侧远端有压痛;外展肌力弱;残肢外展挛缩;残肢过敏或疼痛。

(4) 大腿假肢穿戴者行走时过度提髋(图 10-3-5)

1) 步态周期:假肢侧的摆动期。

2) 观察:前面或后面、侧面。

3) 可能的原因:假肢偏长;悬吊不好;假肢膝关节过于稳定(膝关节屈曲阻力大、膝关节机械稳定性偏高、膝关节对线稳定性高);走路习惯。

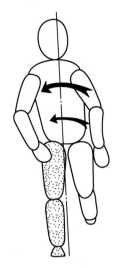

图 10-3-4　大腿假肢穿戴者
行走时身体向假肢侧倾斜

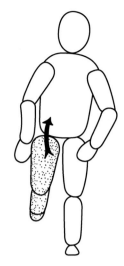

图 10-3-5　大腿假肢穿戴者
行走时过度提髋

（5）大腿假肢穿戴者行走时划弧步态（图 10-3-6）

1）步态周期：假肢侧的摆动期。

2）观察：前面或后面。

3）可能的原因：假肢偏长；悬吊不好；假肢膝关节过于稳定（膝关节屈曲阻力大、膝关节机械稳定性偏高、膝关节对线稳定性高）；残肢外展挛缩；患者对假肢有不安全感，不敢使假肢屈膝；走路习惯。

（6）大腿假肢穿戴者行走时踮脚步态（图 10-3-7）

1）步态周期：假肢侧的摆动期。

2）观察：侧面或后面。

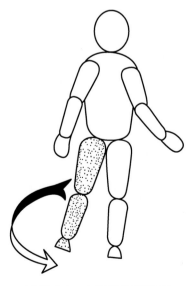

图 10-3-6　大腿假肢穿戴者
行走时划弧步态

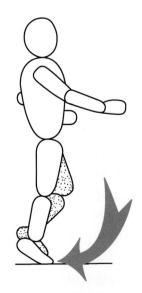

图 10-3-7　大腿假肢穿戴者
行走时踮脚步态

3）可能的原因:假肢偏长;悬吊不好;假肢膝关节过于稳定(膝关节屈曲阻力大、膝关节机械稳定性偏高、膝关节对线稳定性高);残肢外展挛缩;患者对假肢有不安全感,不敢使假肢屈膝;走路习惯。

（7）大腿假肢穿戴者行走时膝关节撞击声明显(图 10-3-8)

1）步态周期:假肢侧的摆动中期。

2）观察:侧面,除此之外通过声音判断。

3）可能的原因:液压或气压膝关节伸展阻力小;机械膝关节摩擦小;膝关节助伸装置太强;接受腔初始屈曲角度不够;假脚偏重;患者习惯,通过小腿过度快速伸直,跟着地前将膝关节打开伸直(声音反馈)。

（8）大腿假肢穿戴者行走时小腿过于屈曲(图 10-3-9)

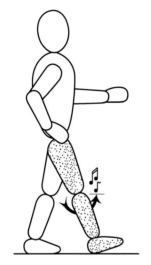

图 10-3-8　大腿假肢穿戴者
行走时膝关节撞击声明显

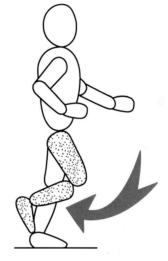

图 10-3-9　大腿假肢穿戴者
行走时小腿过于屈曲

1）步态周期:假肢侧的摆动期。

2）观察:侧面、后面。

3）可能的原因:膝关节轴摩擦小;膝关节屈曲阻力不足;膝关节助伸弱;接受腔初始屈曲角度不足。

（二）步行能力测试

评价假肢适配效果好否,可以用单位时间内步行的距离以及步行过程中能量的消耗来评价,单位时间内步行的距离越长,步行时能量消耗越少,说明假肢适配的效果越好。

1. 6分钟步行试验　6分钟步行试验(6-minute walk test,6MWT),是临床上用来评估心肺功能的一种简便易行的方法,最后测验结果是在规定的6min内的步行距离(6-minute walk distance,6MWD)。6MWT 性能可靠、稳定,其用途日渐广泛,目前形成一整套测试系统。实践表明,6MWT 是一种简便、易行、安全有效的试验方法,可以综合地反映人体整体功能,包括心、肺、神经肌肉功能,也可以借鉴用来检测截肢者穿戴假肢后的步行能力。6MWT 值越高,说明步行能力越强。可以用于假肢调整前后、新旧假肢效果的对比等。

最好在室内,测试场地可选择一个长 30~50m,平坦、封闭、地表坚硬、无外人干扰的走廊,起点应有鲜明的标记,地面或走廊墙面上每隔 3m 作一标记,折返点应设一个圆桶作为标记,出

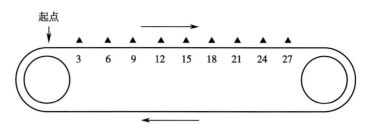

图 10-3-10 6MWT 场地示意图

发线应该用明亮的颜色条带标于地面上。如果天气允许,试验也可在室外进行(图 10-3-10)。

在短的走廊试验患者转身返回次数多,会减少 6min 步行的距离(6MWD)。多数研究采用了 30m 的走廊,也有一些采用 20m 或 50m 走廊。对于同一个机构,固定使用同一个距离的走廊,对于该机构的受试者其结果具有一定的可信度。

2. 步行耗氧量测试 便携式运动负荷仪采用遥测、便携式设计,可以在任何实际环境下(如家庭环境、工作场所、休闲场所)和实际状态(日常活动、工作及休闲活动)下进行评定,因而可真实地反映心、肺及运动系统的功能储备情况,真实地反映患者日常生活、工作以及休闲活动时的能力状况。

便携式运动心肺测试仪(图 10-3-11)采用每次呼吸测量法,对呼吸运动过程中的气体流量、O_2 浓度、CO_2 浓度及环境温度、气压、心肺参数等技术参数进行实时数据采集,通过专业的分析软件来测量人体心肺功能;由于采用了无线的测量方式,可以进行实地测量。可以与心率测试设备连接,可提供更大范围的心肺功能参数。测试时,患者戴上一个小型面罩,并通过和面罩连接的涡轮呼吸。涡轮和主机相连。主机通过固定背心佩戴在受试者胸前。测试时受试者

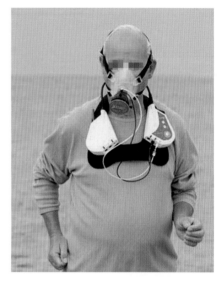

图 10-3-11 便携式运动心肺测试仪

每次呼吸的气体通过涡轮采样并传送给主机,主机通过无线发射器传输给电脑,电脑存储信息并利用相应的软件进行数据分析。

可测量的参数包括:①气体参数:摄氧量(L/min)、二氧化碳呼出量(L/min)、呼吸交换率、代谢当量、最大摄氧量、无氧阈、氧脉搏等;②呼吸参数:呼吸频率、潮气量、每分通气量等;③心率;④氧价分析:氧价是步行时耗氧量与步行距离的商,氧价越低,说明步态的能量消耗越低,自然步态就是最节约能量的步态,步行训练效果的金标注就是降低步行的氧价。在康复领域,可以使用该设备测量下肢截肢者行走的能量消耗,也可用于评定脑瘫、截瘫、偏瘫患者使用矫形器行走的能量消耗。

第四节 下肢假肢装配后的康复训练

下肢假肢装配不仅仅是装上假肢,还需要进行一系列使用假肢的训练,这样才有可能真

正使用好假肢。

一、穿脱训练

穿脱假肢是任何假肢使用者首先要学会的技能,也是使用好假肢的第一步。

(一) 小腿假肢穿脱训练

1. 硅胶套小腿假肢穿脱训练

(1) 带锁硅胶套小腿假肢穿戴训练:先将悬吊销钉拧进硅胶套末端的螺纹,紧固;然后将硅胶套翻转过来,如果是不带织物的硅胶套,可以在外表面抹一点水,以增加其表面润滑性,便于翻转;硅胶套末端紧贴残肢末端(图 10-4-1),悬吊销钉轴线同残肢轴线一致,将硅胶套均匀套在残肢上;最后残肢连同穿戴好的硅胶套穿入假肢接受腔,穿戴时要确保悬吊销钉在硅胶锁内固定良好。

(2) 带锁硅胶套小腿假肢脱下训练:先按压硅胶锁具上的移动锁销,残肢连同硅胶套从接受腔中脱出;然后取下悬吊销钉,将硅胶套顺着残肢翻转过来脱下硅胶套;脱下硅胶套后,将硅胶套翻转回来,保持其正常的形状。

2. 无锁硅胶套假肢穿脱训练

(1) 无锁硅胶套小腿假肢穿戴训练:先将无锁硅胶套翻转过来,硅胶套末端紧贴残肢末端,穿戴式要注意硅胶套末端中心尽量与残肢末端中心相对,向上翻转穿戴硅胶套,最后残肢连同穿戴好的硅胶套穿入假肢接受腔。

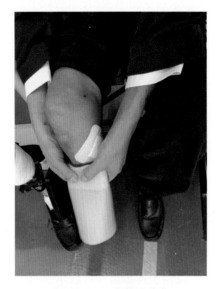

图 10-4-1　穿戴硅胶套

(2) 无锁硅胶套小腿假肢脱下训练:残肢连同硅胶套从接受腔中脱出;将硅胶套顺着残肢翻转过来脱下硅胶套;脱下硅胶套后,将硅胶套翻转回来,保持其正常的形状。

3. PTK 小腿假肢穿脱训练

(1) PTK 小腿假肢穿戴训练:先穿好残肢袜,注意残肢袜平整无皱褶,然后穿戴软内衬套,最后连同软内衬套一起穿入假肢接受腔。

(2) PTK 小腿假肢脱下训练:残肢连同软内衬套一起脱出接受腔,脱下内衬套,脱下残肢袜。

4. PTB 小腿假肢穿脱训练

(1) PTB 小腿假肢穿戴训练:先穿好残肢袜以及软内衬套,然后连同软内衬套一起穿入假肢接受腔,将 PTB 悬吊带固定在股骨髁上部,松紧合适,最后再将两侧的带子固定在接受腔两侧的固定销钉上。

(2) PTB 小腿假肢脱下训练:先松开股骨髁部的带子,然后残肢连同软内衬套一起脱出接受腔,脱下内衬套,脱下残肢袜。

5. 带大腿上靿小腿假肢穿脱训练

(1) 带大腿上靿小腿假肢穿戴训练:先穿好残肢袜以及软内衬套,然后连同软内衬套一起穿入假肢接受腔,然后将大腿上靿穿戴好,调整上靿的松紧。

（2）带大腿上勒小腿假肢脱下训练：先松开大腿上勒，然后残肢连同软内衬套一起脱出接受腔，脱下内衬套，脱下残肢袜。

（二）大腿假肢穿脱训练

1. 带硅胶套大腿假肢穿脱训练　类似于小腿假肢，穿戴时先将悬吊销钉拧进硅胶套末端的螺纹，紧固；然后将硅胶套翻转过来；硅胶套末端紧贴残肢末端，悬吊销钉轴线同残肢轴线一致，将硅胶套均匀套在残肢上；最后残肢连同穿戴好的硅胶套穿入假肢接受腔，穿戴时要确保悬吊销钉在硅胶锁内固定良好。脱下时先按压硅胶锁具上的移动锁销，残肢连同硅胶套从接受腔中脱出；然后取下悬吊销钉，将硅胶套顺着残肢翻转过来脱下硅胶套；脱下硅胶套后，将硅胶套翻转回来，保持其正常的形状。

2. 无锁硅胶套大腿假肢穿脱训练　类似于小腿假肢，穿戴时先将无锁硅胶套翻转过来，硅胶套末端紧贴残肢末端，穿戴式要注意硅胶套末端中心尽量与残肢末端中心对准，向上翻转穿戴硅胶套，最后残肢连同穿戴好的硅胶套穿入假肢接受腔。脱下时先按压接受腔下部气阀的阀芯，以使假肢接受腔进气，残肢连同硅胶套从接受腔中脱出；将硅胶套顺着残肢翻转过来脱下硅胶套；脱下硅胶套后，将硅胶套翻转回来，保持其正常的形状。

二、站立训练

（一）假肢承重训练

1. 赛姆假肢及小腿假肢承重训练　穿戴好假肢，双腿均匀站立，使假肢侧受力。同时要询问截肢者残肢表面是否有局部压力过大的情况，如果有，需要调整之后再做承重训练。训练时假肢侧受力由少至多，训练的时间也逐渐增加。开始训练时可以手扶平行杠或助行器，以便于逐步增加残肢承重，训练时抬头挺胸。承重训练时可以双侧分别使用体重计，以观察两侧的承重情况（图 10-4-2）。

2. 大腿假肢、膝离断假肢及髋离断假肢承重训练　穿戴好假肢，双腿均匀站立，使假肢侧受力。对于大腿假肢需要检查坐骨的受力，同时还需要检查内收肌腱以及会阴部位受力是否过大，如果是，需要修改接受腔相应部位；对于膝离断假肢要检查股骨内外侧髁部压力是否过大，对于髋离断假肢要检查髂嵴、髂前上棘等骨性凸起处压力是否过大，如果是，需要

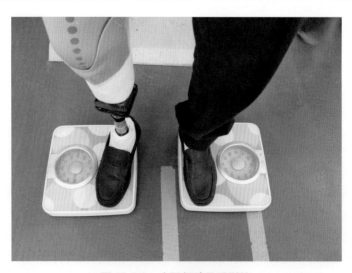

图 10-4-2　小腿假肢承重训练

修改调整接受腔。训练时假肢侧受力由少至多,训练的时间也逐渐增加,训练时抬头挺胸。承重训练时可以双侧分别使用体重计,以观察两侧的承重情况(图 10-4-3)。

（二）　重心转移训练

截肢者穿戴假肢站于平行杠内,双手扶杠,体重由健侧转移到假肢侧,再转移回健侧,交替移动,反复练习,要求肩胛与骨盆平行移动,练习过程中体会假肢侧承重的感觉和利用假肢支撑体重的控制方法;还可以进行重心前移和后移的练习,体会足跟和足尖分别负重的感觉,增加截肢患者穿戴假肢的控制能力。对于大腿截肢者、膝关节离断者、髋关节离断者,还要注意其残肢对膝关节的控制,以免膝关节打软腿。

（三）　平衡训练

通过训练使患者获得用假肢侧保持平衡的能力,消除患者的恐惧心理,方法如下:

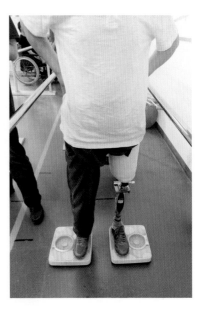

图 10-4-3　大腿假肢承重训练

1. 截肢者站于平行杠内拍球训练　截肢者穿戴假肢站于平行杠内,双腿分开与肩同宽,肩膀放松,练习拍球,增加患者双手脱离双杠的平衡能力。

2. 截肢者站于平行杠内接球训练(图 10-4-4)　截肢者穿戴假肢站于平行杠内,双手自然下垂,正面接球,再次抛出,重复多次,以组分开训练;还可以左右不同方向接球,增加平衡训练的难度,提高患者的站立平衡水平。

3. 抗外力干扰平衡训练　截肢者穿戴假肢站立于平行杠内,双手自然下垂,治疗师从前后左右不同方向给予外力破坏患者站立平衡,患者通过自己调整身体重心,并保持站立平衡。

4. 平衡板站立训练　将平衡板放于平行杠内,截肢者穿戴假肢站于平衡板上(图 10-4-5),双手自然下垂,保持站立平衡,患者自己调整身体重心,并保持平衡。

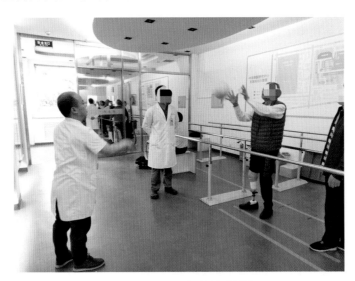

图 10-4-4　平行杠内接球训练

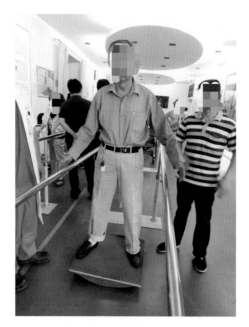

图 10-4-5 平衡板站立训练

三、平行杠内步态训练

（一） 平衡杠内前后迈步训练

1. 小腿假肢、赛姆假肢平行杠内前后迈步训练 当截肢者能够将身体重心圆滑地转移至假肢侧后，将健肢向前迈出一步并支撑体重，假肢侧足跟抬起，足尖蹬地，截肢侧做屈髋抬腿动作，屈曲膝关节，并向前迈出，两侧交替反复练习。

2. 大腿假肢、膝离断假肢平行杠内前后迈步训练 将健肢向前迈出一步并支撑体重，假肢侧足跟抬起，足尖蹬地，残肢做屈髋抬腿动作，使假肢膝关节屈曲，并向前迈出，两侧交替反复练习。

3. 髋离断假肢平行杠内前后迈步训练 将健肢向前迈出一步并支撑体重，假肢侧足跟抬起，足尖蹬地，骨盆稍微上提并做后倾动作，使假肢髋关节、膝关节屈曲，并向前迈出，两侧交替反复练习。

（二） 平行杠内侧向迈步训练

此项训练主要针对大腿截肢者，也可以用于膝离断截肢者，截肢者面对平行杆，双手扶杠，两条腿分别从对侧腿的前面或后面做最大限度的交叉向侧面迈出，反复交替练习，主要目的是减少残肢外展，改善残肢对骨盆稳定的控制。

四、平行杠外步态训练

（一） 室内步行训练

当截肢者在平行杠内可以保持良好的平衡能力和迈步能力后，即可开始平行杠外行走训练，让患者对照镜子行走，观察行走过程中自己的身体姿势、步幅大小，反复行走，反复观察、练习，治疗师跟随并告知出现的问题以便及时更正。训练时开始可以借助助行器以及拐杖，然后逐渐去掉助行器或拐杖行走。

（二） 室外步行训练

当截肢者在室内能够比较自如地行走后，可以练习在室外比较复杂路面的行走，比如斜坡路面、不平路面，治疗师跟随截肢者，对截肢者在室外步行训练出现的问题及时予以告知并纠正。

五、体位转移训练

（一） 坐位至站位训练

髋离断假肢、大腿假肢、膝离断假肢穿戴者从坐位到站位时，由健侧支撑、用力，躯干前屈，然后用健侧下肢支撑站起，如果椅子有扶手，可以双手扶椅子扶手予以辅助；小腿假肢、赛姆假肢穿戴者从坐位到站位时，双侧腿同时负重，躯干前屈、前移，然后站起。

（二） 站姿至坐姿训练

髋离断假肢、大腿假肢、膝离断假肢穿戴者从站位到坐位时假肢侧尽量靠近椅子，以健侧支撑，假肢侧足尖用力，同时屈膝关节，双侧手扶椅子坐下或直接坐在椅子上；小腿假肢、赛姆假肢穿戴者从站位到坐位时与正常位截肢时类似。

六、上、下楼梯训练

（一） 上楼梯训练

髋离断假肢、大腿假肢、膝离断假肢穿戴者进行上楼梯训练时，练习两步一阶练习，原则为：健侧腿先上，假肢跟随。

小腿假肢、赛姆假肢穿戴者进行上楼梯训练时，可先练习两步一阶，原则为：健侧先上，假肢跟随；练习数天后，可练习交替上楼梯练习。

（二） 下楼梯训练

髋离断假肢、大腿假肢、膝离断假肢穿戴者进行下楼梯训练时，假肢侧先下，健侧跟随。

对于大腿假肢以及膝离断假肢穿戴者，使用某些具有交替下楼梯功能的膝关节，经过一段时间的练习之后，可以练习交替下楼梯，假肢侧先下，假脚一半在台阶外面，然后健侧迈到下一个台阶，反复练习以便熟练掌握。练习交替下楼梯时，开始可以将膝关节支撑期阻尼调大一点，逐步根据练习的情况对阻尼进行调整。

小腿假肢、赛姆假肢进行下楼梯训练时，假肢侧先下，健侧跟随，练习数天后，可进行交替下楼梯练习，假肢侧先下，假脚一半在台阶外面，然后健侧迈到下一个台阶，反复练习以便熟练掌握。

七、上、下斜坡训练

（一） 上斜坡训练

首先根据斜坡角度的大小选择正面上坡或侧面上坡。正面上坡时，健侧向前迈出一步，假肢侧迈步稍小一些，跟随。侧面上斜坡时：健侧腿侧向迈步先上斜坡，假肢跟随。

（二） 下斜坡训练

正面下斜坡时：假肢侧先向前迈出一步，同时髋关节伸展肌肉向后用力绷紧防止膝关节弯曲，然后再迈出健侧。侧面下斜坡时：假肢侧侧向迈步先下斜坡，健侧腿跟随。

八、跨越障碍训练

（一）小腿假肢跨越障碍训练

小腿假肢跨越障碍时：健侧腿向前跨越障碍，假肢侧尽量屈髋屈膝，跨过障碍，假肢侧落地。

（二）大腿假肢跨越障碍训练

大腿假肢跨越障碍时：健侧腿向前迈出跨过障碍，同时假肢侧足尖蹬地，做屈髋屈膝动作，抬高大腿向前迈出，跨过障碍，假肢侧落地。

九、虚拟现实与实景训练

虚拟现实是一门新兴的人机交互技术，广泛用于多感官教学、医疗训练、飞行员训练以及康复训练等领域。虚拟现实是由计算机硬件与软件合成人工环境，使沉浸其中的用户产生视、听、触等感觉，使用过程中获得良好的人机交互体验。

利用虚拟现实技术进行步态训练可以模拟设置训练不同场景（图 10-4-6），让患者身临其境；还可以设置游戏训练环节，减少步态训练枯燥性，增加趣味性。

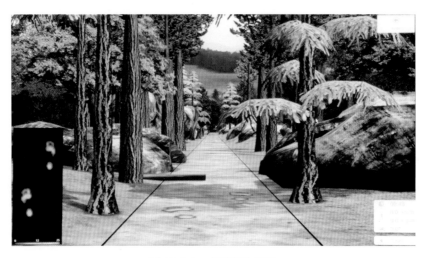

图 10-4-6　虚拟训练场景

（刘劲松）

参 考 文 献

[1] 泽村诚志. 截肢与假肢[M]. 北京：中国社会出版社，2010.

[2] 泽村诚志. 假肢学[M]. 北京：中国社会出版社，1992.

[3] 赵辉三. 假肢与矫形器学[M]. 2 版. 北京：华夏出版社，2013.

[4] 泽村诚志. 假肢学[M]. 孙国风，译. 北京：中国社会出版社，1992.

[5] 李建军. 综合康复学[M]. 北京：求真出版社，2009.

[6] 武继祥. 假肢与矫形器的临床应用[M]. 北京：人民卫生出版社，2012.

[7] 胡玲，肖农，陈玉霞. 三维步态分析系统在儿童运动功能评价中的运用[J]. 中国组织工程研究与临床康复，2011，17：3187-3190.

［8］张朕.Codamotion 三维动作捕捉系统在步态分析中的应用[J].科技资讯,2017,26:197-198.

［9］黄秋红,刘鹏,区永康,等.三维姿势与步态分析在不同年龄健康人群平衡评估中的应用[J].中华老年医学杂志,2018,1:49-53.

［10］孟殿怀,励建安.临床三维步态分析系统的组成、原理及其临床应用[C].南京:江苏省人民医院/南京医科大学第一附属医院,2006.

［11］黄萍,钟慧敏,陈博,等.正常青年人三维步态:时空及运动学和运动力学参数分析[J].中国组织工程研究,2015,24:3882-3888.

［12］赵一瑾,黄国志,谢笑,等.虚拟现实技术对脑卒中患者偏瘫步态训练的临床研究[J].中国康复医学杂志,2014,5:442-445.

［13］汤一格,韦宇炜,胡兆勇,等.虚拟现实在下肢康复治疗中的应用及设备研究[J].中国设备工程,2016,16:107-109.

［14］李翔,杨旭.6 分钟步行试验在心脏康复中的作用[J].中国临床医生杂志,2018,5:507-510.

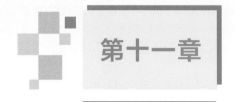

第十一章

儿童假肢

第一节 儿童假肢概述

儿童截肢患者是截肢患者中的特殊群体,儿童活泼好动、学得快、适应性强、随生长发育变化也快,因此应当尽早装配假肢,以帮助其恢复独立生活、学习能力,否则不但影响身体生长发育,而且会对其心理和智力造成一定的影响。

一、儿童上肢假肢

人类的手结构精细、动作灵巧,从肩、肘到手指一系列的关节活动能充分地发挥手部的功能,完成多种功能活动。儿童上肢截肢后,目前市场上的假肢仍难以代替手部功能。

（一）儿童上肢截肢特点

创伤为儿童上肢截肢的主要病因,应尽量保留患肢长度。可用 Ilizarov 技术延长骨残端。运用微血管吻合技术,利用远端游离皮瓣和被截肢体皮瓣修复创面,保留患肢长度。

假肢不能替代手的感觉,假肢功能随着截肢平面的升高而下降。前臂截肢尽可能经腕骨截肢或用腕关节离断术。因为下尺桡关节正常可使前臂旋前旋后功能的 50% 转递到假肢。这种旋转功能对假肢非常重要,同时腕部截肢保留了前臂的长度,使假肢应用更方便、更有力。

前臂截肢远端 1/3 多为肌腱组织,截肢创面难以愈合,可选择中 1/3 截肢。近端 1/3 截肢即使肘下保留了 3~5cm 残端也优于经肘和肘上截肢,从功能上来说,肘关节非常重要。

肘关节离断是一个理想的截肢平面,因有宽阔的肱骨髁能牢固把持接受腔,并能将肱骨的旋转传递到假肢,还能避免肱骨过度生长。

上臂截肢尽可能保留肱骨长度以利假肢接受腔悬吊。

（二）儿童上肢假肢的安装要求

1. 假肢自重轻,操作简单,易于训练。

2. 上肢截肢残留的关节活动正常。

3. 前臂截肢残肢肌肉有力,肌电信号强。

4. 功能性假肢适用于学龄儿童。

5. 装饰性假肢适用于所有儿童。

二、儿童下肢假肢

人体下肢主要功能是站立、步行、跑、跳。目前，多数下肢假肢仅能代偿部分功能。安装下肢假肢的目的在于使截肢儿童尽可能地恢复失去的正常外形，重建已失去的站立和行走等功能。

（一）儿童下肢截肢特点

保留肢体长度至关重要，70%的股骨生长发生在股骨远端生长骺板，60%的胫骨生长发生在胫骨近端生长骺板，因此所有大腿截肢的儿童在成年后残端都非常短。而因为保留了胫骨上端生长的骺板，即使儿童小腿截肢时的残端非常短，随着生长发育的变化，成年后可形成一个良好的小腿残端。并能配上合适的小腿假肢。

关节离断术能给儿童提供一个良好、平衡、健全的残端，可以达到末端负重。残肢的长度和生长骺板都能保留，而且没有过度生长的危险。另外，干骺端膨大的髁部有助于假肢的悬吊和旋转，这点非常重要，稳定良好的悬吊符合儿童假肢的机械要求。

对于下肢截肢的儿童，在假肢装配和使用中，一定要考虑生长发育问题。残侧肢体发育较健侧慢，长度合适的假肢半年或1年左右就显得短了很多，因此尽量要选用结构上能便于调整长度的假肢，可通过调整腿管或装配时让假肢长一些，暂时在健足下垫高些，以后随着健肢长长了再逐渐减去鞋垫高度。

截骨端过度生长是儿童经骨截肢的严重并发症，过度生长是由残端新骨沉积生长所致，与近端骨骺的生长无关。过度生长的骨骼呈铅笔尖状延长，有时能顶破皮肤，小腿残肢腓骨比胫骨生长快，容易引起膝内翻。应当经常用双手往下推拉残肢皮肤软组织，使残肢皮肤皮下组织变长、变松，尽量避免和推迟再做截肢返修手术。

应注意装配中的正确对线，儿童截肢后残肢本身就有一种向内侧弯的倾向，不正确的对线有可能加重畸形。

大腿截肢的儿童，1岁开始站立时就应学习使用假肢，这时的假肢就不需要加膝关节；2岁已会行走，就需要换上带膝关节的假肢。由于孩子生长过快，可能短时间内就需要更换新的假肢。

由于儿童生长发育及代谢旺盛的原因，对于假肢接受腔，残肢皮肤的耐压和耐摩擦能力比成人要强得多。儿童的皮肤和皮下组织更能耐受在张力下缝合伤口，中厚层皮肤游离植皮比成人更容易提供永久的皮肤覆盖，即使是植皮的皮肤对假肢的耐磨性能也较强。另外，儿童截肢手术后的并发症也比较轻，不会出现幻肢感，神经瘤引起的症状极少需要手术，骨端常出现一处或多处骨刺，但与截骨端过度生长不同，几乎不需要手术切除。

青春期以前，儿童截肢后的心理问题罕见，但以后症状会加重，甚至达到需要治疗的程度。儿童可非常出色地使用假肢，对假肢应用的熟练程度随着年龄的增加而增加。由于儿童的活动能力强，再加上生长发育因素，所以假肢可能需要经常修理和调整，接受腔也要经常更换或安装新的假肢。

（二）儿童下肢假肢安装要求

功能良好的假肢应具有：

1. 合适的长度，一般应与健侧等长。
2. 有良好的承担体重功能，有正确的假肢承重力线。
3. 有较好的悬吊功能，步行中残肢在接受腔内窜动很小。

4. 有类似的下肢生理性关节功能的仿生机械关节。

5. 保证残肢步行稳定,步态近似于正常和良好的步行能力。

6. 有较逼真的外观。

7. 重量尽可能轻。

（三）儿童下肢假肢的种类和应用

奥托博克公司推出儿童组件式下肢假肢,通过相应缩小假肢零部件的尺寸、采用轻金属材料,减小假肢的自重,为 2～12 岁、体重轻于 45kg、身高低于 145cm、脚长在 21cm 以内下肢截肢儿童装配与他们身材成比例的儿童组件式下肢假肢。体格高大、强壮的截肢儿童可采用成人组件式下肢假肢系统中的轻金属或钛合金制成的零部件进行装配。

由于儿童活动量大、生长发育变化大,下肢假肢零部件磨损较严重,需定期进行检查和保养,一般每隔 3 个月,至少半年要对组件式假肢零部件进行一次检修和保养。

（四）儿童下肢假肢的基本结构

1. 接受腔 儿童残肢皮肤软组织耐磨性强,髋部和大腿假肢接受腔多采用树脂材料制作硬接受腔。

小腿假肢接受腔采用柔性材料作内衬套、外用树脂材料制成接受腔外壳。

儿童下肢假肢接受腔一般约半年更换一次,通过添加衬垫延长使用时间可至 1 年,残肢定型后,接受腔可用至 2 年,常根据儿童生长发育情况而定。

2. 膝关节 常用两类:

（1）单轴液压型关节:见图 11-1-1。

（2）多轴气压型关节:见图 11-1-2。

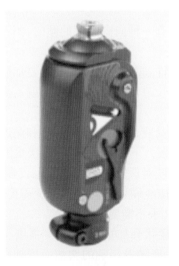

图 11-1-1 儿童单轴液压膝关节

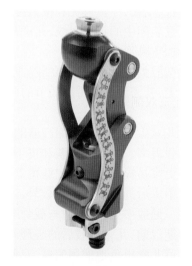

图 11-1-2 多轴气压膝关节

儿童活动性强、运动量大,要求膝关节灵活、轻便,多采用单轴液压型关节。

3. 假脚 儿童假脚以静踝假脚为主,年龄偏小可选用儿童静踝软跟假脚,年龄偏大可选用带脚趾儿童静踝假脚,大龄儿童可选用静踝储能假脚(图 11-1-3、图 11-1-4)。

4. 腿管 目前国内儿童下肢假肢尚无可伸缩性腿管,装配假肢患侧肢体与健侧肢体长度差异≥2cm 时,可通过调整腿管或在健侧肢体垫高鞋底,调整下肢长度变化。

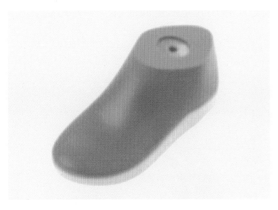

图 11-1-3　儿童 SACH 脚

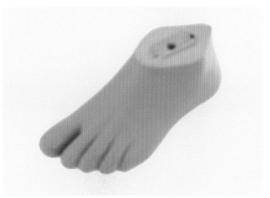

图 11-1-4　儿童动态脚板

第二节　儿童假肢的选配

一、儿童假肢的选配原则

目前市场上提供儿童假肢品种较多,选择和应用上有一定的局限性,比如儿童使用索控机械假肢和开关控制电动假肢有一定难度。肌电假肢因儿童肌肉发育还未成熟,肌电信号不稳定,操纵比较困难。另外,由于低龄儿童在认知功能尚未成熟,训练过程中依从性较差,因此儿童上肢假肢的使用不太理想。

在儿童假肢的选配时,主要依据儿童年龄、自身生理特点、截肢类型、残肢肌肉发育、经济承受能力、生活环境等来确定。

二、上肢假肢的选配

1. 儿童双侧前臂截肢适合选用带有钩状假手的前臂索控假肢(图 11-2-1、图 11-2-2)。

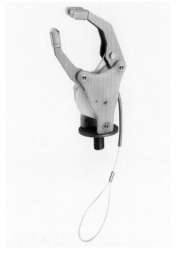

图 11-2-1　青少年索控手头

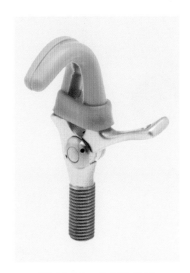

图 11-2-2　儿童钩状手

2. 儿童单侧前臂截肢,前臂肌肉肌电信号强。可选用儿童肌电假肢(图 11-2-3)。

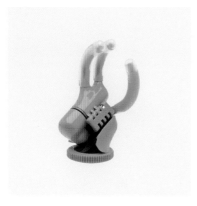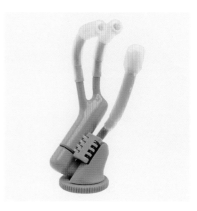

图 11-2-3　电动手头

3. 儿童前臂肌肉肌电信号弱,不能安装肌电手头,可选择被动手头(图 11-2-4)。

4. 儿童假肢肘关节通常有索控和被动两种(图 11-2-5、图 11-2-6)。

5. 装饰性假肢适用于儿童上肢截肢的所有类型(图 11-2-7)。

三、儿童下肢假肢的装配

1. 尽量选择材料较轻的部件。

2. 对于活动量大的儿童选择功能好的部件,如膝关节选择单轴液压型,假脚选择静态储能型。

3. 尽量选择穿戴方便的接受腔,如小腿假肢可采用 EVA 泡沫板制作内衬套,穿戴方便。

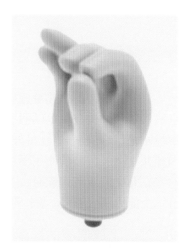

图 11-2-4　被动开合美容手头

4. 接受腔制作尽量选择全接触式,既有利于残肢末端的血液循环,也有利于刺激促进残肢骨生长。

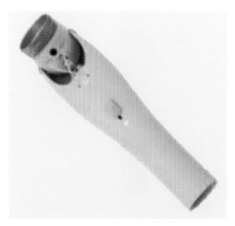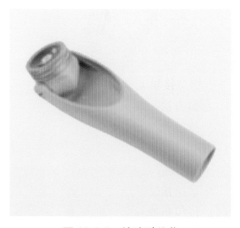

图 11-2-5　索控肘关节　　　　　　图 11-2-6　被动肘关节

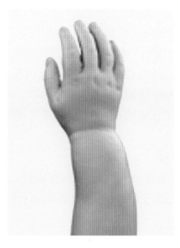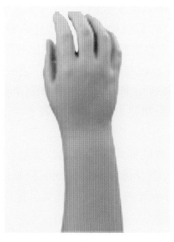

图 11-2-7　儿童装饰性假肢

第三节　儿童假肢装配后的康复训练

儿童假肢的康复训练分穿脱假肢的训练,假肢站立、步行训练。依照循序渐进的方式进行训练,同时也需教会儿童监护人也学会怎么样穿脱、使用和维护假肢。由于儿童不同于成人,儿童会经常依赖于其亲近的人;有时不能理解康复训练人员的意图,所以康复训练人员先要充分地与儿童建立好良好的信任关系,这样有助于和儿童的交流,也能充分调动儿童训练的积极性。

一、临时假肢应用

儿童穿戴下肢假肢康复训练,对于学龄前儿童比较困难,因其常不能正确领会康复训练意图。截肢后早期应用临时假肢至关重要,儿童截肢术后伤口愈合即可安装临时假肢,尽早离床进行站立承重和步行练习。

早期穿戴临时假肢可保持运动本能,加速残肢肿胀消退,减缓肌肉萎缩,早期活动防止肌肉挛缩,促进残肢与接受腔的磨合,促使残肢早日定型,为安装正式假肢做好准备。

学龄儿童可按成人下肢假肢康复训练方法进行训练。

二、大腿假肢穿戴训练

以大腿全接触式接受腔为例。

1. 穿戴方法

（1）截肢者坐在椅子上(或站着),在残肢上涂上并均匀分布滑石粉或爽身粉。

（2）用光滑的薄的丝绸将残肢包住或将假肢专用套套在残肢上。注意所包的布、袜套要平整,没有皱褶,其上缘应包住大腿根部,其后面应包上坐骨结节。

（3）拿掉接受腔上的负压阀门。

（4）将包布或袜套的远端放入接受腔。

（5）将包布或袜套的远端从阀门孔的孔内穿出。

（6）将残肢插入接受腔内。

（7）站起来，将假肢伸直，一手压住假肢以免关节弯曲，另一手往外、往下拉出包布。在往外拉包布时应注意皮肤感觉，要感觉出残肢周围哪一侧的包布拉得不够，可用力多拉出一些。另外，如果在拉包布时，健腿膝关节能做些屈伸，让残肢在接受腔内有上下的活塞运动（即残肢能上下窜动），则更容易将残肢完全拉入接受腔内。

（8）将包布全部拉出后，可适当调节一下残肢皮肤在接受腔上缘周围的紧张度，然后装上负压阀门。

2. 如何判定残肢穿入接受腔的位置是否正确

（1）站立位，当身体重量转移到假肢侧时，坐骨结节处能感到有良好的承重；耻骨下、内收肌部位无压痛；残肢的末端皮肤感觉已接触到接受腔的底部但无疼痛；步行中假脚的外旋角度与健足的相近。

（2）如果穿戴后坐骨结节没有承重，残肢末端皮肤也不能接触到接受腔底部；而残肢大腿内侧部位（即接受腔内上缘处）出现大的皮肤褶皱，这些情况的出现可能说明残肢的软组织没有全部被拉进接受腔，没有完全穿进去，需要脱下假肢，重新再穿。

（3）如果戴上假肢，站立、步行中发现残肢内侧部位不舒服，步行中假肢脚尖向外旋或向内旋角度过大，说明假肢穿戴力线不正，需脱下重穿。重穿时应注意使接受腔的内壁的方向与截肢者步行方向一致。

三、小腿假肢穿戴训练

以髌韧带承重小腿假肢为例。

1. 穿戴方法　首先在残肢上套一层薄的、光滑的丝套，可以减少对残肢皮肤的摩擦，保护残肢皮肤；然后再套上 1~2 层的残肢棉线袜套，用来吸汗和调节残肢接受腔内的容量。如长期穿用假肢，残肢形状会有变化，残肢肌肉萎缩了可增加袜套，然后再套上软的残肢内接受腔（或称内套）；再在内套的外面套上一层较结实些的丝袜套，这层袜套有保护内套和便于穿入假肢外接受腔时减少摩擦的作用。如果插入过于困难，可在尼龙袜套外面和接受腔内面涂些滑石粉再插入。

2. 如何判定残肢穿入接受腔的位置是否正确　一般以截肢儿童穿假肢站立位，感觉残肢在接受腔内能均匀承重，不感觉疼痛，同时自己感觉假肢长度也合适，则标志着穿戴位置合适。如果穿后感觉残肢末端顶着痛，假肢短了，则有可能是残肢插入接受腔过多，需要多穿 1~2 层残肢袜。如果戴上假肢感觉髌韧带部位没有受力，腓骨头部位有压痛感，则可能是残肢没有插到位，可试着减少一层残肢套，再戴上假肢感觉是否合适。

四、假肢的站立和行走训练

以大腿假肢训练为例。

大腿假肢由于比小腿假肢多一个膝关节，训练上比较困难，需要截肢儿童配合进行刻苦训练。

站立位平衡功能训练：站立平衡功能（就是能站稳）是步行的基础。初装假肢儿童一旦戴上假肢就想行走是不对的。应当从培养残肢对假肢的感觉开始，然后经过一步一步的训练，才能养成良好的步行习惯，得到好的步行功能。有些截肢儿童由于没有重视开始的步行训练，随便走，养成不良的步行习惯，以后改正相当困难。

1. 开始可手扶双杠(或双拐)练习正确的站立姿势　要求身体站直、双眼平视,双下肢能均匀承重站稳,双脚间宽约10cm,练习逐渐减少双手扶杠的力量至不扶杠也能稳定站立。站立中应注意收缩臀部肌肉,后伸髋关节保持假肢膝关节不会突然弯曲。当双手不扶杠能站稳后可练习身体前倾、后仰、侧屈、转身运动中也能保持稳定,身体不倒、膝部不弯。

2. 身体重心左右移动中的平衡训练　双脚可分开20cm站立。双手扶杠,然后向左、右水平移动骨盆,使假肢、健肢交替承担体重,注意运动中双眼平视、双肩要平、上身要直。训练中逐渐减少手扶力量,直到不扶(图11-3-1)。

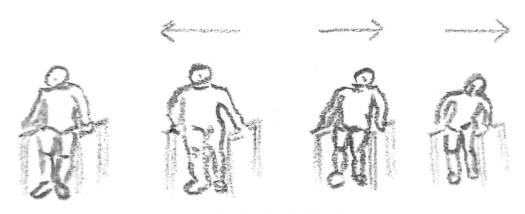

图 11-3-1　身体中心左右移动的平衡训练

3. 身体重心前后移动中的平衡训练　让假脚位置稍稍后退一些,让人体重心前后移动。运动时腰要挺直,上身保持垂直,体重移向假肢时应注意用力后伸髋关节,防止膝部弯曲。

4. 假肢单腿站立平衡训练　双手不扶杠,试着只用假肢单腿站立,每次站立维持时间越长越好,最好达到每次能站立5s以上。站立时应注意上身不要向假肢侧有大的倾斜。

五、迈步训练

1. 交替屈膝练习　双手扶杠(或拐)练习健肢和假肢的屈膝、抬起足跟。当抬起健足跟时应注意用力后伸假肢侧的髋关节,防止膝部弯曲。

2. 健肢和假肢交替的前后运动　健肢的前后运动:站立在双杠间双手扶杠自我保护,用假肢承担体重,反复地训练将健肢向前迈和向后伸。健腿向前迈时应注意尽量后伸假肢侧的髋关节,假肢膝关节不应弯曲。

假肢的前后运动:双手扶杠自我保护,反复练习健肢承担体重提起假肢时,尽量后伸假肢,再将假肢屈膝,向前迈出一步,然后再将假肢转为后伸。用假肢向前迈步时,应注意当假脚跟落地时必须用力后伸假肢侧髋关节,防止膝关节突然弯曲(图11-3-2)。

3. 步行训练

(1) 平行杠内的步行训练:双手轻轻扶杠,主要起自行保护作用,面对着镜子,双眼平视,首先是将体重移到假肢上,健肢向前迈出一步,再将体重逐渐移到健肢上,然后屈曲假肢膝关节,上提假肢,使大腿迈向前方,随着假肢小腿摆动膝关节逐渐伸直,当足跟着地时,必须用力后伸髋关节,残肢压向接受腔后壁,以保证膝关节稳定,然后再将体重移到假肢上,再将健肢迈向前方,如此反复(图11-3-3)。

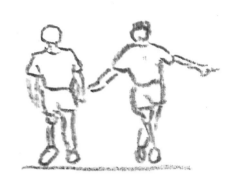
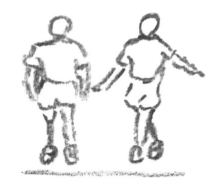

图 11-3-2   健肢侧和假肢侧侧向交替迈步训练

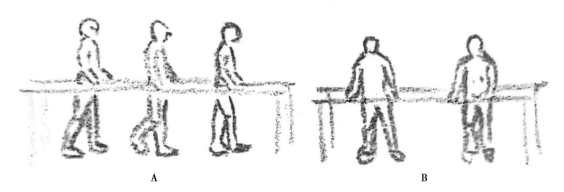

A   B

图 11-3-3   平行杠内的步行训练
A.平行杠内的步行训练;B.杠间的侧方步行训练

　　步行中应抬起头,双眼平视对面镜子;转移体重时应当左右移动骨盆,不是左右摆动上身;健肢迈出的步长要尽量接近假肢迈出的步长,不应太小;双足的步宽越小越好,不应大于10cm。双下肢迈步速度应相近,假腿向前迈步时不应向外画弧圈。

　　当能熟练地在平行杠内向前行走后,可以练习杠间的侧方行走,可先用假肢承担体重,将健肢向侧方迈出,然后将体重移到健肢上,再将假肢移近健肢。依同样方法练习向假肢侧移动。

　　(2)杠外步行训练:当杠内训练中截肢者不再出现打软腿(突然膝关节弯曲)时则可以转到杠外,面对镜子,沿着地面的一条直线进行步行训练。对于体弱、残肢短、控制膝关节稳定性能力差者,开始杠外训练时健侧手可轻轻扶着成人行走,防止跌跤。

　　(3)室外步行训练:在各种不同路面上(马路、土路、碎石路、不平的路)训练。

　　4. 日常应用动作训练

　　(1)上下台阶、楼梯:上台阶时应先迈健肢,再健肢用力伸膝,升高身体,上提假肢到健足同一层台阶。一般的假肢只能是两步上一层台阶。上台阶时为了不让假脚碰到台阶边缘,允许假肢有轻度外展。下台阶时应假肢先下,站稳后再下健肢。下落假肢时应注意假脚一定要落在台阶的后方,脚尖不宜超过台阶的前缘,否则假肢容易打软腿(图11-3-4)。

　　(2)上、下坡路:分正面上、下和侧面上、下两种方法。

　　正面上、下斜坡:上坡时,先迈健肢,步幅大些,然后假肢跟上一步,假肢步幅要小些,足跟落地时要用力后伸残肢,防止膝关节屈曲。正面下坡对大腿截肢者相当难,先迈假肢,假

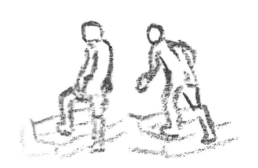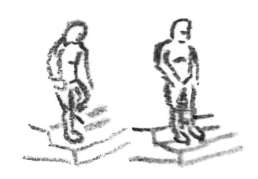

图 11-3-4 上下台阶、楼梯训练

肢迈步要小,残肢要尽量向后压残肢接受腔保证膝部稳定。

侧面上、下斜坡:初学步行截肢者、年老、体弱、残肢短者正面上、下斜坡容易跌跤,宜采用侧面上、下坡。侧面上坡应侧向、向上先迈出健肢,再使假肢向健肢靠近。下坡时应先侧向下移假肢,再下健肢(图 11-3-5)。

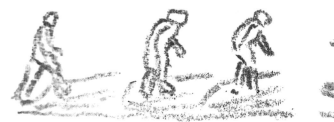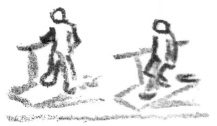

图 11-3-5 正面上、下斜坡训练

(3)肌力训练:安全行走不仅需要足够的腿部肌力,躯干部和骨盆髋部的肌力也非常重要。截肢术后康复训练中多加以肌肉力量的训练,从而增强和恢复相应的肌力,才能使假肢行走自如,并能保持良好的姿态。

由于下肢假肢在承重方式、控制方式、各关节的活动范围等方面与健肢有很大不同,如果不经过专业的功能训练。一旦养成不良步态,纠正起来将十分困难。

(王晓林)

参 考 文 献

[1] 肖晓鸿.假肢与矫形器技术[M].上海:复旦大学出版社,2009.

[2] 赵辉三.假肢与矫形器学[M].北京:华夏出版社,2005.

[3] 喻洪流.假肢矫形器原理与应用[M].南京:东南大学出版社,2011.

[4] Azar FM,Beaty JH,Canale ST.坎贝尔骨科手术学[M].唐佩福,王岩,卢世璧,主译.13 版.北京:北京大学医学出版社,2018.

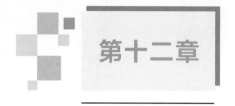

第十二章

假肢的计算机辅助设计

第一节 假肢接受腔的计算机辅助设计/计算机辅助制造技术

一、假肢接受腔计算机辅助设计/计算机辅助制造基本知识

CAD/CAM 在假肢领域发展

1. **CAD/CAM 制作技术** 计算机辅助设计(computer aided design,CAD)是指工程技术人员以计算机为工具完成产品设计过程中的各项任务,如草图绘制、零件设计、装配设计、工装设计、工程分析等;计算机辅助制造(computer aided manufacturing,CAM)是指制造人员借助于计算机完成从生产准备到产品制造出来的过程中各个环节与活动,如数控加工编程、制造过程控制、质量检测等。CAD/CAM 技术本身是一项综合性的、技术复杂的系统工程,涉及许多学科领域,如计算机科学和工程,计算数学,几何造型、计算机图形显示、数据结构和数据库、仿真、数控、机器人和人工智能学科和技术以及与产品设计和制造有关的专业知识等,目前在假肢领域主要是用于假肢接受腔的设计和假肢阳型加工。

2. **CAD/CAM 假肢接受腔制作** 接受腔直接与患者的残端接触,它的适配情况与假肢技师的经验、手法、技巧等诸多因素有关。假肢接受腔制作中的 CAD/CAM 是指假肢技师或者技术人员在计算机系统的支持下,根据假肢接受腔的设计原理和阳型制作流程进行设计和制作的一项制作工艺技术,是将假肢技师智慧、实际临床制作经验与系统中硬件和软件功能巧妙的结合过程,在系统中必须考虑患者残肢在采集数据和修型中的特点,才能有效地用于假肢接受腔设计与制造的全过程,即包括假肢接受腔的设计、修型方案、最终效果、阳型加工等。

假肢接受腔 CAM 系统是集计算机技术、数控技术、现代加工技术为一体的高科技应用,主要由前处理部分(包括计算机辅助工艺规程设计)、后处理(包括计算机自动加工编程、CNC)两个部分组成。

二、计算机辅助设计/计算机辅助制造在假肢制作中的应用

(一) CAD/CAM 假肢接受腔制作

一般 CAD/CAM 接受腔设计分为四个步骤,以大腿假肢接受腔为例:

1. 测量取型　测量取型操作是将患者的残肢几何形状输入到计算机中,以便计算机在屏幕上显示残肢的精确几何形状。

数字化取型随着科学的发展在不断地增加和改进,有多种形状采集设备可供选择:包括激光或光栅扫描患者残肢的阳型和阴型或者直接针对患者残肢的扫描进行数字化。这些设备我们统称为三维扫描仪。数字模型能够以各种各样的方式进行修正:包括叠置照片或 X 线片以及通过其他影像资源如计算机断层扫描(CT)或磁共振成像(MRI)来建立模型。激光扫描仪是最先进的技术,通过磁跟踪确定扫描仪相对残肢的空间位置,通过捕捉激光曲率变化逆向计算患者残肢几何数字模型。激光或光栅扫描仪都产生精细的图像。都需要通过练习掌握各自的技巧。它们最大的潜在价值在于影像采集时的非接触式特性。因为操作不使残肢变形,残肢的体积和形状能保持一致,因此,在修正过程中能预测体积的变化。然而,非接触式也是这种影像采集方法的主要缺点,因为皮下组织的密度不是显而易见的。超声波可提供一种记录不同的组织密度的方法。利用超声波辅助图像采集的文献至少自 1987 年就已有出版,并且从 CT 或者 MRI 得到人体三维肢体形状。MRI 或 CT 这种三维图像采集也称为数字化。图 12-1-1 显示为一款便携式 3D 激光扫描仪。

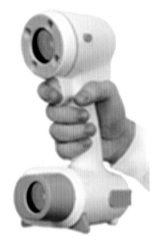

图 12-1-1　3D 扫描仪

患者残肢可以使用 3D 激光扫描仪进行数字化取型。但是大腿残肢涉及人体会阴解剖结构的影响,数字成型有一定的难度。一般解决办法可以采用两种。第一种直接使用软件系统提供的大腿残肢模型进行数字化修型处理,如图 12-1-2 所示。

以大腿假肢测量为例,需测量测量患者残肢的围长、残长、骨性尺寸和肌性尺寸、内侧会阴宽度等尺寸,将标准的大腿残肢模型修改成符合患者残肢形状的模型。第二种方法是综合 3D 激光扫描仪和软件提供的大腿数字模型,残肢会阴以下和大转子外侧部分使用 3D 激

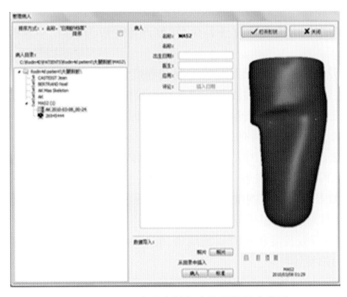

图 12-1-2　3D 大腿坐骨包容接受腔数字模型

光扫描仪获得患者真实残肢形状,会阴等内侧部分采用大腿数字模型,然后进行形状的匹配处理,最终获得患者完整的残肢形状。

针对一般的大腿截肢患者,采用第一种方法比较简单易行,需要针对患者的残肢尺寸做详细、认真的测量和记录,可以采用远程传递的方法将尺寸传送到数字模型加工中心,加工中心的假肢技师根据该尺寸可以快速修出患者的大腿接受腔阳模并制作出来。这种远程加工的模式非常适合低成本的边远地区假肢装配。

2. 修型　修型的功能是一个 CAD 软件的核心功能。他的功能和使用的便利性将会直接影响 CAD/CAM 系统的推广和使用。

修型软件必须具备如下功能:

(1) 导入扫描患者的数据。

(2) 将修型的模型导入数据库。

(3) 能够输入患者图片或者 CT、MRI 片或者 DICOM 文件。方便数字型模型与患者图片对比。

(4) 能够管理患者及其相关扫描原始数据、照片和三维形状。

(5) 使用专用的修型工具对三维模型进行修整(消减石膏、做平面、光滑石膏、挖孔、开槽、填补石膏,等等)。

(6) 修型工具可以进行扩充选择。软件可以根据假肢技师的需要进行扩充。

(7) 软件内置已经按照某种技术要求成型的假肢接受腔数字模型,例如四边形接受腔和坐骨包容接受腔。这些接受腔可以根据患者的残肢形状进行相应的修改。

(8) 保留修型的所有记录。

(9) 导入/导出主要的修型过程和修整形式。

(10) 对每一个患者可以出具修型报告。例如修型前的形状、修型后的形状、图示说明等。

(11) 最终创建加工文件,便于导入 CNC 进行加工。

在具备上述功能的软件中,假肢技师可以按照传统的实践方法,针对已经数字化的大腿数字模型的轮廓和体积进行特殊的修改,目的是产生一个舒服的接受腔来支撑患者的体重。残肢的各个部位无论是承重还是免荷,修改接受腔形状时,应保持残肢轮廓表面的光滑。

3. 加工接受腔模型　假肢阳型形状的复杂程度,必须要求铣削的加工精度要高,假肢接受腔 CAM 系统中一般采用 3 轴或者 7 轴联动数控机床,可以完成各种角度的切屑。一般采用螺旋状切屑,这种的加工方法保证了加工精度和加工速度。

假肢数字化加工系统应该具有如下特点:

(1) 一个开放的系统:加工中心与假肢矫形计算机辅助设计软件和主要的假肢矫形三维数据格式(AOP、IGES、STL)兼容。

(2) 安全的加工中心:加工中心采用实时控制系统技术。在加工过程中,操作者不能进入加工中心的加工区域,保护其安全。

(3) 操作简单:仅仅需要较短时间的培训,假肢矫形技术人员就能够操作加工中心制作出合适的假肢矫形阳型。

(二) CAD/CAM 下肢假肢接受腔应用

1. CAD/CAM 小腿假肢接受腔应用　CAD/CAM 计算机辅助技术,最先应用于小腿假肢接受腔制作,但由于小腿假肢接受腔设计时需要更多地考虑与小腿骨性的个性化结构的差异相适配,目前使用的效果还不太理想。图12-1-3为小腿假肢接受腔设计示意图。

2. CAD/CAM大腿假肢接受腔应用 手工大腿假肢制作技术的难度现相对于小腿假肢来说更高些,目前CAD/CAM大腿假肢接受腔应用在假肢制作领域中是最为广泛的,效果来说也是比较好的。图12-1-4是大腿假肢接受腔设计示意图。

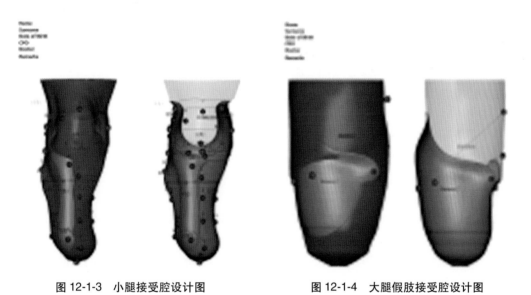

图 12-1-3 小腿接受腔设计图　　　　图 12-1-4 大腿假肢接受腔设计图

3. CAD/CAM上肢假肢接受腔应用 CAD/CAM上肢假肢接受腔制作技术利用较少,主要原因有两个方面:一是上肢截肢患者较少,二是由于上肢硅胶套的使用使上肢假肢接受腔制作技术的难度相对不大。

第二节　3D打印技术在假肢中的应用

一、3D假肢打印原理与流程

1. 3D打印假肢原理 通过对物体扫描、利用计算机软件设计出三维立体程序,设计物体三维图形数据格式,然后运用三维喷墨打印技术设备,用粉末化、液化或细丝化的特种材料通过分层加工与叠加成型相结合的方法逐层"打印",达到与激光成型等其他3D模型制造技术相同3D真实物体的数字制造技术。不同于我们传统制造业的"减材制造",它是属于"增材制造",更无需像CAD/CAM假肢制作方式需要原胚和磨具,就能直接根据已生成的计算机模型数据,通过增材技术生产出需要的物体或者假肢。

2. 3D打印假肢的优势 目前的发展情况来看,3D打印机并不适合用来大批量生产假肢,与传统制造模式相比,它的优越性在于可以短时间内快速地完成患者需求的小批量定制化研究与生产,如假肢零部件的前期设计优化,降低新产品开发研制的成本和投资风险,缩短了新产品研制和投放市场的周期。

3. 3D 打印假肢面临的问题

（1）耗材成本高：相同的耗材 3D 打印机成本高于传统工艺材料。

（2）打印精度、打印尺寸的限制：虽然现在有条件现实大尺寸的打印，但是尺寸做大以后物品变形、缺陷等精度问题也随之而来，因此还是需要实验调整材料配方和制作；流程才能使其稳定。

（3）生产效率不高：与传统的假肢生产线相比 3D 打印更像是手工工匠，在确保细节精度的情况下，制作一个 16cm 以上的假肢接受腔，通常需要大于 8h。

4. 假肢 3D 打印流程　通过三维扫描仪、获得健肢和残肢的数据，通过专业软件设计（包括各部件的设计、假肢组装，各部件连接后的过渡处理、内部加强筋和镂空等处理过程），最后获得出符合人体生物力学要求的三维模型数据，再利用高强度尼龙材料 SLS 工艺在 3D 打印机里打印出假肢，实现假肢再制造。这种新的工艺可以节省时间、减少工序、节省人力成本。3D 打印假肢一般流程：

（1）首先要有患者肢体三维模型数据。三维模型数据的获得方式简单来讲有三种：①按照患者尺寸数据通过三维软件建模直接获得；②通过扫描仪扫描患者肢体（残肢）实物获得其模型数据。③通过拍照的方式拍摄患者肢体（残肢）多角度照片，然后通过电脑相关软件将照片数据转化成模型数据。目前只要采用前面两种方法。

（2）通过假肢专用软件对获得的患者肢体的三维模型，按照假肢制作生物力学要求设计假肢接受腔和整体假肢。

（3）通过电脑和 3D 打印机连接，选择相应耗材，3D 打印机接受设计好的假肢模型数据指令开始打印模型。

二、3D 假肢打印材料

以塑料为代表的高分子聚合物具有在相对较低温度下的热塑性、良好的热流动性与快速冷却黏接性，或在一定条件（如光）的引发下快速固化的能力，因而在 3D 打印假肢领域得到快速的应用和发展。同时，高分子材料的黏结特性允许其能够与较难以成型的陶瓷、玻璃、纤维、有机粉末、金属粉末等形成全新的复合材料，从而大大扩展 3D 打印在假肢整体和零部件的应用范围。高分子材料成为目前 3D 打印领域基本的和发展最为成熟的打印材料，也是假肢领域应用较多的材料类型。

高分子的 3D 打印领域仍然面临一系列的问题和挑战，具体表现为：

（1）目前的高分子 3D 打印材料普遍价格高昂。

（2）力学性能、热稳定性、耐候性等方面与传统制造技术制备的产品有一定差距。

（3）缺乏高分子 3D 打印材料及其打印技术的规范性标准。

（4）需要不断开发出新的可打印材料和打印技术，以满足关键领域的增材制造的需求。

三、3D 打印在假肢领域中的应用

（一）假肢装饰外壳制作

3D 打印假肢装饰外壳制作工艺简单、个性化元素高、美观、时尚。目前在上肢假肢和下肢假肢领域已广泛应用（图 12-2-1）。

（二）假肢接受腔制作

目前 3D 假肢接受腔制作主要是临时接受腔制作或者透明测试性接受腔制作。3D 假肢

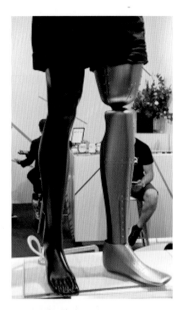

图 12-2-1　3D 打印的假肢装饰外壳

接受腔制作设计可以直接利用 CAD/CAM 假肢制作技术,将设计好的假肢接受腔模型数据转化为 3D 打印处理软件,通过 3D 有目的的结构设计后直接打印出来。

（三）　整体假肢制作

一条 3D 小腿假肢打印制作具体流程是由对患者功能需求评估后完成接受腔设计、假肢腔体(健侧形状设计)、假脚设计后通过 3D 打印假肢系列产品专用设计软件完成以上三个部分组装,最后,后处理加工软件对于三个部分连接部位进行过渡处理以及整体加强、镂空处理完成软件设计;最后通过尼龙或者碳纤维材料也就是 SLS 3D 打印机打印出整体成品假肢。

1. 前期工作。通过扫描残肢表面,获取残肢三维模型并完成 STL 文件的接受腔设计。

2. 通过扫描健侧外形,获取健侧三维模型、设计生成带纵轴线的假肢外壳三维数据文件。

3. 完成假脚选择和设计;组装时以假脚为基准完成接受腔对线、外壳联系组装与对线。全过程通过计算机软件操作完成。

（四）　假肢零部件

假肢零部件大多数是由金属制成的,3D 金属打印设备和材料成本较高、打印时间较长,粉末状金属打印材料还需要采取防爆措施。3D 金属打印制作工艺要求很高,还不太适应假肢零部市场的要求。我国已开展假肢零部件 3D 打印的研究,主要是用于假肢零配件开发设计,已经打印出踝关节等假肢零部件雏形(图 12-2-2)。

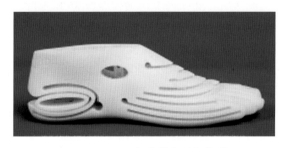

图 12-2-2　3D 打印的假肢零部件

四、3D 打印技术在假肢领域中的发展趋势

3D 打印技术在康复工程领域的应用前景广阔,目前 3D 打印假肢技术在国外已经比较成熟。我国已进行 3D 打印技术应用的前期研究,并取得了突破性进展。临床应用也取得良好的结果,形成了标准化 3D 打印假肢技术的路线图。但在假肢的适配性和使用寿命等方面还需要进一步优化及大规模推广。另外,3D 打印的假肢简单粗糙,需进一步改进和提高。随着人们生活水平的提高,对个性化定制的需求越来越强烈,3D 打印假肢也会有更多、更为广泛的应用。

（汪　波）

参 考 文 献

［1］方新.大腿假肢装配［M］.北京:中国社会出版社,2013.

［2］方新.下肢假肢对线与截肢者平衡［J］.中国矫形外科杂志,2003,6(11):775-776.

［3］民政部职业技能鉴定指导中心.假肢师［M］.北京:中国社会出版社,2007.

［4］赵辉三.假肢与矫形器学［M］.北京:华夏出版社,2005.

［5］汪波.大腿假肢装配［M］.北京:中国社会出版社,2015.